Jacob Henle

Lehre der Anatomie (1858)

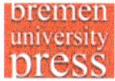

bremen
university
press

Jacob Henle

Lehre der Anatomie (1858)

ISBN/EAN: 9783955620998

Auflage: 1

Erscheinungsjahr: 2013

Erscheinungsort: Bremen, Deutschland

@ Bremen-university-press in Access Verlag GmbH, Fahrenheitstr. 1, 28359 Bremen. Alle Rechte beim Verlag und bei den jeweiligen Lizenzgebern.

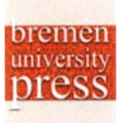

Henle, Jacob

Lehre der Anatomie
(1858)

Leipzig und Heidelberg 1859
C. F. wintersche Verlagshandlung

Inhalt.

Allgemeine Anatomie.

Handbücher.

A. *Kölliker*, Handbuch der Gewebelehre des Menschen. 3. Aufl. Mit 355 Holzschn. Lpz. 1859. 8.

H. *Frey*, Histologie und Histochemie des Menschen. Mit 250 Holzschn. Erste Hälfte. Lpz. 1859. 8.

Hülfsmittel.

P. *Harting*, de nieuwste verbeteringen van het mikroskoop en zijn gebruik sedert 1850. Met 2 platen. Tiel 1858. 8. p. 170.

P. *Harting*, das Mikroskop. Theorie, Gebrauch, Geschichte und gegenwärtiger Zustand desselben. A. d. Holl. von F. W. Theile. Mit 410 Holzschn. u. 1 Taf. Braunschw. 1859. 8.

F. *Reinicke*, Beitr. zur neueren Mikroskopie. Mit 1 Tafel. Dresd. 8.

Lambl, über ein neues Taschenmikroskop von Amici. Wiener med. Wochenschr. No. 24.

Report of the subcommittee of the microscop. society on the best form of universal attachment of the object glass to the body of a compound microscope. Quart. Journ. of microsc. science. Jan. p. 39.

P. G. *Rylands*, on the optical powers of the microscope. Ebendas. Oct. p. 27 (über Penetration).

T. *Maltwood*, on a finder for registering the position of microscopic objects. Ebendas. Apr. p. 59.

J. *Moleschott*, zur Untersuchung der verhornten Theile des menschl. Körpers. Dessen Unters. zur Naturlehre. Bd. IV. Hft. 2. p. 99.

L. *Beale*, on making transparent tissues more opaque and opaque tissues more transparent. Arch. of medecine. No. 2. p. 147.

Ders., Carmine injecting fluid. Ebendas. p. 153.

Ders., on examining objects in the microscope at a high temperature. Ebendas. p. 155.

1 *

J. Gerlach, über die Einwirkung von Farbstoff auf lebende Gewebe. Wissenschaftl. Mittheil. der physikalisch-medicinischen Societät zu Erlangen. Hft. 1. p. 5.

P. Shearman Ralph, on a new method of mounting objects. Quart. Journ. of microscop. science. Jan. p. 34.

Reinicke handelt von den gebräuchlichen Probe-Objecten und den Beleuchtungsapparaten insbesondere der neuen englischen Mikroskope. Aus *Harting's* Werk scheint mir erwähnenswerth eine ebenso einfache als zweckmässige Vorrichtung zur genauen Bezeichnung der Stellen des Objects, die man wiederzufinden wünscht. Es werden nämlich an 2, einen rechten Winkel einschliessenden Seiten des Deckgläschens Papierstreifen, mit je einer Skala versehen, aufgeklebt und die Lage des Objects, wie eines Orts auf der Landkarte, durch Angabe der Länge und Breite bestimmt.

Zur Aufbewahrung und Sonderung der Muskelfaserzellen und Nervenfasern findet *Moleschott* besonders geeignet ein Gemisch von 1 Vol. Essigsäure (1,07 sp. Gew.), 1 Vol. Alkohol (0,815 sp. Gew.) und 2 Vol. destillirten Wassers. In einer Mischung von Alkohol und kaustischer Natronlösung (8 bis 10 Tropfen der letzteren auf ʒj der ersteren) werden nach *Beale* weiche Gewebe zugleich hart und durchsichtig; sie ist besonders geeignet zur Entdeckung der Ossificationspunkte in jungen Embryonen.

Nach *Gerlach's* Untersuchungen zeigen lebende und todte Gewebe im Verhalten zu gelösten Farbestoffen beständige und sehr bemerkenswerthe Unterschiede. Behandelt man todte thierische Gewebe, Knorpel, Epithelium, Bindegewebe, graue Nervensubstanz mit carminsaurem Ammoniak, so wird die Intercellularsubstanz wenig oder gar nicht, entschiedener die Zelle, noch tiefer der Kern, am tiefsten das Kernkörperchen gefärbt. In sehr verdünnten Lösungen ist nach 5—6 Stunden die Färbung vollständig, rascher tritt sie in concentrirten Lösungen ein; ist ein Gewebe einmal gefärbt, so vermag wochenlanges Liegen in reinem Wasser die Farbe nicht wieder zu entziehn; auf der andern Seite aber kann man aus einer verdünnten Farbstofflösung dadurch, dass man in dieselbe wiederholt neue Gewebsstückchen legt, allen Farbstoff entfernen. In concentrirter Lösung werden die Gewebe tiefer gefärbt, geben aber dann an reines Wasser einen Theil des Farbstoffs wieder ab. Alles dies deutet darauf hin, dass das Verhalten thierischer Gewebe gegen Farbstofflösungen nicht auf einfache Diffusionsverhältnisse zurückzuführen sei, sondern dass eigenthümliche Anziehungen zwischen den Elementartheilen und dem Farbstoff sich geltend machen. So lange aber die Gewebe leben, finden diese Anziehungen nicht Statt: Flimmer- zellen und Samenfäden fangen erst Stunden nach dem Auf- hören der Bewegungen an, sich zu färben; Muskelbündel vom Frosch bleiben in dünnen Farbstofflösungen noch eine Stunde lang reizbar und nehmen während dieser Zeit nicht die geringste Farbstoffmenge auf. Eben so wenig gelingt es, durch Injection von Farbstofflösungen in lebende Thiere die mit dem Farbstoff in Berührung kommenden Oberflächen zu färben.

Um Carmininjectionen in feuchtem Zustande aufzubewahren, empfiehlt *Beale*, der ammoniakalischen Lösung des Farbstoffs Glycerin mit einigen Tropfen Salzsäure zuzusetzen.

Allgemeine Histologie.

L. Radlkofer, über die wahre Natur der Dotterplättchen. Zeitschr. für wissenschaftl. Zoologie. Bd. IV. Hft. 4. p. 429.

K. B. Reichert, Bericht über die Fortschritte der mikroskopischen Ana- tomie im J. 1856. Müll. Arch. 1857. Hft. 6. p. 25.

Kölliker, Gewebel.

R. Virchow, die Cellularpathologie in ihrer Begründung auf physiologische und pathologische Gewebelehre. Berl. 8. Mit 144 Holzschn.

Ders., Reizung und Reizbarkeit. Archiv für path. Anat. u. Physiol. Bd. XIV. Hft. 1. 2. p. 1. Taf. I.

J. C. H. Dreier, über das Amnios der Kuh. Inaug. Diss. Würzb. 1857. 8. p. 12.

R. Remak, über die Theilung der Blutzellen beim Embryo. Müll. Arch. 1858. Hft. 2. p. 178. Taf. VIII.

C. Aeby, über die Symphysis ossium pubis des Menschen, nebst Bei- trägen zur Lehre vom hyalinen Knorpel und seiner Verknöcherung. Zeitschr. für rat. Med. Bd. IV. Hft. 1. 2. p. 39. 53.

H. Munk, über Ei- und Samenbildung und Befruchtung bei den Nematoden. Zeitschr. für wissensch. Zool. Bd. IX. Hft. 3. p. 365. Taf. XIV. XV.

G. Walter, fernere Beitr. zur Anatomie und Physiologie von Oxyuris ornata. Ebendas. Hft. 4. p. 492. Taf. XIX.

T. Billroth, Beiträge zur patholog. Histologie. Berl. 8. 6 Taf. p. 21.

Ders., über die Epithelialzellen der Froschzunge, so wie über den Bau der Cylinder- und Flimmerepithelien und ihr Verhältniss zum Bindegewebe. Müll. Arch. Hft. 2. p. 174. Taf. VII.

C. Gegenbaur, anatom. Untersuchung eines Limulus mit besonderer Be- rücksichtigung der Gewebe. Halle. 4. 1 Taf. p. 4.

J. Lister, on the early stages of inflammation. Proceedings of the royal society. Vol. VIII. No. 27. p. 586.

Bezüglich der chemischen Natur der Dotterplättchen (Ichthidin- plättchen) des Karpfeneies bestätigt *Radlkofer* die Angaben von *Virchow*, *Valenciennes* und *Frémy*, wonach sie zu den eiweiss- artigen Körpern gehören. Er weist aber ferner nach, dass die eiweissartige Substanz der Dotterplättchen krystallisations- fähig ist und die Plättchen selbst krystallinischer Natur sind. Ihre gesetzmässige Form ist demnach so wenig, wie die Form

der Pigmentkörnchen, Resultat eines organischen Gestaltungs-
processes, und in einer Zellentheorie finden sie keinen
Platz.

In den Sätzen, womit ich vor zwei Jahren den damaligen
Stand der Lehre von der Zellenzeugung besprach, sieht *Reichert*
eine Vertheidigung der freien, oder, wie er sie nennt, exogenen
Zellenbildung, und knüpft daran den Vorwurf, dass ich un-
zweifelhafte Thatsachen für die freie Zellenbildung vorzu-
bringen unterlassen habe. Ich muss mich gegen jene Auffassung und gegen diesen Vorwurf verwahren. Mein Standpunkt ist im Wesentlichen derselbe, den auch *Reichert* einnimmt, und gern lasse ich mich mit ihm, wo die endogene
Zellenbildung nicht genau nachgewiesen ist, zum Bekenntniss
eines „nescimus" herbei. Nur nehme ich dies Bekenntniss
etwas ernster, als er. Wer nicht weiss, ob eine freie Zellenbildung Statt findet, weiss auch nicht, dass sie nicht Statt
findet. Da einmal die Zeugung von Zellen aus ihres Gleichen
durch eine Zahl sicherer Erfahrungen feststeht, so ist allerdings das Bestreben der modernen Histologie, das Feld der
freien Zellenbildung mehr und mehr einzuschränken und die
Hoffnung, sie schliesslich zu beseitigen, durchaus naturgemäss
und gerechtfertigt. Ungerechtfertigt aber ist es, wenn an die
Stelle dieses Strebens und Hoffens, welches künftigen Arbeiten
den Weg vorzeichnet, das Gefühl des gesicherten Besitzes
treten will, womit weitere Anstrengungen für überflüssig erklärt werden. Im Vergleich zu dem ausgedehnten Gebiet, für
welches die Gesetze der Zellenzeugung gelten sollen, ist die
Zahl der Thatsachen, aus welchen sie abgeleitet werden, überhaupt zu gering; die an sich grossen Lücken der Beobachtung
musste ich aber noch vergrössern, indem ich zeigte — und
hierin widerspricht *Reichert* mir nicht —, dass ein erheblicher
Theil dessen, was sich Beobachtung nennt, diesen Namen
nicht verdient.

Die Fortpflanzungsweise, die anfänglich die einzig aner-
kannte war, die endogene Zeugung der Zellen, verliert immer
mehr an Boden. Dass die Vermehrung der Kerne und Zellen
des Bindegewebes, falls sie von den bestehenden aus erfolgt,
keine endogene ist, wird sich aus der nachfolgenden Betrachtung dieses Gewebes ergeben, und wenn *Kölliker* (p. 20) die
Vermehrung der Knorpelzellen e n d o g e n e Zellentheilung nennt,
so weicht er zwar in dem Namen, nicht aber im Thatsäch-
lichen von den übrigen Beobachtern ab. Die scheinbare
Differenz beruht darauf, dass *K.* die Wand der Knorpelzellen als Primordialschlauch und die Knorpelkapsel als eine

äussere Zellmembran (*Reichert* schlägt dafür den Namen Zell-kapsel vor) betrachtet, innerhalb welcher die Zellen sich durch Theilung vermehren.

Den Bereich der Zellenvermehrung durch Theilung erweitert *Kölliker* in einer allerdings nicht ganz zuverlässigen Weise. Indem er, der allgemeinen Strömung folgend, in der neuesten Auflage seines Handbuchs mit der freien Zellenbildung bricht, nimmt er Zellentheilung überall an, wo einerseits eine Vermehrung der Zellen an Zahl nachgewiesen ist und andrerseits die Spuren einer endogenen Zeugung fehlen. Dahin rechnet er beim Erwachsenen die ganze Gruppe des Horngewebes. Er fügt noch hinzu, um insbesondere für dieses Gewebe die freie Zellenbildung zurückzuweisen, dass man in demselben immer und ohne Ausnahme nur Zellen, nie freie Kerne antreffe. Aber erstlich muss ich diese Behauptung mit derselben Bestimmtheit, mit welcher sie hier aufgestellt ist, bestreiten, indem ich freie Kerne in den untern Lagen der geschichteten Epithelien für eine ganz gewöhnliche Erscheinung halte, so wie auch *Dreier*, obgleich mit allen Vorurtheilen der Schule ausgerüstet, in den untern Lagen des Epithelium des Amnios bei der Kuh nichts anderes, als freie Kerne entdecken konnte. Sodann aber, wenn auch in diesem Widerstreit der Behauptungen das Recht auf *Kölliker's* Seite wäre, würde der Mangel freier Kerne nur gegen die Präexistenz der Kerne, nicht gegen die Entwicklung der Zellen im Blastem nach irgend einem andern Schema sprechen. Die positiven Erfahrungen zu Gunsten der Zellentheilung in compacten Zellengeweben erklärt *Kölliker* selbst für spärlich; ich bemerke nur, dass in der neuen Auflage keine neuen Beweise hinzugekommen sind. Für die Blutkörperchen des Embryo hat *Remak*, für die Zellen des Knorpelgewebes *Aeby* die Fortpflanzung durch Theilung befestigt, worüber in den betreffenden Abschnitten zu berichten sein wird. Der Theilung der Zelle geht in der Regel die Theilung des Kerns voraus; zuweilen schreitet nach *Aeby* (p. 53) die Theilung des Kerns so rasch voran, dass die Zelle nicht zu folgen vermag. So erklärt er sich die Fälle, wo man vier und mehr Kerne in Einer Zelle findet. Die Zelle schnüre sich dann in eine entsprechende Zahl von Lappen ab, deren jeder einen Kern enthält; nebenbei warnt *Aeby* vor Verwechslung dieser Formen mit ähnlichen, die durch Verschmelzung von Zellen erzeugt werden. *Virchow* (Archiv p. 46. Cellularpath. p. 277) scheint dagegen anzunehmen, dass eine rasche Vermehrung der Kerne nicht das Mittel sei, die Zellentheilung einzuleiten, und dass einer so excessiven Kerntheilung

die Theilung (Furchung) des Zelleninhaltes sehr spät oder gar
nicht folge.

Die eigentlichen Zellmembranen spielen, nach *Kölliker's*
Ansicht (p. 26), bei der Theilung keine besondere Rolle, sondern folgen nur passiv dem sich theilenden Inhalte; die Theilung des Inhaltes aber bringt *K.* in Beziehung zu einem in
neuerer Zeit vielfach beobachteten elementaren Phänomen, den
Contractionen der Zellen, die ihrerseits wieder durch eine
Attractionskraft des Kerns angeregt würden.

Eine eigenthümlich complicirte Weise der Vermehrung beschreibt *Munk* (p. 384) von den Samenkörperchen der Askariden. Das erste Stadium dieser Vermehrung stellt er, ab-
weichend von *Meissner* und in Uebereinstimmung mit *Bischoff*
und *Thomson*, als einen Furchungsprocess dar, welcher mittelst
zweier, unter rechtem Winkel einander kreuzenden und nach
innen fortschreitenden Einschnürungen die Kugel viertheilt.
Die vier Segmente aber bleiben, selbst nachdem sie Kugel-
gestalt angenommen haben, mit einander in Verbindung, und
die Verbindung wird erhalten durch 4 kegelförmige, in einem
Punkte, der dem Centrum der Mutterkugel entspricht, mit
den Spitzen an einander haftende und an der Basis zur Aufnahme der Tochterzellen becherförmig ausgehöhlte Körperchen.
Diese Körperchen zeigen sich zuerst in Form heller, gallertartiger Tröpfchen; indem sie sich allmälig vergrössern, drängen
sie die Tochterkugeln aus einander; wenn die Tochterkugeln
ihr volles Wachsthum erreicht haben und sich isoliren, nehmen
sie entweder jede ihr Körperchen mit oder sie lassen es in
Verbindung mit den entsprechenden Körperchen der Schwester-
kugeln zurück; auch im ersteren Falle trennen sich schliesslich die Kugeln von den becherförmigen Körperchen. Die
letztern, die von vielen Beobachtern theils im Zusammenhange
mit den Kugeln, theils vereinzelt wahrgenommen und verschiedenartig gedeutet worden sind, gehen schliesslich, vielleicht
durch Fettmetamorphose, in unregelmässig runde, platte, stark
lichtbrechende Gebilde über.

Untersuchungen am embryonalen Knorpel führen *Aeby*
(p. 39) zu der Ansicht, dass der Zellenkern durch Verdichtung des ursprünglichen Zelleninhaltes entstehe und dass ein
ähnlicher Process sich bei der Bildung des Kernkörperchens
wiederhole. *Munk* und *Walter* sprechen sich übereinstimmend
dahin aus, dass an den Eiern und Samenkörperchen der Nematoden die äussere Membran nachträglich durch Verdichtung
der Kugel an ihrer Oberfläche entsteht. *Kölliker* (p. 14) be-
seitigt diese vielbesprochene Frage nach der Bildung der Zellen-

membram damit, dass er eine Membran nicht nnr in den Fällen
annimmt, wo sie als resistente Bildung für sich isolirt werden
kann, sondern auch überall da, „wo das bestbewaffnete Auge
nichts als eine scharfe Begrenzung des homogenen Theils des
Zelleninhaltes wahrnimmt.‟

Billroth (M. A.) nahm an den Flimmerzellen der Mundhöhle verschiedener Reptilien Contractionen wahr, wodurch
das obere Ende verschmälert wird und die Cilien in die Zelle
zurückgezogen werden.   Nach *Lister* wären die Contractionen
der Pigmentzellen des Frosches nur scheinbar; der eigentliche
Grund der Veränderungen beruhe in einer Ortsbewegung der
Pigmentkörnchen, die sich abwechselnd aus den Ausläufern
in den Körper der Zellen zurückziehn und wieder in die Ausläufer zerstreuen, angezogen und abgestossen durch Kräfte, die
im Zellenkern ihren Sitz zu haben scheinen.

Die Porenkanälchen, die die Chitinschichte der Kiemen-
blätter des Limulus durchsetzen, sind nach *Gegenbaur* gegen
die äussere Oberfläche geschlossen, weiter nach innen unter
spitzen Winkeln verästelt.

Mit den Ansichten über die Genesis der Zellen mussten
sich nothwendig auch die Ansichten über die Bedeutung der
Intercellularsubstanz ändern.   Wenn diese vordem als der un-
verbrauchte Rest der Substanz betrachtet wurde, die den Zellen
das Dasein gegeben hatte, so ist sie jetzt umgekehrt zum
Product der Zellen geworden.   In der modernen Histologie
spielen die Zellenausscheidungen, welchen *Billroth* (Beitr.
p. 21) bereits Kernausscheidungen an die Seite setzt, eine
bedeutende Rolle; dass man dabei häufig die Frage, woher
die von Intercellularsubstanz umschlossenen Zellen das auszu-
scheidende Material beziehen, zu erwägen vergessen hat, darauf
habe ich schon im vorjährigen Bericht (p. 10) aufmerksam
gemacht.   *Virchow* geht noch einen Schritt weiter: er spricht
den pathologischen Blastemen oder den Exsudaten nicht allein
die Fähigkeit, sich zu organisiren, sondern er spricht ihnen
die Existenz ab und deducirt Anschwellungen jeder Art von
Vergrösserung und Vermehrung (nutritiver und formativer
Reaction) der Zellen.   Dies ist allerdings zunächst dadurch
veranlasst, dass *Virchow*, worauf ich leider auch in diesem
Berichte wieder zurückkommen muss, die Lücken der Gewebe
für Zellenhöhlen nahm.   Doch hätte dieser Irrthum, wodurch
alle krankhaften Producte parenchymatöser Gewebe zu endogenen (in Zellen erzeugten) Bildungen gestempelt wurden,
nicht blind machen dürfen gegen die Analogie, die zwischen
einer oberflächlichen Entzündung und einer parenchymatösen

im alten Sinne des Wortes, d. h. einer Entzündung in der Tiefe der Organe, besteht. Man erinnere sich, wie schnell vor etwa 20 Jahren die bis dahin so scharf getrennten Familien der empirischen Medicin, die Phlogosen, Exantheme, Erysipelaceen, Katarrhe u. s. f. ihre Selbstständigkeit aufgaben, als wir vom anatomischen Standpunkte aus den Werth der Charaktere, mittelst deren man sie auseinander gehalten hatte, zu prüfen begannen. Der Rationalismus glaubte zu begreifen, warum zu der Festigkeit der Textur verschiedener Organe die entzündliche Geschwulst im umgekehrten, der Schmerz und die Symptome gestörter Function im geraden Verhältnisse stehn müssen; warum dieselbe Reizung, die in der Tiefe einen Abscess und auf einer Fläche mit fester Oberhaut ein Exanthem erzeugt, fast ohne Belästigung vorübergeht, wenn sie eine Fläche mit leicht permeabler oder leicht abstreifbarer Oberhaut trifft, von welcher das Exsudat frei abfliessen kann. Dies sind plane Betrachtungen des räsonnirenden Verstandes von wenig auffallendem Klang; doch ist die Befreiung der Medicin aus den ontologischen Anschauungen diesem niedern Seelenvermögen zu danken, und die Verachtung, mit welcher *Virchow* es behandelt, rächt sich durch seinen Rückfall in die Ontologie. Oder was ist es anders, wenn *Virchow* (p. 352) zweierlei Entzündungen aufstellt, die parenchymatöse (in dem ihm eigenthümlichen Sinne), die sich mit der Anfüllung der Zellen begnügt, aber die Neigung hat, den histologischen und functionellen Charakter der Organe zu verändern, und die secretorische, welche vorzugsweise die oberflächlichen Organe liebt, mit einem vermehrten Austreten von Flüssigkeiten erfolgt und den erkrankten Theil befreit, indem sie ihm einen grossen Theil der Schädlichkeiten entführt?

Mit der veränderten Ansicht von der Bedeutung der Intercellularsubstanz beginnt ein neues Stadium der Zellentheorie. Erst jetzt wird es möglich, die organische Monaden- oder Atomenlehre im Sinne *Schwann's* mit Consequenz durchzuführen und den Begriff der Lebensthätigkeit in dem Begriff der Zellenthätigkeit aufgehn zu lassen. Aber damit ist auch die Zellentheorie auf die Spitze angelangt, vor der ich in den letzten Berichten und eigentlich schon in der historischen Einleitung meiner rationellen Pathologie gewarnt habe, indem ich zeigte, wie unsere Wissenschaft die Regel beobachtet, sich an jeder grossen Entdeckung erst einmal bis zur Unzurechnungsfähigkeit zu berauschen, bevor sie die neuen Ideen mit Maass und Besonnenheit gebrauchen lernt. Warum hätten die Zellen weniger geeignet sein sollen, die Welt in Taumel zu versetzen,

als der Galvanismus, die Säuren und Laugensalze, der Sauer-
stoff, das Protein? Der zu der Entdeckung der Zellen gehörige
Rausch hat etwas auf sich warten lassen, weil unsere Zeit
noch an den Nachempfindungen früherer ähnlicher Zustände
laborirt und im Ganzen zur Nüchternheit geneigt ist. Er wird
auch hoffentlich vorübergehend sein. Denn wenn die rationelle
Pathologie mit manchen ihrer complicirten Erklärungen
in die Irre gerathen ist, weil sie die Thatsachen für gesicherter
hielt, als sie waren, so hat sie doch die sogenannten einfachen
Erklärungen auf ihren wahren Werth zurückgeführt, die einem
Greifbaren oder Ungreifbaren die nöthigen Kräfte zuschreiben,
um jedesmal und überall gerade das zu leisten, was zu der
besondern Zeit und am besondern Orte geleistet wird. Als
dergleichen einfache Erklärungsprincipien, als Vorsehungen des
specifischen Organismus fungirten nach einander Pneuma,
Archeus, Seele, Blut, Nervensystem, Lebenskraft; an sie
schliessen sich die Zellen der Cellularpathologie an. Mit Einem
Unterschied. Das einfache Erklärungsprincip der ältern pathologischen Schulen ist selbst ein Einfaches; es musste demnach
begreiflich gemacht werden, wie das einzelne Organ, gereizt, dazu
kömmt, sich dessen Herrschaft zu entziehn. Man half sich
mit der Annahme einer Emancipation, einer partiellen Unter-
werfung der organischen Kraft unter die rohen Naturkräfte.
Das Erklärungsprincip der Cellularpathologie ist ein Mehr-
faches, ein Haufen gesonderter Zellen, deren jede ihr Duodez-
gebiet selbstständig verwaltet; es fragt sich demnach, welche
Macht diese Tausende von Souveränen zu einheitlichem Handeln verbindet. Auf diese Frage bleibt die Cellularpathologie
die Antwort schuldig und muss sie schuldig bleiben. Denn
gäbe sie eine Mediatisirung der Zellen und eine Gewalt über
denselben zu, so könnte diese den Anspruch machen, die Re-
gierung der Zellenterritorien unmittelbar in die Hand zu nehmen,
oder, um ohne Bild zu sprechen, dieselbe Kraft, welche die
zeitlichen und räumlichen Entwicklungsgrenzen der Zellen
regulirt, könnte auch Form, Mischung und Masse der Intercellularsubstanz bestimmen.

In der *Schwann*'schen Zellentheorie ist ebenso, wie die
Form, so auch die Aufgabe der Zellen genau präcisirt und
charakteristisch: die Zellen sind Bläschen und darauf beruht
ihre Fähigkeit, Stoffe von bestimmter Qualität aus ihrer Umgebung in sich aufzunehmen und zugleich die Qualität der
Umgebung zu ändern. Seitdem ist der Begriff Zelle weiter
und schwankender geworden: mit Recht hält man die Membran nicht mehr für primär und nicht einmal für wesent-

lich; die Moleküle, die hier als Inhalt eines Bläschens erscheinen, sind dort durch eine mehr oder minder zähe,
mehr oder minder scharfbegrenzte Substanz um einen Kern
agglutinirt. Und mit dem Begriff der Zelle haben sich auch
die Vorstellungen von ihrer Thätigkeit in's Unbestimmte, ja
Nebelhafte verzogen. Suchen wir die einigermaassen fassbaren
physiologischen Attribute der Zellen der neuesten Zellentheorie
— immer unter der nicht zugegebenen Voraussetzung, dass
sie Zellen seien — nach einheitlichen Gesichtspunkten zu
ordnen, so ergiebt sich Folgendes:

1. Man schreibt den Zellen, insbesondere den Bindegewebskörperchen *Virchow's* (Saftzellen *Köll.*) die Function zu,
die Strömung der Säfte und deren Vertheilung durch das von
den Blutgefässen entferntere Parenchym zu leiten. Neben den
grossen, von Blutflüssigkeit erfüllten Räumen des lockern Bindegewebes erinnern diese Saftzellen einigermaassen an die
kleinen Löcher, die einst ein Thierfreund rings um das grosse
Loch in seiner Stubenthür anbringen liess, als die Katze, die
durch das letztere aus- und einzugehn pflegte, Junge geworfen
hatte. Aber auch für die compacteren Gewebe möchte bei
näherer Erwägung der Nutzen der Saftzellen zweifelhaft erscheinen. Wenigstens kann es auf einen Zusammenhang derselben durch ihre Ausläufer nicht ankommen, da sie sich gerade in der festesten und gefässärmsten unter den unverknö-
cherten Bindesubstanzgebilden, im Knorpel nämlich, isolirt
erhalten. Vermögen hier die Nahrungssäfte den Weg von
Lücke zu Lücke durch die Intercellularsubstanz zu finden, so
ist nicht abzusehn, warum man im Bindegewebe oder in der
Hornhaut nach gebahnten Wegen suchen sollte. Ein Bedürfniss verzweigter, anastomosirender Kanäle zur Verbreitung des
Nahrungssaftes haben nur die starren, unquellbaren, mit Einem
Wort, die verknöcherten Gewebe und so wird es bei den bekannten plasmatischen Röhrchen der Knochen und Zähne sein
Bewenden haben. Je weniger diese Röhrchen von Zellen und
deren Fortsätzen ausgefüllt sind, um so besser werden sie
ihrem Zweck entsprechen.

2. Man betrachtet die Zellen oder die Kerne als Centra
der Ernährung, Ernährungsherde, die nicht für sich, sondern
zum Besten ihrer Umgebung Material anziehn, um es dann
angemessen zu vertheilen, auch wohl nach dem Bedürfniss der
einzelnen Gewebselemente vorzubereiten und umzuwandeln.
Insofern haben sich auf die Zellen die unklaren Vorstellungen
vererbt, welche früher über den Antheil der Gefässe an der
Ernährung im Gange waren. Ich habe gezeigt, wie wenig

die Annahme einer solchen vormundschaftlichen Thätigkeit
der Gefässe für das Verständniss des normalen Stoffwechsels
leistet und damit stimmt auch *Virchow* (p. 111, 217) überein.
Aber was für die groben Gefässe des Blutkreislaufs widerlegt
ist, soll für die feinern Gefässe des plasmatischen Kreislaufs,
weil sie Zellen oder Zellenausläufer sind, wieder zur Geltung
gebracht werden und man bildet sich ein, der Lösung des
Geheimnisses des Lebensprocesses näher gerückt zu sein, wenn
man an die Stelle der Einen, die organische Entwicklung beherr-
schenden, unsichtbaren Idee einige Millionen mikroskopischer
Köche gesetzt hat, die mit einem, bei einer solchen Zahl seltenen
Einverständniss überall hin die passenden Rationen verabreichen.

3. Mit derselben Freiheit, mit welcher die Zelle über das
Nahrungsmaterial disponirt, erhebt sie sich auch, um äussern
Angriffen entgegen zu wirken. In dem Urtheil über diese Beziehungen befindet sich die Cellularpathologie auf dem Standpunkt der mythischen Medicin und ihr Verhältniss zu *Helmont*
ist inniger, als sie selbst weiss. Denn es ist gleichgültig,
ob man die reagirende Materie Thierleib oder Zelle, die reagirende Kraft Archeus oder Zellenthätigkeit nennt. Das Ent-
scheidende ist der Sinn, in welchem der Begriff der organischen Reaction aufgefasst wird. Nun ist es zwar als ein Fortschritt zu begrüssen, an dem ich mir einiges Verdienst zuschreibe, dass die Reaction der Zellen nicht, gleich der *Para-
celsus-Helmont*'schen des Archeus, Zwecke verfolgt und dass
ihr nicht die Absicht untergeschoben wird, sich der einge-
drungenen Schädlichkeit zu erwehren. Zur Befreiung aus
einer drückenden Situation wäre auch die Erzeugung zahlreicher Nachkommenschaft, womit die Zellen gewisse Reizungen
beantworten, ein gar ungeeignetes Mittel. Aber in so weit
bleibt der mythische Begriff der Reaction bestehen, dass sie
nicht als nothwendige und unmittelbare Folge der durch die
Reizung bewirkten physikalischen oder chemischen Umände-
rung der organischen Materie, sondern als eine Aeusserung
der „Lebendigkeit" betrachtet wird, zu welcher der Reiz
gleichsam nur die Aufforderung enthält. Demgemäss unterscheidet *Virchow* (p. 285) zwischen activen und passiven
Vorgängen, „bei welchen letztern keine Thätigkeit der Elemente zu bemerken sei." Die Unterscheidung selbst, so wie
die Vertheilung der Vorgänge unter beide Rubriken, ruht
auf demselben unbewusst subjectiven Grunde, aus welchem
die vormalige Eintheilung der Krankheitssymptome in active
und passive, in Symptome der Krankheit und der Reaction
entsprang. Eine Zelle, die sich vergrössert und Familie zeugt,

Mit dieser Betrachtung können wieder nur die gefäss- und
nervenlosen Theile gemeint sein; denn auf Regionen bezogen,
wo zugleich mit den Zellen- die Nerven- und Gefässterritorien
getroffen werden, hat sie keinen Sinn. Es scheint demnach
des Verf. Ansicht, dass sogenannte Entzündungsreize in gefässlosen Geweben Veränderungen hervorzurufen vermögen,
auch wenn der Effect des Reizes sich nicht auf die Matrix,
die Ernährungsquelle des gefässlosen Gewebes, fortpflanzt.
Dies ist vollkommen der Erfahrung zuwider. Jeder weiss, dass
die Horngebilde alle Arten mechanischer und chemischer Verletzung ohne andere, als die unmittelbaren Folgen des Ein-
griffs ertragen, so lange dabei die Matrix nicht interessirt ist.
Es ist ebenso bekannt, dass der Knorpel weder durch oberflächliche Excision, noch durch Bruch in Reaction zu versetzen ist. Dass aber die Schädlichkeiten, die durch das
Medium gefässloser Ueberzüge auf gefäss- und nervenreiche
Gewebe wirken, in dem Ueberzug auffallendere Veränderungen
zu Stande bringen, als in der Matrix (ganz fehlen sie auch
in der letztern nicht), dies wird leicht begreiflich, wenn man
erwägt, wie festgewebt die Matrix, wie infiltrirbar der Ueberzug ist und wie das reichste und feinste Gefässnetz gerade an
der Grenze beider sich findet. Um zu s e i n e n Resultaten zu
kommen, musste *Virchow* die wahren Zellengewebe, die Horngebilde, ausser Rechnung lassen, musste er ferner die Cornea
und die innere Sehnensubstanz für gefäss- und nervenlos erklären und annehmen, dass man Fäden durch Gelenkknorpel
ziehen könne, ohne die gefässreichen, zur Begrenzung des Gelenks beitragenden Theile zu beleidigen. Wo das Exsudat
in diesem Falle herkömmt, ist nicht schwer zu errathen und
dass die Degeneration des Knorpels in der Umgebung des
Fadens rascher vorschreitet, als an andern Stellen, erklärt sich
einfach aus den Lücken, die der Faden reisst, ohne sie ausfüllen.

Auf die Unterscheidung jener Territorien kömmt *Virchow*
nochmals (p. 220) bei Gelegenheit der chronischen Processe
zurück. Er macht den ältern Doctrinen einen Vorwurf daraus, dass sie keinen Aufschluss geben, wie eine Degeneration
auf einzelne Punkte der Ausbreitung eines Gefäss- oder Ner-
venstämmchens, etwa auf eine einzige Hautpapille beschränkt
bleiben könne. Aber ist es etwa begreiflicher, warum Eine Zelle
aus der Mitte von Tausenden, als warum ein einziges Nervenfädchen aus einem Bündel oder eine einzige Gefässschlinge
aus einem Netz erkrankt? Will die Cellularpathologie versuchen, uns einerseits die Fäden der ungeheuern Verschwö-
rung aufzudecken, wodurch sämmtliche Zellen einer Extremität,

z. B. in Elephantiasis, gleichzeitig zu schwellen und zu zeugen anfangen, andererseits die mikroskopische Krankheitsursache zu enthüllen, die über ein einzelnes Bindegewebskörperchen herfällt? Freilich müsste die Frage vorausgehn, ob *Virchow* die p. 85 beschriebenen Zellengebiete wirklich beobachtet, ob er Sehnenbündel gesehen habe, die der Länge nach halb normal, halb entartet waren? Wie dem sei, so wird von beiden Seiten anerkannt werden müssen, dass es in unserer Wissenschaft noch unlösliche, der Erklärung unzugängliche Probleme giebt. Aber nicht die Nervenpathologen sind es, die dies verkannt haben, wenn ich den Einen von reinem Wasser ausnehme, den *Virchow*, um vor den Augen seiner Zuhörer an ihm zum Ritter zu werden, sich selbst construirt hat (p. 229).

Virchow bekämpft zu Gunsten seiner Entzündungstheorie die sogenannte neuroparalytische; aber er befindet sich zu allen andern Entzündungslehren in einem nicht minder schroffen Gegensatz. Aus der „abnormen Wechselwirkung zwischen Substanz und Blut," als welche die *Döllinger*'sche Schule die Entzündungsprocesse charakterisirte, waren zur Zeit des Wiederauflebens der Experimentalphysiologie zwei Gruppen von Entzündungstheorien hervorgegangen, die noch jetzt einander den Rang streitig machen. Die eine hält für die nächste Folge der Reizung die Veränderung des Parenchyms und schreibt dem veränderten Parenchym eine veränderte und zwar eine gesteigerte Anziehung zum Blute oder zu einzelnen Blutbestandtheilen zu, die demnach theils in den Gefässen stocken, theils aus denselben austreten; die andere hält die Stockung des Blutes für primär, für nächste Wirkung der Veränderung des Calibers der Gefässe durch die Reizung, und leitet die Veränderungen des Parenchyms von der Stockung des Blutes und dem Austritte des Plasma ab. Beide aber stimmen darin überein, dass sie die Exsudation als ein wesentliches Element der Entzündung und insbesondere der entzündlichen Schwellung betrachten. Dass sie als solches gar nicht zu entbehren ist, hätte auch *Virchow* nicht entgehn können, wenn ihm die Begeisterung für die Zellen Raum gelassen hätte zu der Frage, woher die Zellen das Material zur Schwellung und zur Fortpflanzung nehmen. Es findet sich darüber erst spät und beiläufig (p. 348) die Bemerkung, dass der Entzündungsreiz die Beziehungen des Theiles zur Nachbarschaft ändert und ihn in die Lage setzt, aus seiner Nachbarschaft, sei dies ein Blutgefäss oder ein anderer Körpertheil, eine grössere Quantität von Stoffen an sich zu ziehn. Aber dadurch, dass die Eine Zelle der andern Stoffe entzieht, kann niemals Geschwulst ent-

stehn, weil durch veränderte Vertheilung der Säfte das
Volumen des Ganzen sich nicht ändert. Was die benachbarten Zellen an die gereizte abgegeben haben, muss ihnen von
den Blutgefässen aus wieder ersetzt werden, wenn nicht die
entzündlich hypertrophische Partie von einem atrophischen
Rayon umgeben sein soll.

So bleibt also nichts übrig, als entweder den Zellen ausser
der moralischen auch noch eine materielle Unabhängigkeit zu
vindiciren, so dass sie allein von allen Naturkörpern ohne
Stoffaufnahme zu wachsen im Stande wären, oder anzuerkennen, dass die Gefässe des Kreislaufs in letzter Instanz das
Material zur Vergrösserung des gereizten Parenchyms liefern
müssen. Entscheidet man sich für das letztere, so wird man
nicht umhin können, die Untersuchung da wieder aufzunehmen, wo wir sie verlassen haben und die Frage zu erörtern,
ob der Reiz selbst oder die gereizte Zelle die Circulations-
störung zu Wege bringe. Dies ist ohne genaueres Eingehn
in die zahlreichen mitwirkenden Momente und ohne die Sonderung ihrer Effecte durch den Versuch nicht möglich. Die einfache pathologisch-anatomische Thatsache ist: ein Quantum Blutflüssigkeit hat sich zu einem Parenchym, allenfalls auch zu einer
Zelle oder Zellengruppe bewegt. Ob von vorn gezogen oder von
hinten geschoben, darüber geben Messer und Mikroskop keinen
Aufschluss. Es handelt sich um die innern Motive der Bewegung, die nur die Hypothese errathen, das Experiment mehr
oder minder sicher stellen kann. Uns auf unserm rationalisti-
schen Standpunkte erschien die Annahme, dass die peripherischen Nerven und die contractilen Gefässwände den ersten
Stoss des Entzündungsreizes aufnehmen, fasslicher und den gesicherten physiologischen Grundlagen gemässer, als die Annahme, dass ein Druck oder ein chemisches Agens in den
Zellen die Lust zu zeugen erwecke, und so haben wir gewagt,
von jener Voraussetzung aus den Gang und die Symptome der
Entzündung zu erläutern. Die Thatsachen haben uns nicht
widerlegt, wenigstens nicht die *Bernard*'sche Durchschneidung
des Sympathicus am Halse, welche *Virchow* (p. 113) gegen
meine und die verwandten Entzündungstheorien aufruft. Denn
wenn die Blutbahnen einer ganzen Körperhälfte sich gleichmässig erweitern, so fällt auch jeder Grund zu localer Stau-
ung weg. Auch das ist kein Einwurf (p. 281), dass die Reizung
der Nerven, wenn man nicht die Reize an der Peripherie an-
bringe, keine Entzündung bewirke; sensible Nerven lassen
sich bekanntlich nur an ihrem peripherischen Ende wirksam
reizen. Von den Hautentzündungen aus innern Ursachen,

Zoster und ähnlichen, deren neuralgischen Ursprung Niemand mehr verkennt, schweigt der Verf.

Mögen wir übrigens die Bahnen, auf welchen die Nerven sich zu den Gefässen begeben, hier und da verfehlt, mögen wir den Einfluss der Nerven auf den Tonus der Gefässe überschätzt haben, worüber der endliche Ausgang der Controverse von der Irritabilität der Muskeln überhaupt und der Gefässe insbesondere richten wird: so bleibt das Zusammenziehungsvermögen der Gefässe und ihre Abhängigkeit vom Nervensystem eine fest constatirte Thatsache, die nicht ausser Rechnung gelassen werden kann, wo immer es sich um Modificationen des Kreislaufs und der Ernährung handelt.

I. Gewebe mit kugligen Elementartheilen.

A. In flüssigem Blastem.

1. Blut.

H. Welcker, Bestimmungen der Menge des Körperblutes und der Blutfärbekraft. Zeitschr. für rat. Medicin. 3. Reihe. Bd. IV. p. 145.

Botkin, über die Wirkung der Salze auf die circulirenden rothen Blutkörperchen. Archiv für pathol. Anat. und Phys. Bd. XV. Heft 1. 2. p. 173.

B. W. Richardson, the cause of the coagulation of the blood. Lond. 8. p. 240. 290. 354.

W. Kühne, Beitr. zur Lehre vom Icterus. Archiv für patholog. Anat. und Physiol. Bd. XIV. Heft 3. 4. p. 333.

Friedleben, a. a. O. p. 10.

Kölliker, Gewebel. p. 461.

C. Robin, notes sur quelques points de l'anatomie et de la physiologie des globules rouges du sang. Journ. de la physiologie. Avr. p. 283.

Frey, a. a. O. p. 119. 157.

Ders., Das einfachste thierische Leben. Monatsschrift des wissenschaftl. Vereins in Zürich. Heft 1. 2. p. 5. Fig. 3.

K. B. Reichert, Beobachtungen über die ersten Blutgefässe und deren Bildung. Studien des physiolog. Instituts zu Breslau. Lpz. 4. 4 Taf. p. 24.

R. Remak, über die Theilung der Blutzellen beim Embryo. Müll. Arch. Heft 2. p. 178. Tafel VIII.

E. Brown-Séquard, sur les modifications que subissent les globules circulaires du sang de mammifère injecté dans le système circulatoire des oiseaux etc. Journal de la physiol. Janv. p. 173.

P. Harting, note sur les corpuscules sanguins du cryptobranchus japonicus. Verslagen en mededeelingen der kon. Akademie van Wetenschapen. Natuurk. D. VII. p. 368. Mit 1 Tafel.

Welcker theilt eine frühere, mittelst der farbeprüfenden Methode von ihm unternommene Untersuchung der Blutmenge

eines ausgewachsenen männlichen Körpers mit, die, obgleich
nicht ganz gelungen, ihm doch geeignet scheint, die Grenz-
werthe anzugeben, innerhalb welcher die Blutmengeziffer gelegen habe.   Danach betrug für 54628 Grm. Reingewicht (der
Verf. versteht darunter das Gewicht nach Abzug des Magen-
und Darminhalts) die Blutmenge zwischen 3729 und 4401 Grm.,
also 6,83—8,05 Grm. auf 100 Grm. Körper.

Eine noch nicht abgeschlossene Versuchsreihe ergab, dass
die Färbekraft des Blutes der vier Wirbelthierklassen, von den
Säugethieren angefangen, sich nahezu verhält wie 5,4,3 und 2.
Das Volumverhältniss zwischen Blutkörperchen und Intercellu-
larflüssigkeit scheint durch die verschiedenen Thierklassen ein,
fast constantes zu sein.   Zugleich aber wird, in Folge der
Vermehrung des Volumens der einzelnen Blutkörper und der
Verminderung ihrer Zahl die Blutkörperchenoberfläche bei
niedern Thieren kleiner.

Aus einer erheblichen Anzahl grösstentheils eigener Untersuchungen zieht *Welcker* folgende Schlüsse: Die Blutmenge
scheint bei den kaltblütigen Thieren geringer zu sein, als bei
den warmblütigen; die Säugethiere scheinen in dieser Beziehung zwischen Vögeln und Amphibien zu stehn. Bei den
höhern Wirbelthieren scheinen indess von Klasse zu Klasse
grössere Differenzen vorzukommen, als bei verschiedenen Arten innerhalb derselben Klasse.   Innerhalb verwandter Thier-
gruppen, vielleicht unserer Ordnungen oder Familien, steht,
wie es scheint, die relative Blutmenge im umgekehrten Verhältniss zur Grösse des Thieres; sie scheint grösser bei jungen
Individuen, als bei erwachsenen, grösser bei männlichen, als
bei weiblichen Exemplaren derselben Species; ausserdem glaubt
der Verf. ein bestimmtes Verhältniss zwischen Blutmenge und
Körpergewicht wahrgenommen zu haben, ohne dass jedoch die
untersuchten Thiere derselben Art für ihre r e l a t i v e Blutmenge eine und dieselbe Ziffer ergeben hätten.

Nach *Botkin* bringt Borax in concentrirter Lösung fast
keine Veränderung der Froschblutkörperchen hervor; phos-
phorsaures Natron und Alaun verändern die Zellmembran nur
langsam.   Tartarus natronatus wirkt nicht auf Froschblutkörperchen, plattet aber die menschlichen ab.

Richardson handelt gelegentlich von dem Verhalten der
Blutkörper gegen Alkalien. In dünnen Lösungen fixer Alkalien sollen sie sich zusammenziehn und zum Theil zerfallen;
in Ammoniaklösungen verschwanden sie und liessen nur feine
Körnchen zurück.

Bei Wiederholung der Versuche *v. Dusch's*, das Verhalten
der Blutkörperchen gegen die Bestandtheile der Galle betreffend, überzeugte sich *Kühne*, dass in Lösungen jeder Concentration von glycocholsauern, cholalsauern oder choloidinsauern
Salzen die Blutkörperchen des Menschen, der Säugethiere und
Vögel leicht und ohne vorheriges Aufquellen gelöst werden;
dagegen war die Lösung der Froschblutkörperchen in den genannten Medien nur scheinbar, indem sie in Folge der geringen Differenz der Lichtbrechung verschwanden, durch Wasser- oder Jodzusatz aber wieder hergestellt werden konnten.

Für die farblosen Zellen des Blutes erhielt *Frey* einen
mittlern Durchmesser von 0,004‴, zwischen 0,00514‴ und
0,00254‴ und weniger. Er bildet die Formen ab, welche
eine Zelle vermöge ihrer amöbenartigen Contractionen nach
einander durchläuft. Das Verhältniss der farblosen Körper zu
den farbigen betrug in seinem eigenen Blut im nüchternen
Zustande und im Herzblut eines Neugebornen 2,3:1000.
In der Milzvene eines an Pneumonie gestorbenen alten Mannes fand er die Proportion 1:102. Im Blut der Milzvene
junger Thiere kommen nach *Kölliker* dieselben mehrkernigen Zellen vor, wie im Leberblute (*Fahrner*, de glob.
sang. origine. Fig. 10. c) und in der Milzpulpa (s. Drüsen);
im Blut der Vena thymica sah *Friedleben* bei jungen Hunden
zahlreich die dem Thymussecret eigenen kugligen Kerne.

Robin bestätigt, dass die Blutkörperchen der Embryonen
grösser, als die der Erwachsenen und bis zu einer gewissen Zeit
kernhaltig sind. Bei menschlichen Embryonen von 30 Mm.
Länge sei schon die Hälfte der Blutkörperchen kernlos, doch
finde man einzelne kernhaltige noch bei viermonatl. Embryonen. In den kernlosen Blutkörperchen jüngerer Embryonen
kommen öfter ein oder 2 gelbliche Fettkörnchen vor. *Reichert* deckt eine Irrthumsquelle der Untersuchungen über die
Entwicklung des Blutes, insbesondere bei Fischembryonen auf.
Indem nämlich in peripherischen Theilen des Gefässsystems
Stockungen entstehn, durch welche die Blutkörper sich anhäufen, wird das zum Herzen zurückkehrende Blut allmälig
ärmer an Körperchen und zuletzt ganz klar; dadurch sollen
Vogt und *Aubert* verführt worden sein, anzunehmen, dass der
Liquor sanguinis vor den Zellen des Blutes entstehe und dass
die letztern erst nachträglich hinzutreten. Indess beruht *Reichert's* entgegenstehende Ansicht nicht auf Erfahrung, da nach
seinem Geständniss die ersten Anlagen des Blutgefässsystems
sammt Inhalt, so wie die ersten Entwicklungsveränderungen
bei Fischen, sich der Beobachtung entziehn. Was *R.* fest-

stellt (p. 30) ist, „dass Blut und Gefässe nicht als Absonde-
rungsproducte anderer Organe entstehn werden, sondern wie
jeder organisirte Bestandtheil unseres Körpers ihre selbstän-
dige Anlage haben müssen und dass diese durch einen Son-
derungsprocess gesetzte Anlage nicht aus einem flüssigen Blastem, sondern nur aus einem Haufen Zellen bestehen könne.
Die Beobachtungen am Herzen des Hühnchens haben dem
Verf. früher ergeben, dass eine anfänglich gemeinsame und
solide Anlage sich später in Rindenschicht und Axe, Herz-
wand und Blut differenzire.   Von Gleichem auf Gleiches
schliessend gelangt nun *Reichert* zu dem Resultat, dass auch
für die übrigen, der directen Untersuchung minder zugänglichen Gefässe mit ihrem Blute an der Stelle, wo sie liegen,
gemeinschaftliche Anlagen bestehn, in welchen durch einen
nachträglichen Sonderungsact die Axensubstanz oder centrale
Masse zur Anlage für das zugehörige Blut, die peripherische
Rindenschicht für die Gefässwandung bestimmt werde.   Der
Liquor sanguinis würde dann dieser Genesis gemäss als ein
Ausscheidungsproduct der Blutzellen anzusehen sein. Soll aber
einmal Entwicklungsgeschichte nicht nach Erfahrungen, sondern nach Voraussetzungen gemacht werden, so muss man
billigerweise fragen, woher die Blutzellen das zur Ausscheidung des Liquor sanguinis nöthige Wasser erhalten und ob,
da es ihnen doch von aussen irgendwoher zugeführt werden
muss, sich nicht die Annahme mehr empfehlen würde, dass
sie es gleich draussen lassen.

   Die Vermehrung der Blutkörperchen des Embryo auf dem
Wege der Theilung bestreitet *Reichert* auf's Neue, trotz *Remak's*
erneuter Vertheidigung derselben, an die auch *Frey* sich anschliesst. *Remak* macht nämlich darauf aufmerksam, dass an
bebrüteten Eiern die Untersuchung nur dann ein richtiges
Resultat gebe, wenn das Blut noch warm auf den Objectträ-
ger gelange und warm erhalten werde; während des Erkal-
tens vollende sich der Theilungsprocess an den eingeschnürten
Zellen; man finde alsdann statt der eingeschnürten eine grosse
Zahl kleiner, aus der Theilung hervorgegangener Zellen. Um
dem Einwurf zu begegnen, dass verklebte Blutkörperchen für
in Theilung begriffene gehalten worden seien, räth *Remak*,
durch Verdünnungsmittel, etwa $\frac{1}{2}$ procentige Lösungen von
Zucker oder doppelt chromsaurem Kali, die Zellen aufquellen
zu machen; es gelinge dadurch zuweilen, die Doppelzelle in
eine einfache, ovale oder kuglige, zweikernige Zelle zu verwandeln: freilich breche der erregte Strom auch manche Doppelzellen an der Theilungsstelle durch. Der Anschein endo-

gener Vermehrung entstehe dadurch, dass die Zellenmembran sich bei der Aufblähung auf einer Seite abhebt, ohne dass der Zelleninhalt seine Einschnürung aufgiebt. Da ein Theil der Doppelzellen an der Einschnürungsstelle eine feine, quere, dunkle Linie oder einen hellen Streifen zeigt, so vermuthet *R.*, die Theilung erfolge durch Hineinwachsen von Fortsetzungen der Zellenmembran, welche als doppelte Scheidewände den Inhalt in zwei Abtheilungen theilen. Es wäre interessant zu erfahren, ob auch solche Zellen zu einfachen aufquellen können, in welchem Falle sich der der Einschnürung entsprechende Streifen an der aufgeblähten Zelle erhalten müsste. Zur Prüfung der Theilungsvorgänge am Kern und Kernkörperchen empfiehlt *R.* Blutzellen des 3. und 4. Brüttages, deren Farbstoff minder dicht ist, als später. Es ist ihm kaum zweifelhaft, dass die Theilung mit dem Kernkörperchen beginnt. In der Regel schnürt sich das Kernkörperchen und ebenso nachher der Kern in zwei Theile ab; es giebt aber, wie der *Verf.* früher vom Säugethierembryo mittheilte, so auch beim Hühnchen zuweilen vier Kernkörperchen in Einem Kern und vier Kerne in Einer Zelle. Gewöhnlich sind die aus der Theilung des Kernkörperchens, des Kerns und der Zelle hervorgehenden Theile je einander gleich; zuweilen zerfallen aber die Zellen in zwei ungleiche Theile. Da nun manche Zellen sich zu grossen abgeplatteten Scheiben ausbilden, während andere sich theilen, so entsteht namentlich gegen den 6. Tag eine auffallende Ungleichheit der Blutkörperchen; die Differenz beträgt das Sechsfache und mehr. Die Theilungen finden sich am häufigsten an denjenigen Brüttagen, an welchen eine sichtliche Vermehrung des Blutes stattfindet; nach dem 12 Tage kömmt sie nicht mehr vor. Die von *Kölliker* abgebildeten biscuit- oder hantelförmigen Blutkörper fand *R.* öfters in der letzten Brütwoche, bezweifelt aber, dass sie normaler Art seien, weil häufig nur die Eine Hälfte derselben einen Kern enthielt, die andere kernlos war. Er betrachtet sie als Producte eines abortiven Theilungsprocesses, bei welchem die Zelleneinschnürung vor der Kerntheilung beginnt und eben deshalb unvollendet bleibt. *Frey* erklärt dergleichen Zellen für Artefacte; in der That kommen ähnliche Formen mitunter im Blut erwachsener Thiere vor, wenn die Körperchen durch eine enge Oeffnung gepresst wurden.

Brown-Séquard meldet als Resultat seiner Versuche vorläufig, dass Vogelblutkörper Säugethieren injicirt, nach einer halben Stunde in allen Gefässen zu finden sind, nach einer Stunde aber weder im Blut, noch in den Organen, wo sie etwa

aufgehalten werden könnten, wahrgenommen werden. Wurde
Säugethierblut Vögeln injicirt, so waren einzelne kreisförmige
Scheiben noch nach Wochen im Blute der Vögel erhalten.

Von dem Cryptobranchus japonicus des amsterdamer zoolo-
gischen Gartens, dessen Blutkörper vor 17 Jahren *van der
Hoeven* zu seinen Messungen gedient haben, theilt *Harting*
Maasse der Blutkörper mit, welche den von *v. d. Hoeven* erhaltenen sehr nahe kommen (0,0369—0,0560, im Mittel
0,0468 im längsten, 0,0264—0,0446, im Mittel 0,0328 Mm.
im kleinen Durchmesser). Diese Körperchen stehen denen
des Proteus anguineus an Länge nach, übertreffen sie aber
an Breite und an Flächeninhalt (0,0012 Mm. $\square$ zu 0,0010
Mm. $\square$) und haben demnach die absolut grössten Dimensionen unter allen bekannten. Der Längsdurchmesser der Kerne
beträgt im Mittel 0,0188 Mm. (zwischen 0,0168 und 0,0203),
der Querdurchm. 0,014 Mm. (zwischen 0,0126 und 0,0179)
Die Grösse der Kerne steht in keinem regelmässigen Verhältniss zur Grösse der Zelle. Die Faltung der Zellenmembran
zeigen die Körperchen des Cryptobranchus in noch auffälli-
gerer Weise, als die des Triton.

2. Schleim und Eiter.

Frey, p. 113.
Virchow, Cellularpathologie. p. 161.
Th. Billroth, Beitr. p. 8.

Frey und *Virchow* bilden die in Säuren veränderten,
der letztere auch die durch Eindickung des Eiters ge-
schrumpften und im Zerfallen begriffenen Eiterkörperchen ab.
Während *Virchow* die centralen Flecke der scheinbaren Fragmente des Kerns der Eiterkörperchen richtig als Depressio-
nen bezeichnet, erschienen sie *Billroth*, wie den ersten Beobachtern in diesem Gebiet, als Kernkörperchen der mehrfachen Kerne. Dass man, um zu dieser Ueberzeugung zu gelangen, besonders guter Mikroskope bedürfe, kann Ref. nicht
zugeben; dagegen erfordert es allerdings ein gutes Instrument,
um, was *Billroth* desiderirt, die Existenz einer äussern Hülle
der cytoiden Körper zu erweisen: es kömmt nämlich darauf
an, die Molekularbewegung der feinen Körnchen im Innern
der cytoiden Körper zu verfolgen. Uebrigens hält *Billroth*
die Structur der Eiterkörperchen für eine ganz eigenthümliche,
bedingt durch eine gleichzeitige mehrfache Theilung der Kerne
und er stützt sich dabei hauptsächlich auf gewisse Zellenformen, welche er bei Fröschen in einer gallertartigen Substanz
beobachtete, die sich am 6. bis 7. Tage um ein durch die

Rückenhaut gelegtes Sectaceum, noch früher an Aputations-stümpfen erzeugt hatte. Die Zellen zeigen auf Zusatz sehr verdünnter Essigsäure nicht nur zweitheilige, sondern auch in 3—5 Lappen eingeschnürte Kerne, jeden Lappen des Kerns mit einem centralen Kernkörperchen versehen. Von einer Trennung dieser Lappen in ebenso viele einzelne Kerne sagt der Text nichts; nur die Abbildung zeigt unter andern eine Zelle mit 3 gesonderten Kernen. Auch halte ich es für ge-wagt, diese Zellen ohne Weiteres mit den Eiterkörperchen der Säugethiere zu identificiren, da für die Eiterkörper, wie für die cytoiden Körper überhaupt, die flüssige Intercellularsubstanz charakteristisch ist.

3. Samen.

J. Lubbock, of the methods of reproduction in Daphnia. Philos. transact. 1857. P. I. p. 81.
H. J. Carter, on the spermatology of a new species of Nais. Annals and magaz. of nat. history. July. p. 20. Aug. p. 90. Taf. II—IV.
Munk, a. a. 0. p. 393.
Walter, a. a. 0. p. 493.
P. H. Gosse, on the dioecius character of the Rotifera. Philos. transact. 1857. P. II. p. 313. Taf. XV.

Die Samenelemente der Daphnia schildert *Lubbock*. Die Samenkörperchen der Naide, welche *Carter* beschreibt und ab-bildet, gleichen durchaus denen des Lumbricus und entwickeln sich ebenso wie diese aus Körnchen, welche äusserlich auf grossen kugelförmigen Massen aufsitzen. *Munk* liefert eine Beschreibung der Samenkörperchen der Askariden, von deren frühern Entwicklungsstufen schon im allg. Theil die Rede war. Von der Bewegungsfähigkeit dieser Körperchen ist *M.* nicht überzeugt und glaubt, dass die Formveränderungen von aus-getretenen Sarcodetropfen herrühren. Auch *Walter* sah die Samenkörperchen von Oxyuris ornata bewegungslos. Nach dem Eindringen in das Ei verloren sie durch Platzen der äussern Hülle ihren Inhalt und schrumpften zu eckigen Kör-perchen zusammen. Spermatozoiden der Rotiferen bildet *Gosse* ab.

B. In festem Blastem.

1. Epithelium.

Luschka, Halbgelenke.
K. Harpeck, Beitr. zur patholog. Anatomie des Cystosarcoma mammae. In Reichert's Studien des physiologischen Instituts zu Breslau. p. 98

Th. Billroth, Müll. Arch. Heft 2. p. 159. Taf. VII.

A. Rollett, Untersuchungen über die Structur des Bindegewebes. A. d.
30. Bande der Wiener Sitzungsberichte. 2 Taf. p. 20.

J. Gerlach, mikroskopische Studien aus dem Gebiete der menschl. Morphologie. Erl. 4. 8 Taf.

Reichert, Müll. Arch. 1857. Heft 6. p. 96.

J. Moleschott, Untersuch. zur Naturlehre des Menschen und der Thiere.
Bd. IV. Heft 2. p. 97.

G. F. G. v. Hüter, de epidermide in neonatis soluta. Diss. inaug. Marburg.
8. p. 24.

Kölliker, Gewebel.

A. Schneider, über die Seitenlinien und das Gefässsystem der Nematoden.
Müll. Arch. Heft 4. p. 432.

B. Heidenhain, die Absorptionswege des Fettes. Allg. med. Centralztg.
Nr. 14.

Ders., Moleschott's Unters. Bd. IV. Heft. 3. p. 251. 1 Taf.

B. Stilling, neue Untersuchungen über den Bau des Rückenmarks. Lief. 4.
p. 1005.

M. Schultze, über die Endigungsweise des Hörnerven im Labyrinth. Müll.
Arch. Hft. 4. p. 359. Taf. XIV.

C. Semper, zum feinern Bau der Molluskenzunge. Zeitschr. für wissensch.
Zoologie Bd. IX. Heft 2. p. 276. Taf. XII. Fig. 10.

J. Bessel, Beitr. zur patholog. Anatomie des Epithelialkrebses. Reichert's
Studien. p. 138. Taf. II. Fig. 1—6.

Reichert's Angabe, dass die Gelenkknorpel des Fötus eine
Epithelialbekleidung besitzen, bezieht *Luschka* (p. 9) auf die
der Gelenkhöhle zunächst gelegenen, ohne Ordnung in die
Zwischensubstanz eingelagerten Knorpelzellen, welche durch
ihre platt-länglichrunde Gestalt und fein granulirte Beschaffenheit Epithelienzellen ähnlich seien. Beim Erwachsenen hat
Ref. sich allerdings durch diese Formen einst täuschen lassen.
Dass *Reichert* den Irrthum zum zweiten Mal begangen haben
sollte, ist nicht wahrscheinlich.

Die Epidermis mit ihren kernlosen Schüppchen setzt sich
nach *Harpeck* von der Brustwarze aus eine Strecke weit in
die Ausführungsgänge der Mamma fort.

Billroth findet die Zellen der tiefsten Schichten der Epidermis nicht streng von einander isolirt, sondern die Kerne
in einer fein granulären Masse eingeschaltet. Er bestätigt somit meine frühern Angaben über den Bau der Schleimschichte,
die sich mir auch bei jüngst wiederholten Untersuchnngen
durchaus bewährt haben. Es ist aber deshalb auch nicht
ganz correct, wenn *Billroth* hinzufügt, dass die tiefsten Zellen
der Schleimschichte mit einem oder mehreren in die Cutis
eingreifenden Fortsätzen versehen seien; vielmehr gehören
diese feinen, kegelförmigen Fortsätze, wie es auch *Billroth*'s
Abbildung (Fig. 9) ganz richtig darstellt, der feinkörnigen
Grundsubstanz an, die die Kerne einschliesst. Ich muss fer-

ner bestreiten, dass, wie *Billroth* in Uebereinstimmung mit *Meissner* angiebt, die Papillen der Cutis an der Oberfläche mit freien Fasern enden, in deren Zwischenräume die kegelförmigen Fortsätze der Schleimschichte eindringen. Feine, parallel der Oberfläche der Haut geführte Durchschnitte lehren, dass die Einkerbungen zwischen den Zähnelungen, die die Papillen in der Profilansicht zeigen, regelmässig vertheilten Grübchen entsprechen. So spricht sich *Rollett* aus und zu dem gleichen Resultate haben auch mich meine Untersuchungen geführt. Aber irrthümlich ist, was *Rollett* weiter hinzufügt, dass nämlich in jedem Grübchen je eine Spitze der tiefsten, senkrecht auf die Cutisoberfläche verlängerten Epithelialzellen stecke. Die Grübchen sind zur Aufnahme der erwähnten kegelförmigen Fortsätze der Grundsubstanz bestimmt. Verdünnte Salpetersäure, welche die Cutis bis auf die elastischen Fasern durchsichtig macht und dagegen die Elemente der Oberhaut gelblich färbt, ist das geeignete Mittel, um an feinen Durchschnitten die beschriebenen Verhältnisse deutlich zu machen. Solche Durchschnitte lehren auch, dass die regelmässige Form der Kerne der tiefsten Schichte, wenngleich manche derselben elliptisch und mit dem längern Durchmesser senkrecht gegen die Oberfläche gestellt sind, doch die kuglige oder abgeplattete ist. Der Anschein, als ob die der Cutis nächsten Zellen dem Cylinderepithelium glichen, beruht auf einer optischen Täuschung, indem die in der Tiefe sehr dicht gelegenen Kerne in der Profilansicht einander theilweise decken und kurze Reihen von Kernen scheinbar zu einfachen verlängerten zusammenfliessen. Eine andre Quelle des Irrthums, auf welche auch *Reichert* hinweist, besteht darin, dass die Zellen der Schleimschichte bei Anwendung von Essigsäure, welche sie schleimig macht und ihre Verbindungen mit der Cutis löst, vor der völligen Trennung in die Länge gezogen werden. Auf dem Trommelfell sieht *Gerlach* (p. 54. Taf. VIII. Fig. 26) die kernhaltigen Zellen der Schleimschichte in 3—4 Lagen, sämmtlich mit vorherrschender Längendimension und vertical gegen die Oberfläche gerichtet.

Das eigentliche Lösungsmittel für die verhornten Oberhautgebilde ist nach *Moleschott* eine 5—10 procentige Kalilauge. Nach 24 stündiger Digestion in gewöhnlicher Temperatur erhält man durch überschüssige Essigsäure einen flockigen Niederschlag, der bei Behandlung mit Salpetersäure, zumal in der Wärme, eine dunkel-citronengelbe und nach Uebersättigung der Salpetersäure mit Ammoniak eine orangegelbe Farbe annimmt und auch im Uebrigen die Reaction des *Mul-*

der'schen Proteinbioxyd's zeigt. Mit stärkern sowohl, als schwächern Kalilaugen nimmt die Löslichkeit der Horngebilde ab. Eine Wärme über 30^0 färbt sie in kurzer Zeit braun bis schwarz, ein Zeichen eingeleiteter Humusbildung. Um die äussersten Epidermisschuppen in Polyeder umzuwandeln, bedient sich *Moleschott* am liebsten des Liqu. ammon. caust. der Officinen; kräftigeres Aufquellen der Polyeder zu Blasen bewirkt in 2—3 Stunden Kupferoxyd-Ammoniak, in 4 Stunden eine 10—30 procent. Kalilauge. Um die Kerne in den Zellen, wenn solche vorhanden sind, nicht zu zerstören, muss man eine Kalilauge von mehr als 20 $0/0$ anwenden. Der Kitt, der die Plättchen verbindet, löst sich in 25—35 proc. Kalilauge, besser noch in Ammoniak. Natronlösungen sind in grösserer Verdünnung anzuwenden; sie greifen namentlich die Kerne mehr an als Kali. Um die Zellen des Nagels gesondert und mit deutlichen Kernen zu sehen, empfiehlt *Moleschott* 3—5 stündiges Einweichen in 27 procent. Kalilauge oder in 13 procent. Natronlauge; die Zellenwände werden aber zugleich weich und zerreiblich und ein Druck auf das Deckgläschen isolirt die Kerne. Ammoniak braucht 6—8 Tage, um die Plättchen des Nagels aufquellen zu machen und von einander zu lösen.

Von 1509 Neugebornen, welche *Hüter* auf die Abschuppung der Oberhaut untersuchte, kamen 17 während des Häutungsprocesses zur Welt, 667 häuteten sich während des Wochenbettes; bei den übrigen fand keine Häutung statt.

Billroth gedenkt eines Anscheins des obern freien Endes mancher Cylinder- und Flimmerzellen, als ob die Zellenhöhle hier nach aussen offen stehe und er erklärt diesen Anschein damit, dass der obere flache Theil der Zellenmembran wie ein Tonnendeckel in die Tonne eingelassen sei und der freie Rand ringsum überstehe. In dem dicken Saum der Epitheliumzellen des Darms der Nematoden rühren die feinen Striche nach *Schneider* nicht von Porenkanälchen her, sondern sind die Grenzen eines dichtgedrängten Pelzes feiner Härchen, die im Wasser weiter aus einander treten. *Heidenhain* bestätigt an den Epitheliumcylindern des Froschdarms die Beobachtung von *Brettauer* und *Steinach*, wonach der verdickte Saum aus Stäbchen besteht, die sich insofern mit dem Inhalte der Zelle zusammenhängend erweisen, als der letztere, wenn er sich von der Seitenwand der Zelle zurückzieht, mit der Basis und Spitze verbunden bleibt. Dagegen bemerkt *Kölliker* (p. 423), dass nach Ablösung des verdickten Saums der Epitheliumcylinder des Dünndarms die Zelle auch von dieser Seite durch ein dünnes Häutchen geschlossen erscheint.

Becker's Beobachtung, dass die Kanälchen des Nebenhoden bis zur Mitte desselben mit Flimmerepithelium ausgekleidet sind, wird von *Kölliker* (p. 518) bestätigt; doch findet *K.* die Zellen überall in einfacher Lage. In den Vasa efferentia haben sie 0,01—0,015''' Länge mit Cilien von 0,003—0,004'''; im Gefäss des Nebenhoden beträgt die Länge der Cylinder 0,02—0,025''', der Cilien 0,01—0,015'''. Die Epithelialzellen des Aquaeductus Sylvii findet *Gerlach* (p. 27. 31) noch bei ganz alten Leuten mit Cilien besetzt, die Flimmerhärchen sind aber kaum ⅓ so lang, als bei Kindern und unregelmässig, so dass neben zahlreichen kurzen Härchen einzelne längere vorkommen.

Ueber den Zusammenhang von Epitheliumzellen mit Gewebselementen tieferer Schichten liegt wieder eine Anzahl mehr oder minder positiver Angaben vor. Aus dem Aquaeductus Sylvii von Kindern beschreibt *Gerlach* (p. 20) 2 Formen fadenförmiger Verlängerungen der Flimmercylinder, blasse, feinsten Bindegewebsfibrillen ähnliche Fortsätze und dunkelconturirte, 0,0005—0,001''' breite Fasern. Die letztern sind seltener und nicht auf jedem Durchschnitt zu finden. Die erstern sind nicht weiter, als in die den Flimmerzellen zunächst gelegene grobkörnige Grundsubstanz zu verfolgen; sie theilen und ramificiren sich hier oder auch näher an der Zelle und hängen continuirlich mit Ausläufern kleiner, kernhaltiger, in der Grundsubstanz eingebetteter Zellen zusammen; in seltenen Fällen geht von der Zelle selbst ausser dem auf die Oberfläche senkrechten ein Fädchen parallel der Oberfläche ab zu einer benachbarten Zelle, eine Commissur der Epitheliumzellen, dergleichen *Stilling* aus dem Rückenmarkskanal beschrieb. Die breiten dunkelconturirten Verlängerungen finden sich an allen, nicht mit feinen Ausläufern versehenen Zellen; sie sind um das Doppelte länger, als die feinen und durchsetzen die grobkörnige Grundsubstanz, um sich unterhalb derselben tief in die feinkörnige zu erstrecken. Hier treten sie in ovale oder kuglige, feinkörnige, zuweilen kernhaltige Körperchen von 0,004''' Dm. ein und am entgegengesetzten Pol wieder aus, um sich bald in zarte Fäserchen zu vertheilen, oder die Zelle strahlt, der Eintrittsstelle gegenüber, unmittelbar in feine, wiederholt getheilte Fortsätze aus. Ueber das weitere Verhalten dieser Fäserchen konnte *Gerlach* nichts Sicheres ermitteln; er macht auf die Aehnlichkeit der dunkeln Fortsätze mit elastischen Fasern und dunkelrandigen Nervenfasern aufmerksam, ohne sie jedoch für das eine oder andere zu erklären. Bei ältern Personen fehlen sie; es kommen hier nur die blassen Fortsätze vor, die sich übrigens wie im kindlichen Alter verhalten. Ob die Zellen der grob- und feinkörnigen Substanz, mit welchen jene Ausläufer der Epithelzellen sich verbinden, für Nerven- oder Bindegewebszellen zu halten seien, darüber bestimmt zu entscheiden hält *Gerlach* wie *Stilling* die That-sachen noch nicht für reif.

Die Synovialzotten der Seitengelenke der Halswirbel (s. unten) zeigten *Luschka* (p. 72) eine eigenthümliche Form der von ihm früher beschriebenen gestielten Epithelialzel-len. Die Zotten und die oberflächliche Lage der das Gelenk auskleidenden Membran enthielten nämlich runde, hyaline, umfängliche, kernhaltige, zum Theil reich verästelte Körper, deren Ausläufer mitunter weit über das Niveau der Umgebung hinausragte und in ein rundliches, zellenartiges, kernhaltiges Ge-bilde endigte, welches an jenem Ausläufer wie an einem Stielchen befestigt erschien. Die Ausläufer waren hohl, wie sich aus der Verschiebbarkeit der in denselben enthaltenen dunkeln Moleküle erkennen liess.

Semper sah im Magen des Murex brandaris die Epithel-zellen in Fasern sich fortsetzen, die seiner Meinung nach viel-leicht als Muskelfasern zu deuten wären.

Billroth erläutert durch Abbildungen seine bereits im vo-rigen Bericht mitgetheilte Beobachtung des Zusammenhangs der tiefen Epithelialzellen der Froschzunge mit den Bindegewebs-fasern der Papillen; er wiederholt die auf diesen Zusammen-hang gegründete Ansicht, dass die Epithelialzellen vom Binde-gewebe aus reproducirt würden, macht aber auch zugleich auf eine Schwierigkeit aufmerksam, die er ungelöst lässt, dass nämlich die Bindegewebsfasern, mit welchen die Stiele der Epithelialzellen Verbindungen eingehn, nicht als Zellenausläufer, sondern als zerfaserte Intercellularsubstanz zu betrachten seien. Nach *Stilling* hängen die Fortsätze der Epithelialzellen der Froschzunge mit den in den Papillen verlaufenden Nervenfa-sern zusammen. Damit leugnet aber *Stilling* den Uebergang der Epithelialfortsätze in Bindegewebsfasern nicht; er nimmt ihn vielmehr in einer Allgemeinheit an, an die keiner der Vorgänger gedacht hat. Nach seiner Meinung setzen die Fort-sätze der Epithelialzellen der Rückenmarkshäute die Dura mater, Arachnoidea und Pia mater zusammen, und alle Binde-gewebsfasern in der Umgebung des Rückenmarks sind nichts als Ausläufer der Epithelialzellen. Die Epithelialzellen der Cornea, der serösen und Schleimhäute und der Cutis haben sämmtlich Fortsätze, welche Fasern bilden und wahrschein-lich auf weite Fernen sich erstrecken, so dass vielleicht alles Bindegewebe des Körpers zwischen den Muskeln des Rumpfs

und der Extremitäten einestheils mit den Epithelialzellen der
Cutis, anderntheils mit denen der Brust- und Bauchhöhle etc.
zusammenhängt, d. h. von diesen Epithelien entspringt und
ein System von Röhren bildet, welches die fernsten Theile
mit einander in Verbindung setzt, ähnlich den Blut- und
und Lymphgefässen. In der Cutis sollen Fortsätze der Zellen
von unmessbarer Feinheit, die besonders beim Frosch deutlich
seien, ein complicirtes Netzwerk bilden; die Epithelialzellen
der Schleimhäute sollen durch die Ausläufer auch unter einander
in Verbindung stehen; ebenso die Zellen des Epithelium der
serösen Häute, indess ihre in die Tiefe gerichteten Fortsätze
die Fasern dieser Häute bilden. Selbst die Epithelialzellen
der Blutgefässe ständen durch Ausläufer von 0,0006—0,0012‴
sowohl unter einander, wie mit den tiefern Schichten der
Gefässhäute in Verbindung und gingen vielleicht gar in die
Muskelfasern der Blutgefässe über.

Ich halte die meisten dieser Fasern, wie so manche der
modernen Zellenfortsätze, für Producte der Präparation. Die
Chromsäure hat neben vielen vortrefflichen Eigenschaften, die ihr
eine so grosse Verbreitung und so unbegrenztes Vertrauen er-
worben haben, die schlimme Nebenwirkung (vor welcher Ref.
schon in *Canstatt's* Bericht für 1851 gewarnt hat), die Zellen
und die Intercellularsubstanz schleimig und dehnbar zu machen,
so dass ein Zug in bestimmter Richtung, ein Zug z. B., welcher
das Epithelium von seiner Unterlage ablöst, zwischen beiden
die schönsten, mit der Dehnung sich verfeinernden parallelen
Fäden auszieht, die eine grosse Zähigkeit und Widerstands-
kraft besitzen. Man muss den Entstehungsprocess dieser Fäden
von Anfang an verfolgt haben, um sie richtig zu würdigen und
zu begreifen, warum einfache Durchschnitte und andere Prä
parationsmethoden von jenen Fäden nichts zeigen. Mit beredten
Worten drückt *Billroth* die Widersprüche, zu welchen die
Chromsäurebehandlung führt, aus, ohne doch zu der richtigen
Schlussfolgerung zu gelangen: da ihm an der menschlichen
Zunge die Darstellung des Uebergangs der Epithelialfortsätze
in Bindegewebe nicht wie bei der Zunge des Frosches gelang,
so meint er, die chemischen Verschiedenheiten der Epithelialfortsätze und der Bindegewebsfasern müssten dort zu gross
sein. Nach Maceration bekomme man nur die rauhen Oberflächen der Papillen, nach Anwendung von Essigsäure oder
schwachen Alkalien die glatten Papillenoberflächen mit den
massenhaften elastischen Fasern und Bindegewebskörperchen.
„Letzteres“, so fährt der Verf. fort, „begegnet übrigens bei
Untersuchung der Froschzunge nach Anwendung von Essig-

säure ganz ebenso. Lässt man eine Froschzunge einige Zeit
in Essig quellen; pinselt dann das Epithel herunter, erhärtet
das Präparat in Chromsäure, um genügend feine Querschnitte
machen zu können, so bekommt man ebenfalls Bilder wie von
Papillen anderer Theile, und es ist kaum zusammenzureimen,
wie sich in Einem Fall die Epithelialzellen so scharf von den
Papillen ablösen, in dem andern so fest daran haften, dass
man sie nur mit Mühe herunterbringt; es kann dies wohl nur
in ganz besonderen chemischen Verhältnissen der beiden betreffenden Faserelemente liegen, die eben bei der Froschzunge
so günstige Resultate gewinnen lassen, wie man sie unter
gleichen Umständen an anderen Objecten nicht erzielt."

Nicht so reell, wie diese, doch noch wenigstens aus ob-
jectivem Schleim gezogenen Fortsätze, sind die *Heidenhain'*-
schen aus physiologischen Erwägungen gesponnenen Verbin-
dungsfäden zwischen den Epithelialzellen des Darms und dem
unbestimmbaren subepithelialen Etwas, welches der Verf. mit
richtigem Tact Bindegewebskörperchen nennt. Das Th tsäch-
liche in *Heidenhain's* Darstellung, die sich vorzugsweise auf
den Darm des Frosches bezieht, betrifft Fäden, welche vom
spitzen Ende der Epithelialcylinder in die Tiefe gehn und hier
und da wieder zu einer Kernzelle anschwellen, sodann eine
Schilderung der subepithelialen Schicht (der eigentlichen Mucosa), die je nach der Behandlung mit Essig- oder Chromsäure ein verschiedenes Bild giebt. Ein feiner Querschnitt
eines durch Holzessig erhärteten Froschdarmes zeigt nämlich
in einer homogenen Grundsubstanz ausserordentlich dicht an
einander gedrängte, rundliche, ovale oder eckige Zellen mit
m i t u n t e r deutlich erkennbarem Kern (die Abbildung Fig. 6
zeigt unter mehr als 100 Zellen nur Eine kernhaltige) und
mit 2, 3 und mehr Ausläufern, durch welche nicht selten benachbarte Zellen mit einander in Verbindung treten. Chromsäurepräparate dagegen bieten ein maschiges Gerüst dar, dessen
Balken, je näher der Muscularis, um so breiter, aus einer
homogenen oder leicht streifigen Substanz bestehn, in dessen
rundlichen oder eckigen Maschenräumen Zellen von entspre-
chender Form liegen, deren selbstständige Wandung sich un-
zweideutig in den Fällen zeigt, wo die Zelle geschrumpft ist
und sich theilweise oder ganz von der die Masche umgebenden
Gerüstsubstanz zurückgezogen hat. Aus einzelnen oder vielen
Maschen sind die Zellen herausgefallen und man sieht sie leer.
Ausläufer sind an den Zellen nicht zu bemerken. Die Verschiedenheit beider Objecte ist, wie der Verf. hinzufügt, so
gross, dass man beim ersten Blick in Verlegenheit ist, sich

ihren Ursprung vom nämlichen Orte zu deuten. Statt aber
auf dem Wege der Beobachtung die beiden Bilder auf die
Form, in der sie nothwendig ihren gemeinschaftlichen Ausgangspunkt haben müssen, auf die unalterirte Darmschleimhaut, zurückzuführen und von derselben abzuleiten, zieht *Heidenhain* es vor, das Chromsäurepräparat, das doch nach allen
Antecendentien mehr Vertrauen verdient, zu Gunsten des
Holzessigpräparats, welches seinem theoretischen Vorurtheil
besser zusagt, abzuschlachten und mit einem willkürlichen
Raisonnement das Verschwinden der Ausläufer in Chromsäure
erklärlich zu machen. Die Chromsäure, meint er, mache die
Zellen blasser, verändere dagegen die vielleicht etwas schrumpfende Intercellularsubstanz der Art, dass sie zu einem Gerüste mit an den Rändern stärker conturirten und im Innern
leicht streifig erscheinenden Balken erhärtet, durch welche
die in ihnen liegenden Zellenausläufer für die Wahrnehmung
verdeckt werden. Wir würden dies zu glauben geneigter sein,
wenn nicht in allen neuern Arbeiten die Chromsäure gerade
als das Mittel empfohlen würde, Zellenausläufer deutlich zu
machen.

Wären aber *Heidenhain's* Zellenausläufer im subepithelialen Gewebe eine Wahrheit und nicht, was ich für wahr-
scheinlicher halte, das Resultat einer optischen Täuschung,
veranlasst durch die Windungen und Furchen der in Essigsäure gequollenen und gefalteten Schleimhaut, so gehören
immer noch zwei gewagte Sprünge dazu, um über die Lücken,
welche diese Beobachtungsfragmente zwischen sich lassen, hin-
wegzukommen und daraus, wie der Verf. versucht, eine continuirliche gebahnte Strasse für die Absorption des Fettes her-
zustellen. Denn der Verf. hat seine problematischen Ausläufer
der Schleimhautzellen weder nach oben mit den Epithelial-
fortsätzen, noch nach unten mit den Saugaderanfängen wirk
lich verbunden gesehn. In ersterer Beziehung liefert er nur
einen künstlichen Beweis für die an sich sehr unwahrschein-
liche Behauptung, dass die Zellen, in welche die Epithelialfortsätze hier und da anschwellen, mit den subepithelialen
Zellen identisch und aus der Schleimhaut herausgezogen seien
(ich erinnere nur, dass jene Zellen in den Abbildungen immer
bipolar, mit einem absteigenden und einem in den Epithelialcylinder aufsteigenden Fortsatz versehen sind); in der andern
Beziehung, den Zusammenhang der subepithelialen Zellen mit
Saugadern betreffend, beschränkt sich die ganze Argumentation
darauf, dass es ungereimt wäre, anzunehmen, das Fett, einmal im Innern der Schleimhaut in präformirte Kanäle gelangt,

verliesse diese Kanäle wieder, um dann von neuem in Kanäle
mit selbstständigen Wandungen einzutreten. Indem so das
leichtgebaute Fundament der ersten Hypothese auch noch die
zweite zu tragen bekömmt, scheint der Einsturz beider um so
unvermeidlicher.

Wenn die Entdecker der verdickten und streifigen Säume
der Epithelialcylinder der Darmschleimhaut diese Bildung in
Beziehung zur Fettresorption brachten, so konnten sie sich
darauf berufen, dass die Säume auf das Epithelium des Chylus bildenden Theils des Darms beschränkt sind. Auch von
dieser Seite sind *Heidenhain*'s Resorptionswege des Fettes
ungedeckt. Er selbst berichtet mit grosser Unbefangenheit
von den neuesten Angaben über den Zusammenhang sogenannter Bindegewebszellen mit den Zellen anderer und selbst flim-
mernder Oberhäute, bei denen doch von gebahnten Resorptions-
wegen für körnige Substanzen nicht die Rede sein kann.
Wäre er vertrauter mit der ältern Literatur unseres Fachs,
so wäre ihm nicht entgangen, dass die fadenförmigen Ausläufer der Epithelialcylinder und die in denselben eingeschlossenen Zellen noch eine ganz andere Bedeutung haben, als die
von ihm ausschliesslich in's Auge gefasste, und dass lange vor
Erfindung der Bindegewebskörperchen unterhalb der Cylinder
gelegene und mit den letztern zusammenhängende Zellen-
schichten zur Aufstellung eines sogenannten geschichteten Cy-
linder- oder Flimmerepitheliums Anlass gegeben haben, von
dessen tieferen Lagen man annahm, dass sie zum Nachwuchs
und Ersatz für die reifen Cylinder bestimmt seien. Er hätte
dann auch nicht noch einmal den längst widerlegten Irrthum
begangen, die kurzen stummelförmigen Fortsätze an den Zellen
solcher tiefern Schichten (Fig. XII c seiner Tafel) für abge-
rissene Fäden zu halten, sondern sie als das erkannt, was
sie sind, als Auswüchse, mit welchen Eine Zelle in die
Zwischenräume der benachbarten vordringt.

Nach *Kölliker* (p. 425) ist die fadenförmige Gestalt der
Ausläufer der Epithelialcylinder nur scheinbar; beim Rollen
der Zellen überzeuge man sich, dass die meisten Zellen am
untern Ende abgeplattet und nur dann fadenförmig und ge-
stielt erscheinen, wenn sie dem Beobachter die Kante zuwen-
den. Jene Ausläufer traten besonders zahlreich an Epitheliem
auf, die in kalt gesättigter Lösung von doppelt chromsauerm
Kali, die auch *Heidenhain* anwandte, macerirt worden waren.

In den Otolithensäckchen und den Ampullen des Hechtes
und in den Otolithensäckchen der Plagiostomen findet *M. Schultze*
an den Stellen, wo das pflasterförmige Epithelium des Säckchens

in das cylindrische übergeht, welches die Crista acustica (s. Gehörorgan) bekleidet, eine eigenthümliche Art von Zellen, Cylinderzellen mit sternförmigem Querschnitt (scharf kannelirte gerade oder schiefe Säulchen), deren Dickendurchmesser den Durchmesser der Pflasterzellen meist um das 3—4fache übertrifft. In die Furchen zwischen den vorspringenden Kanten ihrer Seitenflächen sind entweder Zellen derselben Art oder pflasterförmige Zellen eingeschoben. Liegen sie dicht an einander, so lassen sie doch immer die Grenzlinie deutlich erkennen; sind sie weiter von einander gerückt, so schicken sie nicht selten, von den vorspringenden Kanten aus, Kämme einander entgegen, welche vielleicht auch in anastomotische Verbindung treten. Mehrere solcher Kämme von verschiedenen Zellen können ein Feld vollständig umschliessen, in welchem ausschliesslich gewöhnliche Pflasterzellen liegen. Sie ruhen mit breiter Basis auf dem Bindegewebe und behalten den gleichen Durchmesser oder verschmälern sich nach dem freien Ende, welches aus den zwischenliegenden Pflasterzellen hervorragt.

Ressel behandelt den Bau des Hufs. Die Hornmasse ist von konischen Hohlräumen durchsetzt, in welchen die Papillen stecken. Sie ist um diese in concentrischen Schichten, Hornröhren, angeordnet, die Interstitien zwischen den Hornröhren werden von einer unregelmässigen Hornmasse ausgefüllt.

2. Pigment.

F. T. Frerichs, Klinik der Leberkrankheiten. Bd. I. Braunschw. 8. Mit Atlas. p. 330. Taf. IX. Fig. 2.

F. A. v. Ammon, die Entwicklungsgeschichte des menschl. Auges. Archiv für Ophthalmologie. Bd. IV. Abth. 1. p. 115.

Frerichs schildert die Formen, in welchen das Pigment im Blut bei melanämischen Individuen vorkommt; es sind meist Klümpchen von unregelmässiger Gestalt, durch eine hyaline Substanz vom Charakter des Faserstoffs zusammengehalten.

Die Pigmentzellen der Choroidea sind, nach *v. Ammon's* Untersuchungen, anfänglich ganz hell und färben sich allmälig von den Rändern aus gegen die Mitte. Die mit Pigment erfüllten Zellen reihen sich sodann fester an einander und verkleben an den Rändern dicht und regelmässig.

II. Gewebe mit fasrigen Elementartheilen.

1. Bindegewebe.

Béla Machik, Beitr. zur Kenntniss des Sehnengewebes. A. d. 34. Bd. der wiener Sitzungsberichte.

Rollett, über die Structur des Bindegewebes. a. a. O.

Ders., über das Gefüge der Substantia propria corneae. A. d. 33. Bd. der wiener Sitzungsberichte. 1 Taf.

A. Baur, die Entwicklung der Bindesubstanz. Tübingen. 8. 1 Taf.

R. A. Löwig, quaestiones de oculo physiologicae. Diss. inaug. Wratisl. 1857. 4. 2 Tabb. p. 15.

Reichert, Müll. Arch. 1857. Hft. 6. p. 47.

L. Joseph, de anatomia cordis imprimis ratione habita quatuor ejus annulorum. Diss. inaug. Wratisl. 1857. 8. Ueber die Ringe u. Klappen des menschl. Herzens. Archiv für pathol. Anat. u. Physiol. Bd. XIV. Hft. 3. 4. p. 263.

Luschka, Halbgel. p. 43. 48.

Kölliker, Gewebel.

Frey, Histologie. p. 146.

Virchow, Cellularpathologie.

Ders., Archiv für path. Anat. u. Phys. a. a. O. p. 62.

Billroth, Beitr. p. 12 ff.

Ders., Müll. Arch. a. a. O. p. 151.

J. Gerlach, Studien. p. 55.

Gegenbaur, a. a. O. p. 9.

A. Bandlin, zur Kenntniss der umspinnenden Spiralfasern des Bindegewebes. Inaug. Diss. Zürich. 8.

A. Böttcher, über Ernährung und Zerfall der Muskelfaser. Archiv für path. Anat. u. Phys. Bd. XIII. Hft. 2. 3. p. 238.

C. O. Weber, über die Veränderungen der Knorpel in Gelenkkrankheiten. Ebendas. Hft. 1. p. 74. Taf. II—IV.

Hyrtl, aus dem wiener Secirsaale. Oesterr. Ztschr. für prakt. Heilkunde. 1859. No. 8.

In der aus *Czermak*'s Laboratorium hervorgegangnen Abhandlung *Machik*'s finden wir die Angelegenheit der langen Bänder, welche zuerst *Donders* aus dem Querschnitt der Sehne durch Essigsäure darstellte, zum Abschluss gebracht: es sind die umgeschlagenen Ränder, also die Seitenansichten des Querschnitts der Bündel, länger und niedriger, als man nach der Peripherie der Bündel und der Höhe des Querschnitts erwarten sollte, weil eben die Essigsäure die Eigenschaft hat, die Sehnenstücke auf Kosten ihrer Länge in die Breite auszudehnen.

Rollett's Abhandlung theilt eine neue Methode mit, die fasrige Structur des Bindegewebes zu beweisen, welche vor der von Ref. im vorj. Bericht (p. 35) empfohlenen und mit gleichem Resultate von *Machik* angewandten Methode den Vorzug hat, auch für schwache Mikroskope und Mikroskopiker überzeugend zu sein. Indem *Rollett* bindegewebige Gebilde 6—8 Tage in Kalkwasser oder 4—6 Stunden in Barytwasser liegen lässt (in der 2. Abhandlung empfiehlt er zu dem gleichen Zweck eine Lösung von übermangansaurem Kali, der man, um die durch Zersetzung dieses Salzes eintretende Alkalescenz zu verhindern, Alaun zusetzt), zieht er die Substanz aus, welche die Primitivfasern an einander kittet. Diese Substanz kann durch Säuren aus jenen alkalischen Flüssigkeiten wieder ausgefällt werden und erweist sich durch ihre Reactionen als eine eiweissartige; die Bindegewebsstränge, die nur an der Peripherie etwas durchscheinender geworden sind, breiten sich auf gelinden Druck zu einer Lage von gröbern und feinern, zum Theil sehr feinen Fäden aus, von welchen die letztern durch eine Auffaserung der erstern sich herstellen. Um den Kalk oder Baryt zu entfernen, der die Stücke verunreinigt und in Verbindung mit Kohlensäure einen körnigen oder krystallinischen Niederschlag erzeugt, müssen sie mit destillirtem Wasser ausgewaschen werden, dem man eine zur Neutralisation des Kalks oder Baryts eben hinreichende Menge Essigsäure zusetzen kann. Ferner dienten dem Verf. zu seinen Untersuchungen Bindegewebs-Substanzen im gegerbten Zustande, die, während die übrigen Texturverhältnisse vollständig erhalten bleiben, ihrer Starrheit wegen leichter für das Mikroskop vorzubereiten sind. Er fabricirte das Leder selbst, indem er die mit Kalkwasser ausgezogenen und vom Kalk wieder befreiten Hautstücke in schwacher Tanninlösung macerirte, die von Zeit zu Zeit durch Leimlösung auf ihren Gerbsäuregehalt geprüft und, so oft die Gerbsäure verschwunden war, erneuert wurde, bis das neu hineingebrachte Tannin nicht mehr absorbirt wurde. Das auf diese Weise dargestellte Leder unterschied sich übrigens durch nichts, als durch seine Farbe, von dem käuflichen. Um geschmeidigen und biegsamen Lederstücken noch grössere Festigkeit zu geben, räth *Rollett*, sie mit Collodium zu infiltriren und an der Luft erhärten zu lassen.

Die Resultate, welche *Rollett* auf diesem Wege gewann, stimmen in allen Punkten mit unsern Ansichten vom Bindegewebe überein. Nur kann Ref. dem verschiedenen Verhalten des Gewebes der Sehnen und der Cutis gegen die genannten Reagentien nicht die Bedeutung beimessen, welche *Rollett* ihm zuschreibt. Aus dem Umstande, dass die Substanz der Sehnen unmittelbar in Fibrillen, das Gewebe der Cutis dagegen in gröbere Abtheilungen oder Fasern von 0,003—0,006 Mm. Durchm. zerfällt, zieht der Verf. den Schluss, dass die

seien, eine weitere Hülle, eine Zellenmembran um sich zu erzeugen, also nicht als Kerne auf eine spätere Zellbildung zu beziehen, sondern trotz ihrer Einfachheit selbstständig und vermehrungsfähig seien. Es steht aber dieser Neuerung entgegen, dass 1) die Kerne ihre chemischen Charaktere haben, an welchen sie wenigstens von jungen Zellen unterschieden werden, und 2) die Kerne des Bindegewebes gelegentlich auch sich mit einer Zellenmembran umhüllen können, wie die Anwesenheit sogenannter Knorpelzellen in gewissen Varietäten des Bindegewebes beweist.

Ich habe noch anzuführen, dass *Reichert* die von *v. Wittich* durch Farbstoffimbibition auf Querschnitten von Sehnen dargestellten netzförmigen Linien für Interstitien der Bündel erklärt und dass *Löwig* in der Sclerotica des Menschen umsonst nach Bindegewebskörperchen suchte, dagegen die in verschiedenen Richtungen einander kreuzenden Bündel Zwischenräume umschliessen sah, die den wirklichen spiraligen und sternförmigen Körperchen des Bindegewebes sehr ähnlich waren. Endlich berichtigt auch *Joseph* die von *Donders* gelieferte Beschreibung sternförmiger Zellen in den faserknorpligen Ringen der Herzmündungen dahin, dass in der hyalinen, schwachstreifigen Grundsubstanz elastische Fasernetze und kernartige Körperchen vorkommen, die letztern den Knotenpunkten dergestalt anliegend, dass daraus der Anschein verästelter Zellen entstehe.

Neben diesen, meiner Auffassung der Structur des Bindegewebes günstigen Stimmen haben sich aber im verflossenen Jahre auch wieder eine Anzahl für die *Reichert - Virchow*'sche Lehre erklärt, und bei einem Blick über die Verhandlungen der letzten Jahre muss ich wohl bekennen, dass es ein Irrthum war, als ich im Bericht für 1855 das Ende der Bindegewebscontroverse verkündete und die *Virchow*'schen Bindegewebskörperchen der Geschichte zuwies. Ich hätte wissen müssen, dass ein falsches Princip, wenn es sich einmal so weit der Gemüther bemächtigt hat, niemals durch nüchternen Einspruch bewältigt wird, sondern nicht anders als an seinen eigenen Uebertreibungen zu Grunde geht. Irre ich zum zweiten Mal, wenn ich annehme, dass dieser Gipfel der Uebertreibung nunmehr erreicht und der Ueberdruss eingetreten sei, der das Ohr für die entgegenstehenden Reflexionen und Thatsachen empfänglich macht? Ich muss es darauf wagen, wenn ich auch den Gründen, mit welchen ich im Bericht für 1851 die *Virchow*'sche Emendation der *Reichert*'schen Theorie bekämpfte, nicht viel hinzuzufügen habe.

Die Ausbreitung, die der Bindegewebskörperchen-Cultus unter-
dessen gewonnen, schützt mich wenigstens vor dem Vorwurf,
den Gegenstand zu einlässlich behandelt zu haben. Gegen
Virchow aber musste die Polemik deshalb vorzugsweise gerichtet sein, weil erst von dem Zeitpunkt, wo *Virchow* im
Bindegewebe die den Knorpel- und Knochenkörperchen analogen
zelligen Elemente aufgefunden zu haben meinte, der Aufschwung
der *Reichert*'schen Lehre datirt. In ihrer ersten Gestalt, wo
sie als Hauptkennzeichen der Bindesubstanzgebilde die histo-
logische, oder vielmehr, nach *Reichert*'s Ansicht, unhisto-
logische Beschaffenheit der Grundsubstanz aufstellte, hatte sie
wenig Verführerisches; der Zumuthung, das Bindegewebe für
eine structurlose Masse zu erklären, mochten nur Wenige sich
fügen. Wie dagegen die Familie der Bindesubstanzgebilde
aus *Virchow*'s Händen hervorging, sind die Zellen das Wesentliche und die Grund- oder Intercellularsubstanz ist bedeutungs-
los geworden, wenn man auch gezögert hat, dies ausdrücklich
zu erklären. Es ist bezeichnend, wie *Kölliker* (Gewebel. p. 57)
sich über diesen Punkt ausspricht: „Abgesehen von den verschiedenen Entwickelungstypen" (worauf ich zurückkomme)
„stimmt die Grundsubstanz der verschiedenen Bindesubstanzen
sehr überein, indem dieselbe in verschiedenen Graden homogen,
feinkörnig, streifig oder selbst aus isolirbaren Fibrillen zusammengesetzt gefunden wird und mit Bezug auf die Consistenz
in allen Modificationen vom schleimigen und gallertartigen bis
zum festen, selbst knorpel- und beinharten sich zeigt. E b e n s o
g r o s s s i n d i h r e S c h w a n k u n g e n in chemischer Beziehung,
denn wenn dieselbe schon an vielen Orten Leim- oder Chondrin-
gebend gefunden wird, so lässt sich die Zusammensetzung der
Grundsubstanz aus Leim doch keineswegs als charakteristisch
und wesentlich für die Bindesubstanzen anerkennen." Eine
genaue chemische Charakteristik der Grundsubstanz der Bindesubstanzen vermisst *Kölliker* noch. Wenn indess die chemischen Analogien nach dem Maasse gemessen werden, nach
welchem *Kölliker* im oben angeführten Satze die morphologische
Uebereinstimmung deducirt, so wüsste ich kaum, wie irgend
eine Grundsubstanz dem Schicksal, in den Rahmen der Bindesubstanzgruppe eingefügt zu werden, entgehn sollte.
    Noch weniger Widerstand werden die Zellen leisten. Welche
Verschiedenheiten der Form oder des Inhaltes könnten sie darbieten, die sich nicht als Stufen Einer Entwicklungsreihe auffassen liessen, nachdem man in so manchen, Geweben den
Uebergang löslicher Zellen in unlösliche, kernhaltiger in kernlose, einfacher in verästelte, kugliger in längliche oder platte,

eiweisshaltiger in fettreiche u. s. f. factisch nachgewiesen hat. Es ist demnach gar kein Grund, sich zu verwundern, dass in der modernen Bindesubstanzfamilie ausser den von *Reichert* zusammengefassten Geweben noch viele andere Aufnahme finden, dass die Hirn- und Retinasubstanz ebenso gut hineinpasst, als das Gewebe der Blutgefässdrüsen und der Inhalt der Blut- und Lymphgefässe, welche *Kölliker* in der neuesten Auflage seines Handbuchs allmälig in die Bindesubstanzgruppe über- gehn lässt. Zu bewundern ist vielmehr die Selbsttäuschung der Systematiker, die mit diesem Geschöpf ihrer reinen Will- kür fein säuberlich umgehn, wie mit einer auf Gesetze der Logik gegründeten Classification, als wäre irgend eine Gefahr, einen so weiten und dehnbaren Sack durch Ueberfüllung zu zerreissen. Nachdem einmal die Zellen für gleich för mig und die Zwischensubstanz für gleich gültig erklärt worden ist, bleibt kein Charakter übrig, der zu einer Unterscheidung der Gewebe zwänge, und die Forscher, die die Zellentheorie auf diese Stufe gebracht haben, üben nur einen Act der Gnade, wenn sie zaudern, das Wenige an Epithelium, Muskel- und Nervenfasern, das eben noch aus der allgemeinen Bindesub- stanz-Ueberschwemmung hervorragt, vollends darin zu er- tränken.

Den Hauptaccent hatte übrigens *Reichert* nicht auf die morphologische Uebereinstimmung der Bindesubstanzgebilde, sondern auf ihre Uebereinstimmung in genetischer Beziehung und die daraus resultirende gleiche Bedeutung der entsprechenden Formbestandtheile gelegt. Aber auch dies wesentliche Princip der *Reichert*'schen Lehre haben diejenigen, die sich Anhänger derselben nennen, aufgegeben; zum Theil mit Recht, da sich der von ihm vorausgesetzte Entwicklungsgang nicht bei allen von ihm zusammengestellten Geweben und vielleicht bei keinem derselben nachweisen lässt, aber insofern auch wieder mit Un- recht, als sie sich damit eines an sich berechtigten Criteriums für die Verwandtschaft der histologischen Elemente beraubten. Der wesentliche Charakter von *Reichert*'s Bindesubstanzgebilden beruht darauf, dass ihre Grundsubstanz aus den mit der Inter- cellularsubstanz verschmolzenen Wänden und Theilen des Inhaltes der Zellen besteht, demnach also die in der Grundsubstanz ein- geschlossenen Körperchen nur Kerne oder Reste von Zellen, jeden- falls ohne die äussere Zellmembran darstellen. Die Bindesubstanz- gebilde nach *Virchow*'s Auffassung sind von der *Reichert*'schen ver- schieden, aber doch noch unter einander genetisch verwandt, die Grundsubstanz reine Intercellularsubstanz, die eingeschlossenen Körperchen vollständige Zellen mit Membran und Kern. Die

Bindesubstanzgebilde im Sinne *Kölliker's* dagegen umfassen Gewebe, deren Grundsubstanz nach der Art, wie er sie betrachtet, in dem Einen Falle (Bindegewebe) aus der Verschmelzung von Zellen, im andern (Knorpel) aus Producten der Zellenausscheidung hervorgeht.

Wenn also *Kölliker* die *Reichert'*sche Gruppe festhält, so sind es wenigstens nicht die *Reichert'*schen Principien, die ihn dazu bestimmen; es müssen andere Gründe mehr oder minder bewusstermaassen mitgewirkt haben. Solche Gründe existiren; sie beruhen in der chemischen und physiologischen Verwandtschaft des Bindegewebes mit dem Knorpel und der Hornhaut, durch die schon *J. Müller* sich veranlasst sah, die leimgebenden Substanzen als die mehr mechanisch stützenden und verbindenden zusammen zu ordnen und den eiweissartigen Substanzen, welche höhern animalischen Functionen dienen, gegenüber zu stellen. Gewiss war es auch die chemische Verwandtschaft der genannten Gewebe, die zuerst auf den Gedanken führte, die Grundsubstanzen derselben für histogenetisch gleichwerthig zu erklären, und wenn die Bedeutung, die ich ihnen zuschreibe, eine andere ist, als die von *Reichert* und *Virchow* angenommene, so ist es doch auch eine für die verschiedenen leimgebenden Gewebe analoge, und ich bin nicht, wie *Kölliker*, in der Lage, den Zellen des Einen Gewebes die Rolle zutheilen zu müssen, die im andern die Intercellularsubstanz spielt.

Aus einer Zusammenstellung der Resultate meiner eigenen Untersuchungen über die Entwicklungsgeschichte des Bindegewebes (*Canst.* Jahresber. für 1851), welche *Baur* (p. 18) in allen Punkten bestätigt hat, mit den Ansichten über die Genesis des Knorpels, wie sie seit *Rathke* sich Bahn gebrochen haben, und des Knochens, die in dem betreffenden Abschnitte dieses Berichtes mitgetheilt werden, glaube ich folgende Sätze ableiten zu können.

Alle leimgebenden Gewebe bestehen, ich will nicht sagen von Anfang an, aber doch von der Zeit an, wo sie als solche unterschieden werden, aus einer structurlosen Grundsubstanz und aus Elementen, die ich, da sie an verschiedenen Orten sich verschieden gestalten, mit dem indifferenten Namen Körperchen bezeichnen will. Die Körperchen des Knorpels erscheinen als einfache kernhaltige Zellen, die Körperchen des ächten Knochens als Kernzellen mit kurzen Ausläufern, die Körperchen der bindegewebigen Gebilde in der Regel als nackte Kerne, die Körperchen der Hornhaut anfangs ebenfalls als nackte kuglige Kerne, später von einem sternförmigen Hof umgeben, der die Bedeutung einer Zelle hat, ohne vielleicht jemals eine eigentliche Zellmembran besessen zu haben.

Es ist aber, um Missverständnissen vorzubeugen, vor Allem nothwendig, den Sinn, den ich mit dem Ausdruck Körperchen hier und überall verbunden wissen möchte, noch schärfer zu bestimmen den Bedeutungen gegenüber, die von andern Seiten an dies schwer zu ersetzende Wort geknüpft werden. Zunächst, und dies sollte wohl kaum einer Rechtfertigung bedürfen, verstehe ich unter Körperchen etwas Körperliches, Substantielles; sodann, und dies ist schon mehr Sache der Convention, soll Körperchen, wie, gesagt, als allgemeine Bezeichnung für Zellen und deren Bestandtheile dienen, entweder um den Begriff der Zellen und freien Kerne in sich zu vereinigen, wie in der vorliegenden Frage, oder um die Entscheidung, ob wir Zellen oder Kerne vor uns haben, offen zu lassen (Blutkörperchen). Gegen die erste, selbstverständliche Forderung, dass die Körperchen Körper sein müssen, ist von zwei Seiten her verstossen worden. Zuerst in vor-*Schwann*'scher Periode, als man naiver Weise Alles, was sich unter dem Mikroskop in Form rundlich begrenzter Flecke kenntlich macht, als selbstständige Gebilde ansprach, ohne nach dem Wesen zu fragen und ohne die Isolirung zu versuchen. Daher hiessen die runden und sternförmigen Flecke der Knorpel und Knochen Knorpel- und Knochenkörperchen noch zu einer Zeit, wo über die Selbstständigkeit ihrer Wandung gestritten wurde, ja wo sie von Vielen entschieden als Lücken angesehn wurden, die zur Aufnahme eigentlich zelliger Elemente bestimmt seien. Ist uns die Unselbstständigkeit erwiesen, so müssen die Flecke, die Körperchen im alten Sinne des Wortes, Lücken oder Hohlräume genannt werden; erhalten diese Hohlräume selbstständige Wandungen, welche nicht Zellenwandungen sind, sondern aus einer Verdichtung der den Hohlraum begrenzenden Substanz hervorgehn, und lassen sie sich in Folge dieser Verdichtung ihrer Wand mit derselben von der Grundsubstanz ablösen, so mögen die abgelösten oder ablösbar gedachten Gebilde überall, wie dies beim Knorpel herkömmlich ist, den Namen Kapseln führen. Eine zweite neuere Art unkörperlicher Körperchen, die aber den Anspruch machen, Zellen zu sein, in Bezug auf welche also das Wort „Körperchen" geradezu als Synonym von „Zellen" gebraucht wird, sind die von Bindegewebsbündeln, Hornhautlamellen u. s. f. begrenzten Räume, die in gewissen Durchschnitten den täuschenden Anblick kugliger, sternförmiger oder spindelförmiger Zellen gewähren. Wir wollen diese Trugbilder, so lange noch von ihnen die Rede sein muss, nach Analogie der *Fontana'-*schen Fasern, der *Home* und *Bauer'*schen Kügelchen u. A., unter der Benennung *Virchow'*sche Körperchen aufführen und sie so von den leibhaftigen Körperchen des Bindegewebes unterscheiden, welche ich zuerst als interstitielle Kerne des Bindegewebes beschrieb und welche *Donders* für Zellen hält, deren Wand den Kern unmittelbar umschliesst. Diese Unterscheidung festgestellt, wird es künftig nicht mehr vorkommen können, dass ein Beobachter, weil ihm irgendwelche Kerne oder Zellen im Bindegewebe begegneten, für *Virchow* gegen mich Partei ergreifen zu müssen glaubt.

Von jenen oben geschilderten einfachsten Grundlagen aus entwickeln sich nun die leimgebenden Gewebe weiter in divergirenden Richtungen, zwischen welchen aber, des gemeinsamen Ausgangspunktes wegen, manche Mittelglieder vorkommen. Die Grundsubstanz des ächten Knorpels behält, indem sie sich absolut und relativ vermehrt, ihre homogene Beschaffenheit, wird aber zugleich starr und spröde und verliert die Quellungsfähigkeit in Essigsäure. In der Grundsubstanz des Bindegewebes entsteht die Faserung in Form feinster, geschwungener, in Essigsäure quellender Fäden, deren Verlauf hier parallel, dort gekreuzt oder verästelt ist, je nach der Richtung der Fasern in dem Gebilde, das sie schliesslich darstellen sollen. Ob diese primitiven Fäden die Bedeutung von Bündeln haben, die sich bei fortschreitender Dickenzunahme in Fibrillen spalten, oder die Bedeutung von Fibrillen, die durch successive Anlagerung neuer Fibrillen zu Bündeln werden, weiss ich auch jetzt noch nicht zu entscheiden; dass aber diese Elemente vom ersten Augenblick ihres Auftretens an Fasern sind, deren Zusammenhang mit den Körperchen, wo er etwa vorkommt, nur scheinbar, nur Folge einer Verklebung ist, muss ich nach erneuten Untersuchungen immer wieder versichern, und auch *Baur* (p. 19) spricht sich dafür aus, nachdem er die Genesis des Bindegewebes an den vorzugsweise dazu geeigneten Stellen, an den serösen Häuten nämlich, verfolgt hat, wo die Bündel in einfacher Schichte weitläufige Netze bilden. Die Bindegewebsbündel entwickeln sich auf Kosten der Grundsubstanz und zehren die letztere mehr oder minder vollständig auf; in serösen Häuten enthalten noch beim Erwachsenen die Interstitien der Bündel eine structurlose, feinkörnige Masse, welche ich (allg. Anat. p. 349) aus der Arachnoidea beschrieb und welche *Bruch* (Ztschr. für rat. Med. Bd. VIII. Taf. II. Fig. 1) vollkommen naturgetreu aus dem Peritoneum abgebildet hat. Die Grundsubstanz des

sind zweierlei Vorgänge möglich, indem entweder das schrumpfende
Körperchen von der Wand der Lücke oder die sich vergrössernde
Lücke von der Oberfläche des Körperchens zurückweicht. Der
erste dieser Vorgänge, eine nur relative Vergrösserung der
Lücken, scheint im Knochengewebe Statt zu finden; doch
spricht auch hier die von dem Hohlraum ausgehende Bildung
der Knochenkanälchen für eine gewisse Selbstständigkeit des
Resorptionsprocesses. Vergrössern sich, wie im ächten Knorpel,
die Lücken absolut, mit oder ohne Vergrösserung oder Vermehrung der Zahl der Körperchen in den einzelnen Lücken,
so ist kaum zu entscheiden, ob von den Zellen eine auflösende
Wirkung auf die benachbarte Grundsubstanz ausgeht, oder ob
die Grundsubstanz durch freiwillige Schmelzung den Zellen
Platz macht. Ist die Grundsubstanz lamellös oder fasrig, so
werden die einmal angelegten Lücken schon dadurch grösser,
dass die Lamellen und Fasern in den Theilen, mit welchen
sie die Lücke begrenzen, durch Intussusception ebenso wachsen,
wie in allen übrigen; die Körperchen werden bei der Verlängerung der· Fasern nur passiv, auf Kosten ihrer Dicke in
die Länge gedehnt oder folgen auch selbstständig der allgemeinen
Tendenz des Wachsthums in die Länge. Ist das Fasernetz
weitläufig und sind die Lücken von homogener Grundsubstanz
erfüllt, wie dies oben von einigen serösen Häuten angegeben
wurde, so bilden sich scharfrandige Löcher von runder oder
ovaler Form (vgl. *Bruch*'s citirte Abbildung) in eben dieser
Grundsubstanz, die ganze Dicke derselben durchbrechend, wodurch die Membran das Ansehn eines Florschleiers erhält.
Das Verhältniss dieser Löcher zu der ursprünglichen Anlage
bleibt freilich noch zu ermitteln. Dagegen darf man nach dem,
was im Folgenden (s. Knorpelgewebe) zu berichten sein wird,
kaum bezweifeln, dass die grossen, an Gelenkhöhlen erinnernden Hohlräume in den Synchondrosen durch Ausdehnung,
Vervielfältigung und nachherige Schmelzung der Knorpelkörperchen entstehn und dass die den Synovialzotten ähnlichen Auswüchse der den Hohlraum begrenzenden Fläche nichts anders
sind, als Ueberbleibsel der Grundsubstanz. Wahrscheinlich ist
dies auch der Entwicklungsgang ächter Gelenke und ihrer
Synovialzotten.

Als nächste Begrenzung der Wand der Hohlräume erscheinen
im Korpel, vielleicht auch im ächten Knochengewebe, die bereits erwähnten Kapseln, Verdichtungen der Grundsubstanz,
die sich wegen ihres von der Grundsubstanz verschiedenen
Cohäsionszustandes aus dem Zusammenhange mit der letzteren
lösen lassen, ohne doch in chemischer Beziehung wesentlich

von derselben verschieden zu sein. Sie verhalten sich hierin,
wie die Faserzüge, die in alternden hyalinischen Knorpeln
auftreten, und können, gleich diesen, als Producte einer Art
von Gerinnungsprocess betrachtet werden, durch den die zuvor
homogene Grundsubstanz in festere und weichere Massen abgesondert wird.

Eine andere Bedeutung haben, indem sie auch chemisch
von der Grundsubstanz wesentlich verschieden sind, gewisse
bald membran-, bald faserförmige Bildungen im Faserknorpel,
im Bindegewebe und in der Hornhaut. Sie sind nicht nur
in Essigsäure, sondern auch in kochendem Wasser unveränderlich; von den kernartigen Körperchen des Bindegewebes
werden sie durch Behandlung mit warmer Kalilösung oder concentrirter Salpetersäure unterschieden, in welchen Reagentien
sie sich nicht, oder doch jedenfalls viel langsamer lösen, als
die Körperchen. In diesen und andern Punkten zeigen sie
sich dem Hornstoff verwandt; wir fassen sie unter dem Namen
der elastischen Substanzen oder des elastischen Gewebes zusammen und lassen es dahin gestellt, ob sie als Abscheidungen
aus der leimgebenden Grundsubstanz oder als Ablagerungen
in dieselbe betrachtet werden sollen. Doch scheint mir von
diesen beiden Ausdrücken der letztere den Vorzug zu ver-
dienen, weil die Beimischungen elastischen Gewebes nicht ausschliesslich den leimgebenden Substanzen zukommen, sondern
in gleicher Weise, wie im Bindegewebe, auch im Gewebe der
Nerven und Muskeln, besonders der organischen, sich finden;
sodann, weil es leimgebende Gewebe giebt, in welchen die
Grundsubstanz von der elastischen fast vollständig verdrängt
wird. Dies ist der Fall in den Faserknorpeln und in dem im
engern Sinne sogenannten elastischen Gewebe der Ligamenta
intercruralia u. A. Sonst kömmt die elastische Substanz vor
als häutige Scheide der Bindegewebsbündel, so wie in Form
gröberer und feinerer, in weit- oder engmaschigen Netzen zu-
sammenhängender Fasern, die in den Zwischenräumen der
Bündel hinziehn oder die letzteren umspinnen und so wieder
den Uebergang zu den membranösen Scheiden machen. Die
Scheiden und die umspinnenden Fasern, die deren Stelle vertreten, sind am stärksten in den auf grössern Strecken isolirt
verlaufenden, anastomosirenden Bündeln des Subarachnoideal-
sacks (vgl. d. vorj. Bericht. p. 39).

Dass Einschnürungen der Bindegewebsbündel, ähnlich den
von Ring- und Spiralfasern herrührenden, durch ungleich-
mässige Zusammenziehung oder Einreissen und Zusammen-
schieben einer continuirlichen Scheide der Bündel entstehn,

hat neuerdings *Bandlin* bestätigt und einen neuen Beweis für
diese Thatsache gefunden in dem analogen Verhalten der
quellenden Baumwollenfäden.

Nachdem nämlich *E. Schweizer* in dem schwefelsauern
Kupferoxyd-Ammoniak ein Lösungsmittel der Pflanzencellulose
entdeckt hatte, studirte *Cramer* die Einwirkung dieses Reagens
auf Baumwolle und beobachtete, dass durch Einreissen der
Cuticula und Ausdehnung der eigentlichen Fasersubstanz dieselben Einschnürungen durch Ring- und Spiralfasern entstehen,
welche Essigsäure an den Bündeln des netzförmigen Bindegewebes sichtbar macht. Hatte die Fasersubstanz sich vollständig gelöst, so gelang es nicht selten, die zu Ringen zu-
sammengeschnurrten Fragmente der Cuticula durch Schieben
des Deckgläschens wieder zu Röhren auszuziehn. Als *Bandlin*
sich auf Grund dieser Thatsachen dem Urtheil von *Reichert*
und *Klopsch* über die umspinnenden Fasern der Bindegewebsbündel anschloss, war ihm die in meinem vorjährigen Bericht
mitgetheilte Methode, diese Fasern darzustellen, noch nicht
bekannt. Indem ich dieselben ohne Beihülfe der Essigsäure
an ungequollenen Bündeln nachweise, glaube ich, sie vor Verwechslungen mit den aus Lappen der zerrissenen Hülle künstlich
erzeugten Fasern und Streifen sicher gestellt zu haben. Vielleicht
aber geben diese Verwechslungen einen Fingerzeig, der für
die Entwicklungsgeschichte der umspinnenden Fasern sich be-
nutzen lässt. Ihr unregelmässiger Verlauf, ihr allmäliger Uebergang in die structurlose Hülle der Bündel und ihr Alterniren
mit der letztern spricht dafür, dass sie, wenn nicht einfach
durch Zerreissungen der Hülle, doch durch partielle Verdichtung oder Ablagerung an deren innerer Oberfläche und durch
Resorption der Zwischensubstanz entstehn. Sie schlössen sich
somit an die elastischen Fasernetze der Arterienhäute an, die,
wenn ich die Thatsachen richtig gedeutet habe, aus gefensterten
Membranen sich entwickeln, vielleicht auch an andere elastische
Netze, die mit ihren glatten, reichlich anastomosirenden Fasern
und den verhältnissmässig engen, kreisförmigen Lücken zwischen
denselben sich durchaus wie durchbrochene Lamellen ausnehmen. Wenn dies aber der Entwicklungsmodus gewisser
elastischer Fasern und Fasernetze ist, so ist es jedenfalls nicht
der allgemeine. In Sehnen und Bändern, so wie im Nacken-
bande der Säugethiere treten die ersten, an ihren charakteristischen chemischen Reactionen erkennbaren elastischen Elemente als zerstreute, äusserst feine, nur in grossen Abständen
anastomosirende, gekräuselte Fädchen auf, die allmälig an
Stärke und Zahl zunehmen. Dies im Bericht für 1851 mit-

getheilte Resultat meiner Beobachtungen kann ich nach Allem, was ich seitdem gesehn habe, nur bestätigen, wie es auch von *Baur* bestätigt wird, und so muss ich auch wiederholt meine Zweifel gegen die *Donders*'sche Theorie aussprechen, wonach die elastischen Fasern mit Zellenfortsätzen, die Netze dieser Fasern mit Zellennetzen identificirt werden, obgleich *Kölliker* und neuerdings *Frey* sich dieser Theorie anschliessen und selbst *Virchow* ihr einen Theil seines plasmatischen Röhrensystems zum Opfer bringt, indem er zugiebt (Cellularpath. p. 92), dass im Unterhautbindegewebe, das nach seiner Meinung grossen Dehnungen ausgesetzt ist und eine besondere Widerstandsfähigkeit besitzen muss, die Zellen und Zellenröhren des Bindegewebes in elastische Fasern sich umwandeln. Dass zahlreiche Bilder, dass namentlich das Ansehn der im Bindegewebe zerstreuten elastischen Fasern der Ansicht von *Donders* günstig sind, habe ich von Anfang an nicht verkannt und dürfte am wenigsten ich zu läugnen Grund haben, da die *Donders*'sche und meine Kernfasertheorie einander sehr nahe stehen und jene sich von dieser nur insofern unterscheidet, dass sie nicht den Kern, sondern eine den Kern eng umgebende Hülle in Fasern auswachsen lässt. Auch giebt es Stellen, wo noch beim Neugebornen und selbst beim Erwachsenen pralle, kuglige Zellen mit deutlichem Kern strahlig auslaufende Fasern ab- und einander zuschicken, die sich von elastischen Fasern in keiner Weise unterscheiden. Derartige Zellen bilden das Stroma der Choroidea; *Luschka* sah sie mit langen, gablig getheilten Ausläufern an der Stelle, die schon *Virchow* für die Wahrnehmung des Uebergangs runder Knorpelzellen in sternförmige empfahl, nämlich in den Wirbelsynchondrosen, theils im Gallertkern, theils um die Bündel des Faserrings, und hier sind sie auch mir beim Kalb häufig begegnet. Aber nach Uebergängen solcher sternförmig verzweigter Zellen in einfache Fasernetze habe ich vergeblich gesucht; auch verlaufen die Zellenfortsätze im Gallertkern meist in Ebenen, die den Endflächen der Wirbelkörper parallel sind und demnach rechtwinklig gegen die eigentlichen, die Dicke der Synchondrose durchsetzenden elastischen Fasern; endlich macht es die regelmässige parallele Richtung der letztern unwahrscheinlich, dass sie von Zellen, wie von Knotenpuncten ausstrahlen. Wollte man die elastischen Fasernetze der Sehnen von deren Bindegewebskörperchen ableiten, so müsste man, da die Zahl dieser Körperchen im Erwachsenen kaum vermindert erscheint, zu der Annahme greifen, dass nur eine kleine Minderzahl derselben zum Auswachsen in Fasern bestimmt sei und die bei

weitem grösste Mehrzahl unverbraucht und unentwickelt zurück-
bleibe. In lange Fäden ausgezogene Zellen, wie *Frey* sie ab-
bildet, habe auch ich häufig aus embryonalen Sehnen gewonnen; aber mit Essigsäure geprüft, erweisen sich die Fäden
immer als Bindegewebe, und um sie für elastische erklären
zu dürfen, müsste man die unbeweisbare und freilich auch
unwiderlegliche Behauptung aufstellen, dass die eigenthümlichen chemischen Charaktere der elastischen Fasern erst dann
auftreten, wenn die Faser gleichförmig geworden, die der
Zelle entsprechende Verdickung ausgeglichen ist.

Nach dem jetzigen Stande der Beobachtung hätte man also
einen dreifachen Ursprung der elastischen Fasern anzuerkennen:
durch unmittelbare Ablagerung in die Grundsubstanz, durch
theilweise Resorption homogener, um Bündel oder Hohlräume
abgelagerter Lamellen und durch Auswachsen von Zellen. Aber
vielleicht lässt sich auf alle in elastische Fasern auswachsende
Zellen der Ausspruch ausdehnen, womit *Bruch* (zur Kenntn.
d. körnigen Pigments. Zürich 1844. p. 22) die spindel-
und sternförmigen Varietäten der Pigmentzellen erklärte, dass
sie nämlich dem Typus des Grundgewebes folgen und mit der
Zerfaserung des Grundgewebes die Neigung gewinnen, Fasern
auszusenden. Wie dem sei, so ist jedenfalls das Vorkommen
solcher Zellen ein sehr beschränktes: in den Bandscheiben der
Gelenke und wo sonst Knorpel und von elastischen Fasern
durchzogenes Bindegewebe an einander grenzen, finden sie sich
nicht; die gegentheilige Angabe und die Abbildung *Kölliker's*
(Mikroskop. Anat. Bd. I. p. 327) beruht auf einer allerdings
verführerischen Täuschung. Es sind nämlich nicht Knorpelzellen, sondern Knorpelkapseln, nicht von stabförmiger, sondern von scheibenförmiger Gestalt, welche von der Kante gesehen, in Längsreihen zwischen den an den Knorpel grenzenden
Bindegewebsbündeln erscheinen und, der Länge nach zusammenfliessend, Spalten darstellen, in welchen die elastischen Fasern
verlaufen. Die meisten der sternförmigen Zellen des Embryo,
die man als Bindegewebskörperchen und als Anfänge elastischer
Fasernetze beschrieben hat, sind entweder Gefässanlagen, die
sich freilich nicht überall zu Capillarnetzen ausbilden, oder
ausgebildete, theilweis blutleere und zusammengefallene Capillar-
netze. Was aber die sternförmigen sogenannten Körperchen
des Bindegewebes und namentlich der Sehnen des E r w a c h -
s e n e n, auf die ich nunmehr zurückkomme, betrifft, so sind
sie eben so wenig Zellen, als deren Ausläufer Fasern oder Röhren.

Billroth (Beitr.) bezweifelt ihre Existenz als Zellen nicht,
giebt aber daneben die Existenz nackter Kerne zu und hält

es für unerheblich, ob etwa nur der Kern oder eine Zelle
vorhanden sei, da der Kern für die Neubildung der Zellen
vollkommen ausreiche und jederzeit bereit sei, eine Zellenmembran um sich zu produciren. Wo er eine „Zellsubstanz"
unterscheiden konnte, war sie blass, feinkörnig und ging mit
höchst unbestimmten Grenzen in die Substanz des Bindegewebes
über. Wie und wo die Fortsätze enden, liess sich nicht mit
Bestimmtheit sehen; ob sie mit einander anastomosiren, war
nicht mit Sicherheit zu erkennen. In die' Kategorie dieser
Zellen gehören ohne Zweifel auch die grossen Sternzellen,
welche *Billroth* (Müll. Arch.) in der Schleimhaut des Darms
der Tritonen entdeckte. *Gegenbaur* beschreibt die zelligen
Elemente aus homogenem und streifigem Bindegewebe des
Limulus; sie sind sternförmig-mit wenig verästelten Ausläufern;
auf Durchschnitten erscheinen sie oft als blosse Lücken der
Grundsubstanz. Dass *Virchow* und *Gerlach* sich darauf ein-
lassen, die Bilder des Längs- und Querschnittes der Bindegewebsbündel auseinanderzuhalten, ist schon ein Fortschritt,
und da sie in den hierauf bezüglichen Beobachtungen mit mir
übereinstimmen, so rückt die Hoffnung näher, dass wir uns
auch über die Auslegung des Beobachteten einigen werden.
Virchow (Cellularpath. p. 84) sagt: „Wo auf einem Längsschnitte spindelförmige Elemente liegen, da treffen wir auf
einem Querschnitte sternförmige, und dem Zellennetze des Querschnittes entspricht die regelmässige Abwechslung von reihenweise gestellten spindelförmigen Elementen des Längsschnittes.
Die Elemente sind also nur scheinbar einfach spindelförmig,
wenn man einen reinen Längsdurchschnitt betrachtet; ist dieser
etwas schräg gefallen, so sieht man die seitlichen Ausläufer,
durch welche die Zellen einer Reihe mit denen der andern
communiciren." *Gerlach* beschreibt das Verhalten der bandartigen Fasern (Bindegewebsbündel) der mittlern Schichte des
Trommelfells gegen Essigsäure. Auf dem Längsschnitt erscheinen scharf conturirte, in ihrem mittlern Theile mit einem
länglichen Kerne versehene spindelförmige Körper, von beiden
Spitzen in feine blasse Ausläufer übergehend, welche häufig
mit oberhalb oder unterhalb gelegenen gleichen Körpern in
Verbindung treten. Auf dem Querschnitt sieht man keine
spindelförmige, sondern sternförmige Körperchen, welche den
Zwischenräumen der Bündel angehören, einen runden Kern
und in der Regel drei, seltener vier Ausläufer haben, die immer
nach verschiedenen Richtungen abgehn und unter einander
anastomisiren. Es liegt am nächsten, fährt *Gerlach* fort, diese
sternförmigen Körperchen für die quer durchschnittenen spindel-

förmigen zu nehmen; es bleibe aber bei dieser Annahme un-
verständlich, woher an den sternförmigen Körperchen die drei
in horizontaler Richtung verlaufenden Fortsätze rühren, da an
den spindelförmigen immer nur zwei und diese in verticaler
Richtung verlaufend vorkommen. Durch Behandlung sowohl des
Längs - als des Querschnitts mit Salpetersäure konnte der Vf. spindelförmige, niemals sternförmige Körperchen isoliren; nach 24stün-
diger Behandlung mit Essigsäure erhielt er isolirte Körperchen,
welchen die Ausläufer fehlten und die nur als Kerne erschienen.

    Virchow beschränkt sich also auf die Angabe, dass
die queren Ausläufer im Längsschnitt unsichtbar werden,
Gerlach auf Registrirung der Zahl der Ausläufer; keiner
von beiden versucht eine Erklärung der widersprechenden
Bilder. Ref. weiss die nüchterne Beobachtung zu schätzen;
doch scheint ihm eine bescheidene und methodische Anwendung der Reflexion. wohl gestattet, um sinnliche Anschauungen
zu einem Gesammtbild zu combiniren, und wahrhaft verderb-
lich scheint ihm nur, wie überall, die Halbheit, eine unbe-
dachte Reflexion, die den Beobachter vielleicht wider sein Wissen
und Willen ein Stück weit begleitet und dann verlässt. Ver-
schmäht man die Aufschlüsse, welche die Vergleichung verschiedener Ansichten bietet, so enthalte man sich auch der
Schlüsse aus dem Anblick der Einen oder andern. Der
Fehler, welchen *Virchow* und *Gerlach* begehn, ist ungefähr
derselbe, wie wenn man die Thatsache, dass der menschliche
Körper in der Profilansicht Ein Bein, in der Ansicht von
vorn zwei Beine zeigt, so ausdrücken wollte, dass der
Mensch in dem Augenblick, wo er uns die Flanke zuwendet,
ein Bein verliere. Eben weil es unwahrscheinlich ist, dass
untere Extremitäten so schnell wachsen und vergehn, als ein
Mensch eine Drehung von 90^0 um seine Längsachse macht,
sind wir schon als Kinder zu der richtigen Erklärung jener
Thatsache gelangt und wissen, dass im Profil Ein Bein das
andere deckt. Es gehört kein grösserer Aufwand von Scharf-
sinn dazu, um sich zu sagen, dass das keine Faser sein kann,
was beim Drehen um seine scheinbare Längsachse unsichtbar
wird und in einer auf seine scheinbare Längsachse senkrechten Richtung nicht als Punkt oder Kreis, sondern aber-
mals als Faser erscheint. Ein Glasstab präsentirt sich, von
welcher Seitenfläche man ihn betrachten möge, als Stab; eine
Glasscheibe ist, wenn sie dem Auge einen ihrer Ränder
zukehrt, vom Glasstab nicht zu unterscheiden, aber umgelegt
und von der Fläche betrachtet, verschwindet sie, d. h. sie
wird durchsichtig. Nach dieser Analogie ist zu schliessen,

dass die von den *Virchow*'schen Körperchen ausgehenden Linien nicht von Fasern, sondern von flächenhaften, auf der Kante stehenden oder im scheinbaren Durchschnitt gesehenen Lamellen herrühren, seien dies nun die homogenen Scheiden der Bündel oder die zwischen den letztern eingeschlossenen, eigenthümlich lichtbrechenden Luft- oder Wasserschichten. Demnach wird auch *Kölliker* zugeben müssen, dass die Zahl der Ausläufer nicht gleichgültig sei für die Beurtheilung der *Virchow*'schen Körperchen, und dass meine Einwürfe nicht damit abzufertigen sind, dass man zugiebt, *Virchow* möchte ein paar Ausläufer mehr gesehn haben, als wirklich vorhanden sind. Es sind in der That k e i n e vorhanden, so wie es auch an Zellen fehlt, von denen sie ausgehn könnten. Was als Zellen erscheint, sind die oben beschriebenen interfasciculären Lücken. Es sind in dem Sehnen- und Bandgewebe enge Spalten, in dem lockern und namentlich in dem netzförmigen Bindegewebe weite, unregelmässige Räume. Am frischen Präparat würden weder jene Spalten, noch diese Räume zur Verwechslung mit jenen Zellen Anlass gegeben haben. Dagegen erzeugen die gebräuchlichen Reagentien Bilder, die eine mehr oder minder vollkommene Aehnlichkeit mit Zellennetzen darbieten.

Durch Essigsäure werden sowohl die Spalten, als die weiten Hohlräume zellenähnlich, die letztern, weil sie durch das Aufquellen der Bündel verengt, die Spalten, weil sie aus demselben Grunde verkürzt und erweitert werden. Dies bedarf noch einer Erläuterung. Es erklärt sich 1) aus der absoluten Verkürzung, die die Bündel durch Anwendung der Essigsäure erleiden; 2) aus der Vergrösserung ihres Dickendurchmessers, die, wenn die Bündel nicht durch eine äussere Gewalt an einander gepresst bleiben (eine solche Gewalt übt der querfasrige Ueberzug der Sehne aus), nach nebenstehendem Schema ein Auseinanderrücken der Mittelpunkte der kreisförmigen Querschnitte der Bündel und eine Verlängerung der die Lücke begrenzenden Kreisabschnitte bedingt; 3) aus der Ungleichmässigkeit der Quellung, den Ausbuchtungen und Einschnürungen, welche den Parallelismus der Conturen aufheben und den Lücken das in *Leydig*'s Abbildungen (vgl. d. vorj. Bericht p. 37) so getreu wiedergegebene, aber zugleich so völlig missverstandene gezacktrandige Ansehn verleihen. Die in Folge der Einschnürungen quer über die Bündel verlaufenden Schatten sind es, die in den gedachten Abbildungen als quere, von den Zacken der Lücken ausgesandte Fasern erscheinen. Nach meiner Ansicht verdient also *Leydig*

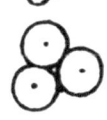

nicht den Tadel, welchen *Kölliker* (p. 81) gegen ihn deshalb
ausspricht; weil er die *Virchow*'schen Körperchen des Sehnengewebes an die grossen Interfascicularräume der Arachnoidea
anschliesst; vielmehr ist *Leydig* der Einzige, der die Analogie
dieser verschiedenartigen Interstitien unter sich und mit den
Kapseln, nicht den Zellen des Knorpelgewebes richtig erkannt und, freilich vom verkehrten Ende an, consequent
durchgeführt hat. In der That trägt eine Ablagerung auf der
Oberfläche der die Lücke begrenzenden Bündel oder eine den
Knorpelkapseln ähnliche Verdichtung derselben dazu bei, das
Virchow'sche Körperchen einer Zelle ähnlicher zu machen.
Was die Spalten vor den weitern Lücken voraus haben, ist
das in denselben eingeschlossene, wirkliche Bindegewebs-
körperchen, welches den Zellenkern vorstellt.

Täuschender, als die mit Essigsäure behandelten, sind die
gekochten Präparate. Man muss sich die Veränderungen ver-
gegenwärtigen, welche das Bindegewebe durch Kochen erfährt.
Zunächst werden die Bündel, ohne Zweifel in Folge einer
entsprechenden Aenderung der Fibrillen, auf Kosten der Länge
im Dickendurchmesser vergrössert und, da die mit elastischen
Fasern reich versehene querfasrige Scheide Widerstand leistet,
auf's Innigste an einander gedrängt. Zugleich aber häufen
sich in den Lücken, so weit der Raum es gestattet, die durch
Wasser ausziehbaren Materien an, dieselben, die man in dem
Wasser, mit dem die Sehnen gekocht waren, vertheilt findet
und aus demselben dargestellt hat. Von diesen Materien sind
zwei den flüchtigen Beobachtern verhängnissvoll geworden:
Erstens das Fett, welches sich in den Lücken und Spalten
in feinsten Tröpfchen sammelt, deren Reihen bei unzuläng-
licher Vergrösserung zum Bild einfacher Fasern zusammenfliessen; zweitens der Leim, der die Bündel so fest ver-
klebt, dass Alles, was nicht durch eigenthümliches Licht-
brechungsvermögen sich auszeichnet, in Eine Masse verschmilzt
und dass, wie dies ja auch an Tischlerarbeiten vorkommt,
die Substanz leichter in der Continuität, als an den ursprünglich getrennten und durch den Leim zusammengehaltenen Flächen
bricht oder einreisst. Dies, verbunden mit dem erwähnten
Ueberzug der freien Oberflächen der Bündel, der ebenfalls
durch Kochen dunkler und auffallender wird, giebt den
Virchow'schen Körperchen gekochter Sehnen den Anschein von
Selbstständigkeit. Durch Maceration in kaltem Wasser quillt
der Leim auf, treibt die Bündel aus einander, und so kommen
auf dem Querschnitt die dunkeln Massen, Kerne und Fettkügelchen in helle Räume zu liegen, welche sich in die Spalten

fortsetzen, die, wie gesagt, wegen der in ihnen enthaltenen Fetttröpfchenreihen für Fasern imponiren. Vielleicht wäre der Histologie die ganze trübselige Bindegewebsepisode erspart worden, wenn *Virchow* seine Untersuchungen, statt mit gekochten, mit frischen Sehnen begonnen hätte.

An den Täuschungen, zu welchen die Durchschnitte gekochter Sehnen Anlass geben, haben auch die Bindegewebskörperchen Antheil. Die Verkürzung, welche die Sehne erleidet, kann, wie sich voraussagen lässt, nicht ohne Einfluss auf die Form der Körperchen sein; diese rücken einander näher, kräuseln und falten sich und werden zugleich durch den Druck der quellenden Bündel in die Breite ausgedehnt, abgeplattet, kurz in die den Epidermisschüppchen ähnlichen Plättchen verwandelt, die ich im Bericht für 1851 (p. 24) beschrieb. Von der Fläche gesehn blass und kaum unterscheidbar, von der Kante und auf Falten dunkel und glänzend, erzeugen sie manchfaltige, auf ihren wahren Grund oft nur mit Mühe zurückführbare Figuren. Man studirt diese am zweckmässigsten an Durchschnitten frisch getrockneter Sehnen, die man nach dem Aufweichen in destillirtem Wasser mit concentrirter Salpetersäure digerirt. Im ersten Momente der Einwirkung der Säure wandelt sich der Querschnitt, indem die Fasersubstanz auf und über die unnachgiebige Scheide überquillt, in ein vielgefaltetes und deshalb undurchsichtiges membranöses Gebilde um, dessen Oberfläche an das Ansehn der Grosshirnwindungen erinnert; nach einer halben Stunde klärt er sich zu einer hellen Masse auf, die an sich durchsichtiger, als die Grundsubstanz des gekochten Sehnengewebes, auch nicht durch Fetttröpfchen getrübt ist und vor der gekochten Sehne noch den Vortheil hat, dass sie auf mässigen Druck in die einzelnen Bündel zerfällt. In diesem Stadium (nach längerer Maceration treibt die leiseste Erschütterung das Präparat in feine Flöckchen aus einander) erscheinen an der Stelle der Interstitien des frischen Bündels scharf begrenzte, dunkle. meist nach drei Seiten hin in Fasern sich fortsetzende Körperchen, um so deutlicher, je blasser die Grundlage. Es ist schwer, sich des Gedankens zu erwehren, dass man Zellen mit horizontalen faserartigen Ausläufern vor sich habe. Aber wenn man das Deckgläschen und damit die obere Endfläche des Präparats gegen die untere zur Seite schiebt, so überzeugt man sich, dass die scheinbaren Ausläufer nur der Ausdruck einer Anzahl vertical über einander stehender, also in der Ansicht von oben einander deckender, blasser und ungenau begrenzter Streifen sind; es ist, um einen Begriff von

dem wechselnden Ansehn des Bildes zu geben, das Zeich-
nungen nicht auszudrücken vermögen, als ob man aus der
Vogelperspective auf eine Tanne sähe, die bald gerade auf-
gerichtet, bald schräg steht. Die vom Stamm aus divergirenden Aeste stehn einander nicht genau gegenüber, sondern
wechseln mit einander ab. Legt man endlich den Stamm
völlig um, oder, was dasselbe ist, betrachtet man den Längsschnitt der Sehne, so wird es klar, dass das Bild des Stamms
und der Aeste von den erwähnten Plättchen oder Schüppchen
herrührt; der Stamm entspricht dem dickern Theil des Plättchens, der die Lücke zwischen je drei oder mehr zusammen-
stossenden Bündeln einnimmt; die scheinbaren Ausläufer entsprechen den dünnern, in die Zwischenräume je zweier Bündel
sich erstreckenden Theilen des Plättchens und Runzeln des
Bündels (Fig. 1). Niemals gelingt es, Körperchen mit faserartigen Fortsätzen zu isoliren; die Gebilde, die sich isoliren lassen,
wenn die Fasersubstanz der völligen Auflösung nahe ist und
deren dunklere Partien und umgeschlagene Ränder bei flüch-
tiger Betrachtung allerdings für Stäbchen oder Fäserchen gehalten werden könnten, sind wieder nur die mehr oder minder
verzerrten ächten Bindegewebskörperchen.

Ich vermuthe, dass meine Aufklärungen über die *Virchow'*-
schen Körperchen des Bindegewebes sich leichter Eingang ver-
schafft hätten, wenn es damals gestattet gewesen wäre, sie
durch Figuren zu erläutern, und ich benutze daher diese Gelegenheit, einige Abbildungen nachzuliefern. Fig. 2 macht den
Unterschied anschaulich, welchen ein Querschnitt des Sehnengewebes zeigt, je nachdem man das Mikroskop auf die obere
Fläche des Präparats (*A*) oder auf die untere Fläche (*B*) ein-
stellt. Die Vergleichung dieser Bilder genügt schon allein, um
die Meinung, dass die strahligen Ausläufer der *Virchow'*schen
Körperchen Fasern seien, zu widerlegen; denn Fasern von
dem Durchmesser der scheinbaren Ausläufer könnten nicht beständig sichtbar bleiben, während man mit dem Focus des
Mikroskops die ganze Mächtigkeit des Schnittchens durch-
wandert. Dagegen lässt der Schatten, der die anastomosirenden
Linien bei der Einen Einstellung begleitet, keinen Zweifel,
dass diese Linien den Durchschnitten senkrechter Scheidewände
angehören: es ist ein Schlagschatten, den die Scheidewände
werfen, und der durch schiefe Beleuchtung vergrössert werden
kann. Auch die Frage, ob diese Scheidewände Zellenfortsätzen, ob
die Hohlräume des Bindegewebes Zellen mit scharfkantiger Canne-
lirung entsprechen, habe ich mir längst und auf's Neue wieder
vorgelegt, als *M. Schultze* derartige Zellen aus dem Epithelium des

Labyrinths (s. oben) beschrieb. Die folgenden Bilder machen auch diese Deutung unmöglich.

Fig. 3 stellt auf einem frischen, mit verdünnter Essig-säure behandelten Längsschnitte der Sehne die wahren Binde-gewebskörperchen, die bis zu 0,05 Mm. verlängerten Kerne in den Spalten der Bündel dar. Zur Seite des Schnittes liegen ein paar Körperchen frei, wie man sie aus frischen Sehnen, wenn man sie nur fein genug zerfasert, auch ohne Anwendung der Essigsäure leicht zu sehn bekommt. *a* und *b* sind elastische oder Kernfasern; sie sollen erläutern, wie die Täuschung ent-steht, als ob sie Fortsetzungen der Bindegewebskörperchen seien.

Fig. 4. Ein Querschnitt der Sehne, durch Essigsäure ge-quollen. Man sieht die *Virchow*'schen Bindegewebskörperchen mit den scheinbaren Ausläufern und den Querschnitten der wahren Bindegewebskörperchen, die sich wie Kerne jener ver-meintlichen Zellen ausnehmen.

Fig. 5. Sehnenquerschnitt, mit verdünnter Kali-Lösung behan-delt; die Bindegewebskörperchen (Kerne) sind gelöst; die *Virchow*'-schen Körperchen erweisen sich als Lücken. Die über die Figur zerstreuten Pünktchen sind Querschnitte elastischer Fasern.

Das in Fig. 6 *A* abgebildete Präparat ist aus dem der Fig. 5 durch Neutralisiren des Kali mittelst Essigsäure entstanden. Die Bündel haben sich auf ihr ursprüngliches Volumen zurück-gezogen; die Lücken und Spalten zwischen denselben haben sich erweitert. Mit einem Zellennetz sind sie um so weniger zu verwechseln, da die Kerne durch die vorhergegangene Be-handlung vernichtet sind.

Fig. 6 *B* giebt eine Seitenansicht dieses Querschnittes.

Fig. 7. Querschnitt einer gekochten Sehne, nach einigem Verweilen in Wasser. Die dunkeln Partikeln in den Lücken (*Virchow*'schen Körperchen) sind theils Kerne, theils Fett-tröpfchen. Reihen feinster Fetttröpfchen erfüllen die von den Lücken ausgehenden Spalten.

Fig. 8 und 9 zeigen die allerdings verführerischen Formen, die man gewinnt, wenn man Durchschnitte gekochter Sehnen mit Essigsäure oder verdünnter Kalilösung behandelt. Die Fasersubstanz verliert an Härte und Volumen (auf Zusatz von Kali scheiden sich zahlreiche Tröpfchen aus); die Lücken collabiren um ihren Inhalt, und die dieselben auskleidende Substanz, welche vorher aufs Aeusserste gedehnt war, legt sich nun, sich selbst überlassen, in weite Falten. Statt der gestreckten scheinen nunmehr geschlängelte Fasern vom An-sehn der elastischen von den Körperchen auszugehn und sich mit den in den Zwischenräumen der secundären Bündel lie-

genden scheinbaren elastischen Fasern zu verbinden. Aber
keine dieser Fasern, die auf dem Querschnitt (Fig. 8) wahrzunehmen sind, hält sich, wenn man das Präparat auf die
Seite legt; trotz der äussersten Durchsichtigkeit der Grundsubstanz ist keine einzige quere Faser auf dem Längsschnitt
(Fig. 9) wiederzufinden. Die geschlängelten Körperchen des
letztern übertreffen aber, obschon die Sehne im Ganzen sich
verkürzt hat, die Länge der Bindegewebskörperchen der frischen
Sehne (Fig. 3) um das 2—3fache, ein Beweis, dass sie den Lücken
entsprechen, in welchen diese Körperchen aufgereiht liegen.
   In Fig. 10 ist zur Vergleichung der mit Essigsäure be-
handelte Querschnitt einer Sehne abgebildet, deren Bündel
nicht anastomosiren, deren Zwischenräume von transversal verlaufenden Bindegewebsfasern ausgefüllt werden und statt der
Bindegewebskörperchen hier und da eine Knorpelzelle enthalten.
Die zerstreuten Pünktchen sind Querschnitte elasticher Fasern.
Das Präparat ist von der vordern, an die Bursa calcanea grenzenden Fläche der Achilles-Sehne des Erwachsenen. Bis auf
diesen sind sämmtliche Durchschnitte Sehnen von Kindern
entnommen. Bei ältern Individuen rücken die ächten und
natürlich auch die falschen Bindegewebskörperchen sowohl nach
der Länge als nach der Dicke der Sehne weiter aus einander.
Die Vergrösserung ist die des Oculars II und Objectivs II eines
Kellner'schen Mikroskops.
   Bekanntlich stellt *Virchow* dem eigentlichen Bindegewebe
die *Wharton*'sche Sulze des Nabelstrangs und den Glaskörper
unter dem Namen S c h l e i m g e w e b e an die Seite, wogegen
Kölliker diese Gebilde mit einigen andern zum Bindegewebe
zieht, als eine auf fötaler Stufe stehn bleibende Varietät
desselben. Ueber den Bau des Nabelstrangs drückt *Virchow*
sich folgendermaassen aus (Cellularpath. p. 90): „Die eigentliche Masse desselben besteht aus einem maschigen Gewebe,
dessen Maschenräume Schleim und einzelne rundliche Zellen
enthalten und dessen Balken aus einer streifig-fasrigen Substanz
bestehn. Innerhalb dieser letzteren liegen sternförmige Elemente ;
wenn man durch Behandlung mit Essigsäure ein gutes Präparat
herstellt, so bekommt man ein regelrechtes Netz von Zellen
zu Gesicht, welches die Masse in regelmässige Abtheilungen
zerlegt." *Kölliker* stimmt diesen Angaben zu mit der Bemerkung, dass in der *Wharton*'schen Sulze älterer Embryonen
auch Bindegewebsfibrillen vorkommen. Die Wahrheit ist, dass
den wesentlichen Bestandtheil des Nabelstrangs ein ächtes
Bindegewebe ausmacht, nicht embryonaler, als das Bindegewebe
der Sehnen gleichen Alters, dessen Bündel von den Binde-

gewebsbündeln des Erwachsenen nur durch ihren geringen Dickendurchmesser verschieden sind. Sie haben in der Umgebung der drei Gefässe einen der Längsachse des Nabelstrangs entsprechenden, in der Nähe der äussern Oberfläche einen vorzugsweise ringförmigen Verlauf und kreuzen einander übrigens in verschiedenen Richtungen unter meist spitzen Winkeln. In grösserer oder geringerer Zahl zu Bälkchen und Blättern zusammengefügt, bilden sie ein Maschenwerk, welches auf feinen Durchschnitten schon mit freiem Auge oder mit der Lupe erkennbar ist, dessen Lücken im Querschnitt rundlich oder rautenförmig, mehr oder minder in die Länge gezogen, im Längsschnitt fast durchgängig länglich, spaltförmig erscheinen. Das Verhältniss der Balken zu den Lücken ist wechselnd; meistens sind in der Nähe der Oberfläche die Spalten relativ eng, die Bälkchen 0,03—0,06 Mm. im Durchm.; weiter nach innen haben die Bälkchen einen Durchm. von 0,01—0,03 Mm., der von dem Durchm. der Lücken um das 10fache übertroffen werden kann. Zuweilen findet sich zwischen den Nabelgefässstämmen auf Querschnitten ein Knotenpunkt, um den sich concentrisch erst engere und dann, je weiter nach aussen, um so lockerere Maschen anlegen. Bei stärkeren Vergrösserungen sieht man häufig die gröbern Bälkchen noch hier und da durch feinere, ja selbst durch einzelne Primitivbündelchen verbunden, welche isolirt mitten durch eine Lücke ziehn.

Was das Gewebe des Nabelstrangs gegenüber dem Sehnen- und areolären Bindegewebe des Fötus und Erwachsenen auszeichnet, ist vor Allem der Inhalt der Lücken, eine Art geronnener oder gallertartiger, festweicher Substanz, die man wegen ihrer vollkommenen Durchsichtigkeit nicht unmittelbar wahrnehmen, deren Anwesenheit man aber aus mehreren Thatsachen mit grosser Sicherheit erschliessen kann. Erstens quellen völlig eingetrocknete und geschrumpfte Schnitte der Nabelschnur in Wasser wieder zum ursprünglichen Volumen auf und die Lücken gewinnen wieder ihre frühere Ausdehnung, was nicht der Fall sein könnte, wenn sie im frischen Nabelstrang nur von Flüssigkeit erfüllt wären. Was nach dem Trocknen in denselben zurückbleibt, muss eine zur Wassereinsaugung vorzugsweise befähigte Substanz sein, ähnlich der Grundsubstanz des Gallertkerns der Wirbelsynchondrosen. Um die Kraft dieses Arguments richtig schätzen zu lernen, vergleiche man mit dem Verhalten der Nabelschnurdurchschnitte das Verhalten des Glaskörpers. Weicht man Durchschnitte der Retina, die man mit dem Glaskörper eintrocknen liess, in Wasser wieder auf, so ist durch kein Mittel die Stelle, die der Glaskörper einnahm, sichtbar zu machen. Das im Uebrigen völlig wohlerhaltene Gewebe der Retina liegt ganz frei, womit denn auch zugleich die von *Virchow* behauptete Analogie des Nabelstrangs und Glaskörpers sich erledigt. Zweitens: Durchschnitte feiner Bindegewebsbündel sieht man bei Untersuchung mikroskopischer Querschnitte allseitig frei und dennoch unbeweglich in den scheinbar leeren Lücken liegen. Drittens: Auf Zusatz von Essigsäure entstehn an den Rändern des Präparats Gerinnsel in Form von körnigen Membranen und von Fädchen, und diese Gerinnsel spannen sich zwischen den Durchschnittsenden je zweier, eine Lücke begrenzender Bälkchen so aus, dass man erkennt, es müsse irgend eine Substanz vorhanden sein, welche den Raum zwischen den Bälkchen erfüllt und die Gerinnsel verhindert, in denselben einzudringen.

Eine andere Eigenthümlichkeit des Bindegewebes des Nabelstrangs beruht darin, dass in demselben weder Scheiden der primären oder secundären Bündel, noch eigentliche elastische Elemente vorkommen, dass dagegen die secundären Bündel meist in ihrer Achse spindelförmige, lang ausgezogene, mit stäbchenförmigem Kern versehene Zellen enthalten, die bald vereinzelt, bald gruppenweise parallel zusammenliegen. Diese Zellen für Jugendzustände elastischer Netze zu erklären, liegt kein Grund vor; feine, aber völlig ausgebildete elastische Fasernetze finden sich auf der innern Oberfläche der Gefässstämme und zwischen den Ringfaserschichten derselben wie beim Erwachsenen, aber nirgends bemerkt man Uebergänge jener Zellen zu diesen Netzen. Dagegen ist die Aehnlichkeit der erstern mit den Faserzellen der Muskelhaut der Gefässe auffallend genug und ich halte es für sehr wahrscheinlich, dass sie die gleiche Bedeutung haben. Gleich den Muskelfaserzellen der Gefässe werden die Faserzellen des Maschengerüstes des Nabelstrangs in Essigsäure blass und lassen den Kern schärfer hervortreten; durch Kochen oder Behandlung mit Salpetersäure macht man den Kern unkenntlich; die Conturen der Zellen aber um so deutlicher, da zugleich die Zellen dunkel und die Bindegewebsbündel durchsichtig werden. Quer durchschnitten stellen die Faserzellen rundliche oder polygonale Figuren dar, die, wenn der Schnitt die Mitte der Faser getroffen hat, einen Durchmesser von etwa 0,01 Mm. haben, einen centralen, kreisförmigen Durchschnitt des Kerns zeigen und deshalb von kleinen Pflaster-Epitheliumzellen kaum zu unterscheiden sind; auf Durchschnitten, die mit der Längsachse der Muskelfasern parallel gehn, erkennt man die Spindelform und die bekannte wellenförmige Kräuselung der zuge-

spitzten Enden. Ihre Länge beträgt 0,05 Mm. Es ist 'zweck-
mässig, die Schnitte so einzurichten, dass sie einen Theil der
Gefässwand enthalten, um jederzeit die Muskelfaserzellen der
Gefässe zur Vergleichung mit den Faserzellen des Maschen-
werks zur Hand zu haben. Man sieht alsdann, dass der
grössere, innere Theil der Gefässwandungen zahlreiche, nur
von elastischen Platten unterbrochene Schichten kreisförmig
verlaufender Fasern besitzt, an die sich nach aussen einige
Lagen longitudinaler Fasern, meist in cylindrische Bündel ab-
getheilt, anschliessen. In den Bälkchen laufen die Faserzellen
den Bindegewebsfibrillen parallel; sie sind in den der compacten Gefässwand zunächst gelegenen Bälkchen longitudinal
und zahlreich. Gegen die Rindenschichte ändert sich die Lage
und einigermaassen auch das Ansehn der Faserzellen. Sie
erscheinen, wenn man das Bindegewebe durch Kochen, Essig-
oder Salpetersäure durchsichtig gemacht hat, in zusammenhängenden Netzen, mehr oder minder reichlich mit feinen
Fettkügelchen gefüllt, sehr ähnlich feinen Capillargefässen.
Die Füllung mit Fetttröpfchen könnte die Folge einer regres-
siven Metamorphose der Muskelfaserzellen sein, von der man
annehmen darf, dass sie gegen Ende der Schwangerschaft und
bei zunehmender Dicke des Nabelstrangs früher in den äussern
Schichten desselben, als in den zunächst vom Blut bespülten
eintrete. Die den Balken des Netzes entsprechende Veräste-
lung der Faserzellen lässt sich häufig als eine nur scheinbare,
als ein Product optischer Täuschung erkennen: es gelingt durch
Druck oder durch Veränderung des Focus, die Verzweigung
in eine An- oder Uebereinanderlagerung der einfachen Elemente aufzulösen. Aber eine Anzahl Anastomosen bleibt un-
auflöslich und ich wage um so weniger, mich über derartige
Bilder hinwegzusetzen, da ich in dem Gewebe des Nabelstrangs jüngerer Rinds-Embryonen durch Behandlung mit Salpetersäure eine von den Stämmen der Nabelgefässe bis zur
Oberfläche sich erstreckende Gefässverbreitung aufgefunden
habe, bestehend aus arteriellen und venösen Zweigen, welche
regelmässig mit einander verlaufen und aus capillaren Aestchen,
deren Durchmesser den Durchmesser der stärksten Muskelfaserzellen nur um weniges übertrifft. So wäre es immerhin
möglich, dass auch in dem menschlichen Nabelstrang neben
Muskelfaserzellen obliterirte Gefässnetze vorkämen.

In Anbetracht dieses complicirten Baues des Nabelstrangs
ist es schwer zu ermitteln, welche Theile desselben der Schilderung des *Virchow*'schen Zellennetzes des Schleimgewebes zu
Grunde liegen. Darüber, dass unter *Virchow*'s streifig-fasriger

Substanz die Bindegewebsbündel des Maschennetzes zu ver-
stehn seien, kann wohl kein Zweifel bestehn. Ueber das
Verhältniss jener Substanz zu seinem Zellennetz spricht sich
der Verf. im Text nicht bestimmt aus; die Abbildung zu seiner ersten Mittheilung (Würzb. Verh. Bd. II. p. 160) macht
es wahrscheinlich, dass er damals das Netz der Bindegewebsbalken selbst, nachdem er deren fasrige Structur durch Essigsäure verwischt hatte, für ein Netz von Zellen mit Ausläufern genommen hat, in welchem wahrscheinlich die Querschnitte der Muskelfaserzellen die Rolle der Kerne spielen;
denn nur auf diese passt die Bemerkung, dass sie in Essigsäure erblassen. Einer der Knotenpunkte des Balkengewebes
ist in jener Abbildung ziemlich treu wiedergegeben. Die
Fig. 42 der Cellularpathologie könnte, wenn die Vergrösserung (die Erklärungen der Fig. 41 und 42 sind verwechselt)
richtig angegeben ist, allerdings nur auf das wirkliche oder
scheinbare Netz der Rindenschichte des Nabelstrangs bezogen
werden. Am schwersten ist die Deutung der Fig. 41. Die
an die Ringfaserschichten des Gefässes zunächst angrenzenden
polygonalen Figuren sind entweder Querschnitte der longitudinalen Muskelfaserzellen oder der in Essigsäure gequollenen
longitudinalen Bindegewebsbalken, in deren Achse je eine
longitudinale Muskelfaserzelle liegt. In beiden Fällen sind
die an einander grenzenden Conturen oder die Zwischenräume
der Fasern (oder Balken) als Zellennetz, die Oberflächen der
Querschnitte der Fasern oder Balken als leere Räume gedeutet,
trotz der im Centrum der letztern von dem Zeichner angegebenen
Kerne. Wie es aber der Verf. gemacht hat, um diese Figuren
so regelmässig und allmälig in das weitere peripherische
Netz übergehn zu sehn, darüber erlaube ich mir kein Urtheil.

Die rundlichen Zellen innerhalb der Lücken, welche *Virchow*
in seiner ersten Mittheilung ausführlicher beschreibt, kommen
in sehr wechselnder Menge vor und werden zuweilen völlig
vermisst.

Am Schlusse dieses Abschnittes, nachdem nunmehr auch
die Bindegewebskörperchen des Schleimgewebes vermittelst des
Nabelstrangs vom Leben zum Tode gebracht sind, nachdem
sich die *Virchow*'schen Körperchen der Hornhaut als inter-
lamelläre, die des Bindegewebes als interfasciculäre Lücken,
die Knochenkörperchen als Analoga der Knorpelkapseln erwiesen haben, komme ich noch einmal auf die *Virchow*'sche Entzündungstheorie, auf die Lehre von der intracellulären Entstehung des Eiters zurück. Zur Würdigung derselben genügt
es, auf die wahre Bedeutung der Hohlräume, innerhalb wel-

cher die Eiterkörperchen sich entwickeln; hinzuweisen. Die
sternförmigen Zellen in dem lockern Bindegewebe des Kanin-
chens, welche *Virchow* durch Einlegen eines Seidenfadens zur
Proliferation anregte, lassen sich selbst in der rohen Abbildung (Archiv, a. a. O. Taf. I. Fig. 7. Cellularpath. p. 400)
als die Zwischenräume der Bündel erkennen. Es ist also hier
dasselbe Verhältniss, wie bei der Eiterung der Muskelsubstanz,
bei welcher *Böttcher*, obgleich er mit *Förster* die Eiterkörperchen von den Kernen des Sarcolemma herleitet, ähnliche Neu-
bildungen doch auch ausserhalb der Muskelscheiden findet,
am zahlreichsten in den allgemein erweiterten, eckigen Interstitien, in welchen mehr als zwei Muskelbündel an einander
grenzen. Die Knorpelzellen, welche *Weber* bei Gelenkent-
zündungen sich vergrössern und durch endogene Zeugung
mit Eiterkörperchen füllen sah, entsprechen den Knorpelkapseln der Histologen, *Weber*'s Kerne unsern Knorpelzellen.
Diese Berichtigung vorausgeschickt, so entspricht die Art, wie
nach *Weber*'s Beschreibung in Entzündung die Knorpelhöhlen
wachsen und zusammenfliessen und die Zellen im Innern
der Höhlen sich vermehren, durchaus der physiologischen
Höhlenbildung und Zerfaserung des Knorpels (s. oben). Dass
der Process von der freien Oberfläche des Knorpels aus in die
Tiefe vorschreitet, ist eine Bestätigung der Deutung, die ihm
schon vor längerer Zeit *Ecker* (Archiv für physiol. Heilk.
Bd. II. p. 235) gegeben hat; danach gäben nämlich die in
der Gelenkhöhle stockenden Flüssigkeiten den ersten Anlass
zur Infiltration und Schmelzung der Grundsubstanz, vielleicht
auch zur Vermehrung der Zellen. Ob übrigens die letztern
zu wirklichen Eiterkörperchen werden, wie *Weber* behauptet,
bedarf noch genauerer Prüfung; dass nicht alle das Gelenk
erfüllende Eiterkörperchen aus dieser Quelle abzuleiten sind,
giebt der Verf. selbst zu.

Auf die Ueberzeugung von der intracellulären Entstehung
des Bindegewebe-Eiters gründet, vielleicht mehr als auf directe
Beobachtungen, *Virchow* die Annahme, dass auch die Körperchen des, von freien Oberflächen abgesonderten Eiters durch
Zellenwucherung und zwar aus den Zellen der Schleimschichte
entstehen. Wenigstens lässt die kurze Beschreibung (Cellularp.
p. 396) die Art, in welcher die Zellenvermehrung vor sich
gehn soll, unentschieden. Ein bündiger directer Beweis war
aber um so unerlässlicher, je weniger die indirecte Beweis-
führung des Verf. geeignet ist, eine ernste Prüfung auszuhal-
ten. Die Wucherungen der tiefen Zellenlagen sollen nämlich durch
die oberen geschützt und gesichert werden, und deshalb seien

2. Elastische Fasern.

Gegenbaur, a. a. O. p. 10.

Die elastischen Fasern des Limulus leisten nach *Gegenbaur* den Reagentien weniger Widerstand, als die der Wirbelthiere: sie quellen in Essigsäure wenig, in Alkalien etwas merklicher auf. Die Umhüllung des Schlundrings zerfällt in zahlreiche Lamellen, welche netzförmig durchbrochene oder in anastomosirende Fasermassen aufgelöste Membranen vorstellen.

3. Linsenfasern.

F. Nunneley, on the form, density and structure of the cristalline lens. Quart. Journ. of microscop. science. Apr. p. 136. Taf. VII.
v. Ammon, a. a. O p. 60.
G. Valentin, neue Untersuchungen über die Polarisationserscheinungen der Krystalllinsen. Archiv für Ophthalmologie. Bd. IV. Hft. 1. p. 227.
F. Hoppe, über das Verhalten der Substanzen des Auges im polarisirten Licht. Archiv für pathol. Anat. u. Physiol. Bd. XIII. Hft. 1. p. 102.
Mettenheimer, über das Myelin. Correspondenzbl. des Vereins für gemeinschaftliche Arbeiten. No. 31.

Nunneley bildet Linsenfasern des Menschen und vieler Thiere ab; er hält sie für solid und homogen.

v. Ammon sah im Auge von Hühnerembryonen am dritten Tage der Bebrütung in der Linsenkapsel runde oder längliche, kernlose Zellen, einige Tage später bereits Fasern mit theils glatten, theils gezackten Rändern, die, wie er annimmt, aus an einandergereihten Zellen hervorgehn.

Valentin und *Hoppe* erkannten an der Linse doppelbrechende Eigenschaften, die aber nach *Valentin* in der frischen Linse nicht so deutlich hervortreten, als in einer schwach getrübten oder in Weingeist erhärteten. Aus Fischlinsen konnte er Würfel herstellen, welche sehr vollkommene Polarisationsbilder zeigen.

Das eigenthümliche Fett (Myelin *Virchow*), welches in Berührung mit Wasser die concentrisch streifigen Tropfen bildet, die Ref. zuerst als *Hassall*'sche Körperchen, *Virchow* als Cellulose-Körperchen beschrieb, hat *Mettenheimer* in der Krystalllinse des Menschen und des Kalbes nachgewiesen. Aus der alkoholischen Abkochung schlägt es sich in Form kleiner Tröpfchen (bis 0,01‴) nieder, die bei Wasserzusatz quellen und die von uns beschriebenen Figuren darstellen.

4. Glattes Muskelgewebe.

G. Meissner, über das Verhalten der muskulösen Faserzellen im contrahirten Zustande. Ztschr. für rationelle Med. Bd. II. Hft. 3. p. 316. Taf. V.

Contrahirte Faserzellen (der Harnblase, Milz u. A.) boten theils über die ganze Fläche mit Ausnahme der Spitze, theils an einzelnen Stellen zahlreiche feine Querstreifen dar, deren Ursache aber immer nur auf der Einen Fläche der abgeplattet vierseitigen oder keilförmigen Fasern vorhanden war; kamen diese zufällig auf eine der schmalen Seiten zu liegen, so glichen sie feinen Sägeblättchen, indem nur die Eine der im Profil gesehenen Flächen fein sägeförmig gezackt, also gefaltet oder gerunzelt war. Die Runzelung war mehr oder weniger tief, oft so, dass die Einkerbungen bis auf den 3. Theil der Dicke der Faser sich einsenkten.

5. Gestreiftes Muskelgewebe.

E. Bruecke, Untersuchungen über den Bau der Muskelfasern mit Hülfe des polarisirten Lichtes. Wien. 2. Taf. (A. d. 15. Bd. der Denkschr, der kaiserl. Akademie).
W. Berlin, über die quergestreifte Muskelfaser. Archiv für die holländ. Beitr. Bd. I. Hft. 5. p. 417.
G. Schmitz, de incremento musculorum observat. Diss. inaug. Gryph. 8.
J. Budge, Bemerkungen über Structur und Wachsthum der quergestreiften Muskelfasern. Archiv für physiolog. Heilkunde. N. F. Bd. II. Heft 1. p. 71. Mit Abbild.
Kölliker, Gewebel. p. 173.
Schaaffhausen, in Verhandl. der niederrhein. Gesellsch. für Natur- und Heilkunde. Allg. med. Centralztg. 1859. No. 5.
Böttcher, Archiv für path. Anat. Bd. XIII. Hft. 2. 3. p. 227. Hft. 4. 5. p. 402.
A. Herzig, spindelförmige Elemente quergestreifter Muskelfasern. Wiener Sitzungsberichte. Bd. XXX. No. 13. p. 73.
Ders. und *A. v. Biesiadecki*, die verschiedenen Formen der quergestreiften Muskelfasern. Ebendas. Bd. XXXIII. p. 146. 3 Taf.
E. H. Weber, in *Funke's* Physiol. 2. Aufl. Bd. I. p. 649.
Billroth, Müll. Arch. Hft. 2. p. 163.
Reichert, Studien. p. 23.
Gegenbaur, a. a. O. p. 18.
C. Claus, über den Bau und die Entwicklung parasitischer Crustaceen. Marb. 4. p. 24.

Die wesentlichen Resultate von *Bruecke's* Abhandlung wurden nach des Verf. eigenem Auszug schon im vorjährigen Berichte mitgetheilt; die ausführliche Schrift enthält die genauere Angabe der Methode und Apparate, wegen deren auf das Original und dessen Abbildungen verwiesen werden muss. *Bruecke* widerlegt die Ansicht, dass die Querstreifung der Muskelbündel und Fibrillen Folge einer feinsten Kräuselung sei. Man müsste, wenn man ein Muskelbündel so orientirt, dass seine Achse mit der Polarisationsebene eines der Prismen parallel liegt oder rechtwinklig gegen sie gestellt ist, die ho-

rizontalen Knickungen der Fibrillen in demselben als gelbe
und blaue, den Querstreifen entsprechende Abwechselungen
wahrnehmen und dies ist in der That der Fall, wo solche
Knickungen vorhanden sind, nur entsprechen sie selten den
einzelnen Querstreifen, sondern umfassen vielmehr eine wech-
selnde Anzahl derselben; auch am contrahirten Muskel kommen dergleichen farbige Abwechselungen vor, doch sind sie
um so seltener, je regelmässiger und gleichförmiger die Contraction abläuft und erweisen sich somit als Folge zufälliger
Lageveränderungen.   An der Kräuselung der Oberfläche des
Muskelbündels hat nach *Bruecke*'s Meinung die contractile
Substanz nur einen vermittelnden Antheil; sie rührt von der
Scheide her, die an der isotropen Zwischensubstanz haftet,
aber von den Sarcous elements bogenförmig absteht.

    Bruecke erklärt das wechselnde Verhalten, welches die
Querstreifung sowohl während der Contraction, als während
der Ruhe und am todten Muskel zeigt, damit, dass die Sarcous elements nicht als Stücke von unveränderlicher Masse
existiren, sondern Gruppen von Molekülen sind, die gleichsam in verschiedenartig formirten Colonnen aufmarschiren.
Berlin geht noch einen Schritt weiter.   Von dem Zerfallen
der Muskeln in Scheiben konnte er sich nicht überzeugen und
die Fasern erklärt er für Producte einer Art Gerinnung eines
Inhaltes, der im frischen Zustande homogen und flüssig schleimig sei.   Er beruft sich auf die Fälle, wo die Längsstreifung
fehlt (meine Abbildung, allg. Anat. Taf. IV. Fig. 4*B*, welche
er dazu citirt, stellt ein Muskelbündel nach Behandlung mit
Essigsäure dar) und auf die wechselnden Bilder der Bruch-
enden der Muskelbündel; er glaubt nicht daran, dass, was
doch häufig genug vorkömmt, die Maceration den Muskel in
Fibrillen zerlege und erklärt die auf dem Querschnitt sicht-
baren Punkte für Streifen oder Falten des Inhaltes.   Die
Querstreifen leitet er von Körnchen ab, die an der Oberfläche
des Inhaltes der Bündel liegen und sich leicht verschieben,
aber noch in dem austretenden Inhalte wahrzunehmen sind,
und die Primitivfibrillen der Insectenmuskeln bezeichnet er
als Inhaltsstreifen mit einer aufgereihten Kügelchenmasse.

    Budge empfiehlt eine Mischung von Salpetersäure und
chlorsaurem Kali in beliebigem Verhältnisse, um die Muskelbündel von einander zu trennen, und innerhalb der letztern
die Elemente der Muskelsubstanz darzustellen, Körnchen, die
sowohl der Länge als der Quere nach, fester jedoch in ersterer Richtung zusammenhängen, die er übrigens von den interstitiellen Körnchen der Muskelsubstanz nicht zu unterscheiden

weiss. Dass jene Körnchen in den Kernen der Muskelsubstanz erzeugt und durch die Dehiszenz der letztern frei würden, ist eine Vermuthung, zu der weder die Analogie, noch
die vom Verf. beobachteten Thatsachen berechtigen.

Kölliker und *Schaaffhausen* halten mit dem Ref. fest an
dem fibrillären Bau der gestreiften Muskelsubstanz. Die un-
beständige Breite, welche die hellen und dunkeln Streifen
nicht nur bei verschiedenen Thieren, sondern in demselben
Muskel und oft an verschiedenen Stellen Eines Bündels zeigen;
dient *K.* gerade zum Beweis, dass die Zonen nicht durch
Theilchen von bestimmter und constanter Grösse gebildet sein
können. Bei dem Flusskrebse fallen die Muskelfasern, wenn
sie der langsamen Zersetzung überlassen werden, so aus einander, dass schliesslich nicht die dunkeln, sondern die hellen
Zonen als isolirte Theilchen übrig bleiben. Die chemische
Differenz der stark und schwach lichtbrechenden Substanz
meint *Kölliker* ebenso, wie Ref. (im vorj. Ber. p. 53), da sie
nur in einem Grad-Unterschiede der Löslichkeit besteht, auf
Unterschiede der Dichtigkeit der hellen und dunkeln Stellen
der Fasern zurückführen zu können.

Billroth und *Böttcher* wurden durch den Umstand, dass
Fett- und Pigmentkörnchen (die interstitiellen Körnchen rechnet *Böttcher* zu den Fettkörnchen, da sie nur in fettig entarteten Muskeln anzutreffen seien) meist in einem spindelförmig begrenzten Raum um die Kerne gruppirt sind, zu der
Vermuthung geführt, dass um den Kern eine Zellenhülle liege,
die jene Körnchen einschliesse. Eine Isolirung gelang *Böttcher* nicht. Dagegen fand er in einem fettig entarteten Herzen spindelförmige Kernzellen, von welchen er annimmt, dass
sie sich von den Muskelbündeln abgelöst hätten und an dem
Gastrocnemius von Fröschen, welche nach Durchschneidung
der Sehne dieses Muskels lebend in carminhaltiges Wasser
gesetzt worden waren, waren Carminkörnchen in den Muskel
vorgedrungen innerhalb zarter blasser Kanälchen, welche theils
in der Längsrichtung, theils quer über die Bündel verliefen,
je nach der Breite einzelne Reihen oder dichtere Massen von
Körnchen enthielten, sich mehrfach verzweigten und zierliche
Figuren an der Oberfläche der Bündel bildeten. Hier und da
erweiterten sie sich und gingen in Zellmembranen über, die
einen Kern einschlossen. Oft erschien es, als verliefen die
Canäle ausserhalb des Sarcolemma und träten dann, bei einem
Muskelkerne angelangt, jenes durchbrechend in die Tiefe, um
diesen zu umziehen. Nach allem diesem wird dem Verf. die
Identität der Muskelkerne mit den Kernen der vermeintlichen

Bindegewebszellen und die Existenz eines die Muskeln durchziehenden Systems verzweigter Bindegewebskörperchen zur Gewissheit. Mir scheint ein grosser Grad von Voreingenommen-
heit für Bindegewebskörperchen dazu zu gehören, um bei
netzförmig verzweigten, kernhaltigen, die Muskeln bedecken-
den, dem Sarcolemma zum Theil äusserlich aufliegenden, Car-
min aufnehmenden Röhren nicht an Capillargefässe zu denken,
zumal wenn man, wie dem Verf. begegnete, auch in den
breitern Interstitien der Muskelbündel „zartwandige, häufig
varikös ausgebuchtete, vielfach anastomosirende Canäle" mit
Carminkörnchen vollgepfropft findet.

    Rollett's Beobachtung, wonach Primitivbündel in den ge-
streiften Muskeln spitz zulaufend enden (dies. Bericht. 1856.
p. 39), wurde von *Kölliker* bestätigt und von *E. H. Weber*
und *Herzig* dahin erweitert, dass an demselben Bündel beiderseits die Endigung in Spitzen nachgewiesen wurde. *E. H.
Weber* hält die spindelförmige Gestalt für die normale. Im
Verein mit *Biesiadecki* beschrieb *Herzig* genauer die Form
der innerhalb des Muskels endenden Fasern. Ausser spindelförmigen fanden sich beiderseits stumpf abgerundete in menschlichen, Säugethier- und Froschmuskeln; an die letztere Form
schliesst sich zunächst diejenige, wo die Enden durch seichte
Einschnitte gekerbt erscheinen und demnach in mehrere kegelförmige Spitzen auslaufen. Das Eine Ende einer Faser kann
einfach abgerundet, das andere gekerbt sein. Fasern, die
einerseits stumpf abgerundet, andrerseits spitz endeten, isolirten die Verff. aus Muskeln des Menschen, Pferdes, Kaninchen
und Frosches. An den spitz zulaufenden und frei im Innern
des Muskels endenden Fasern sahen sie beim Pferde von den
Seiten der Faser dünne, kurze, hakenförmig gekrümmte oder
dickere, gerade verlaufende Fortsätze ausgehn, welche zugespitzt endigen. Die kleinern erscheinen wie Anhängsel der
Muskelfaser, während die stärker entwickelten kurze Aeste
einer dichotomisch verzweigten Muskelfaser darstellen. Eine
Anastomose kann dadurch zu Stande kommen, dass zwei aus der
Theilung einer Muskelfaser hervorgegangene Aeste durch eine
Brücke mit einander in Verbindung treten. Aus der Froschzunge stellten die Verff. die bekannten verzweigten, aus der
Zunge des Menschen, Hundes, Meerschweinchens und Kaninchen stumpf abgerundete, aus der Zunge des Kalbs in kegelförmige Spitzen getheilte Enden dar. Die verschiedenen Formen
lagen meist in Einem und demselben Muskel zusammen; während aber die spindelförmigen Elemente die Mitte des Mus-
kelbauchs einnehmen, laufen von den Sehnen Muskelfasern

aus, die an der Sehne entweder ein stumpf abgerundetes oder ein in kegelförmige Spitzen ausgehendes Ende, an der gegen· über liegenden Seite aber ein spitz zulaufendes Ende besitzen, das sich zwischen die spindelförmigen Fasern einschiebt. Die Länge der von *Herzig* aus Säugethiermuskeln isolirten spindelförmigen Elemente betrug 3 — 4 Cm. Aus kleinen Muskeln (vom Rumpf bei Fischen, aus den Extremitäten bei der Fledermaus) gewann *Kölliker* Fasern von der Länge der secundären Bündel.

An anscheinend normalen Muskeln, welche *Böttcher* analysirte, betrug der Wassergehalt zwischen 78 und 82 Procent; der Fettgehalt der trocknen Substanz zwischen 7,24 und 12,44 Procent. Der Fettgehalt schien vom Ernährungszustande abzuhängen; er war hoch nach acuten Todesfällen, niedrig nach langem Krankenlager und in abgezehrten Körpern.

Kölliker giebt *A. Fick* zu, dass die Muskelbündel auch bei schiefem Ansatz an Sehnen sich direct in Sehnenfasern fortsetzen können; doch komme daneben auch freie, kolbig abgerundete Endigung vor, wovon er sich wiederholt an den Extremitätenmuskeln der Fledermaus und mit einer Deutlichkeit, die keinen Zweifel übrig liess, überzeugt habe. Dagegen bestreiten *Herzig* und *Biesiadecki* ganz allgemein den directen Uebergang der Muskel- und Sehnenfasern, also auch für die Fälle, über welche *Fick* und *Kölliker* einig sind, wo die Sehnenfasern sich in gerader Richtung aus den Muskelfasern fortsetzen.

Billroth bestätigt seine Beobachtungen von dem Uebergang spitz zulaufender Muskelprimitivbündel in Ausläufer von Bindegewebskörperchen, die er an der Froschzunge gemacht, auch an der menschlichen Zunge, so wie an andern in Sehnen übergehenden Muskeln. Ich konnte an feinen, verticalen Durchschnitten der Zunge von kleinern Thieren und menschlichen Embryonen leicht die spitz abgerundete Endigung der Primitivbündel in der Zungenhaut verfolgen. Dass sie in die Ausläufer von Bindegewebskörperchen überzugehn scheinen, ist natürlich, da das spitze Ende des Muskelbündels jedesmal einem linearen Zwischenraum je zweier Sehnenbündel entspricht.

Wirkliche Zellen oder deren Derivate hat *Reichert* in der Herzwandung beim Beginn der Contraction und in den nächsten Stadien vergeblich gesucht. Als deutlich geformte Bestandtheile liessen sich in dem Parenchym der Herzwandung nur längliche Kerne mit Kernkörperchen in verschiedenen Richtungen erkennen. *Budge* und *Schmitz* benutzten das oben erwähnte, die Muskelprimitivbündel isolirende Reagens zur Zählung der letztern (bei Fröschen) und zur Entscheidung der Frage, ob ihre Zahl mit dem Wachsen des Muskels zunimmt. *Budge* beantwortet sie mit Ja, gestützt auf die in folgender Tabelle verzeichneten Resultate:

Zeit der Untersuchung.	Länge d. Rumpfs vom Scheitel zum After in Linien	Länge des M. gastrocnemius in Linien	Zahl seiner Fasern
September 1857	15	4,25	1925
—	40	11,25	4256
October —	13,5	3,5	1395
— —	15	4	2271
— —	34	8	4458

Schmitz zählte 4 Wochen nach der Durchschneidung eines N. ischiadicus im Gastrocnemius der gesunden Seite (v. $2^{1}/_{8}'''$ Durchm.) 4218, im gelähmten Gastrocnemius (v. $1^{7}/_{8}'''$ Durchm.) 3918 Fasern. In einem zweiten-Versuch, 4 Monate nach der Durchschneidung des Nerven, hatte der gesunde Muskel $2'''$ Durchm., 1,7 gr. Gewicht, 2595 Fasern, der gelähmte $1^{1}/_{8}'''$ Durchm., 0,8 gr. Gewicht, 2256 Fasern. In beiden Fällen hatte zugleich der Durchmesser der Primitivbündel im gelähmten Muskel abgenommen. *Schmitz* fügt selbst hinzu, die Substanz der Bündel sei so brüchig gewesen, dass die Ziffern nur annähernde Richtigkeit beanspruchten! *Budge* fand unter den gezählten Bündeln einige gabelförmig getheilte und eins mit einem Riss in der Längsachse. Da sich an der Stelle der Theilung und Spaltung keine Symptome beginnender Kerntheilung zeigten, so will der Verf. nicht entscheiden, ob sie auf die Vermehrung der Bündel Bezug habe oder zufälligen Ursprungs sei. Damit wird denn freilich die Methode der Zählung überhaupt verdächtig; ohne Zweifel steht sie auch an Sicherheit hinter der Methode der Zählung der Faserdurchschnitte auf dem Querschnitte zurück.

Die Herzmuskeln des Limulus sind nach *Gegenbaur* im frischen Zustande fast homogen; die Längsstreifung der Bündel tritt erst in Weingeist hervor; die Querstreifen (Faltungen der Scheide? Ref.) erscheinen nur in weiten Abständen und umfassen nur die Hälfte bis $1/_3$ des Umfangs.

Verzweigte Primitivbündel von Lemanthropus Kroyeri bildet *Claus* ab; die grössern Aeste haben 0,01.—0,015 Mm., die feinsten kaum 0,001 Mm. Durchmesser.

6. Nervengewebe.

Stilling, a. a. O. p. 701 ff.
Billroth, Müll. Arch. Hft. 2. p. 148.

R. Berlin, Beiträge zur Structurlehre der Grosshirnwindungen. Inaugural-Abh. Erl. 8. 1 Taf. p. 17. 20.

Gerlach, Studien.

P. Owsjannikow, einige Worte über die Mittheilungen des Herrn Dr. *Jacu-bowitsch*. Archiv für pathologische Anatomie und Physiol. Band XV, Hft. 1. 2. p. 150.

R. Wagner, krit. und experimentelle Unters. über die Functionen des Gehirns. Gött. Nachr. 1859. No. 6.

N. Hess, de cerebelli gyrorum textura disquis. microscop. Diss. inaug. Dorp. c. tab.

E. Magitot, étude sur le developpement et la structure des dents humaines. Paris. 4. 2 pl. p. 23.

W. Keferstein, über den feinern Bau der pacinischen Körperchen. Gött. Nachr. No. 8.

W. Krause, über Nervenendigungen. Zeitschr. für rat. Med. 3. R. Bd. V. Hft. 1. p. 28. Taf. III. IV.

C. Eckhard, Beiträge zur Anatomie und Physiologie. Hft. II. Giessen. 4. p. 1. Taf. VI.

C. Kupffer und *W. Keferstein*, Untersuchung über die elektr. Organe von Gymnotus electr. und Mormyrus oxyrrh. Zeitschr. für rationelle Med. 3. R. Bd. II. Hft. 3. p. 344. Taf. VI. VII.

A. Ecker, über das elektr. Organ der Mormyri. Freib. Ber. No. 28, p. 472. Taf. XII.

M. Schultze, zur Kenntniss des den elektr. Organen verwandten Schwanzorgans von Raja clavata. Müll. Arch. Hft. 2. p. 193. Taf. IX.

Derselbe, zur Kenntniss des elektr. Organs der Fische. 1. Abtheilung. Halle. 4. 2 Taf.

Gegenbaur, a. a. O. p. 15.

Stilling giebt in seiner neuern, die Geschichte unserer Kenntnisse vom Nervengewebe gründlich erörternden Schrift zu, dass die farbigen Schichten, die er an den Nervenfasern früher beschrieb (vergl. d. Ber. 1856. p. 41) von Interferenz-Erscheinungen herrühren; er hält aber fest an der Zusammensetzung des Nervenmarks aus feinen netzförmig verbundenen Fäserchen und an der Verbindung der Nervenscheiden unter einander durch ähnliche Fasernetze. Jene elementaren Fäserchen des Nervenmarks behauptet er im isolirten Zustande an dem nackten Achsencylinder dargestellt zu haben, von dem sie in grösserer oder geringerer Zahl frei auslaufen; so wie an der Masse, die das Durchschnittsende eines Nerven überragt. Die äussern, zwischen den Nervenscheiden ausgebreiteten Fasern findet er wieder in der Substanz der Centralorgane, welche *Bidder* und *Kupffer* als allgemeines, von den Nerven durchzogenes Bindegewebslager betrachten (p. 729). Den Uebergang des doppeltconturirten Bildes, welches die Nervenfasern anfänglich darbieten, in das scheinbare Elementarfasernetz sucht der Verf. so zu erklären, dass bei der ersten Veränderung der Faser durch äussere Einflüsse, die sich bis zu einer gewissen Tiefe nach innen erstreckt, die in dem alterirten Raume

liegenden Elementarfäserchen bei ihrer grossen Zartheit und
Durchsichtigkeit noch nicht einzeln unterschieden werden könnten; erst bei stärkerer Veränderung des Nervenmarks würden
sie sichtbar (p. 732). Die Zahl der jederseits erscheinenden
Streifen wäre, nach *Stilling's* Meinung, von der Vergrösserung
abhängig; der Doppelcontur entspreche einer mittlern Vergrösserung, eine schwächere zeige den Contur einfach, eine stärkere dreifach.

    Stilling sah Fortsätze vom Kern der Nervenzelle durch
grössere und kleinere Strecken des Zellenparenchyms verlaufen und bestätigt in soweit die bekannten Beobachtungen von
Harless und *Lieberkühn;* den von diesen Beobachtern wahr-
genommenen unmittelbaren Uebergang jener Fortsätze des Kerns
in die von der Zelle ausgehenden Primitivfasern hält *St.* dagegen für eine Täuschung, durch Anwendung zu schwacher
Vergrösserungen (p. 820).

    Die Varietäten der im Rückenmark vorkommenden Ner-
venzellen fasst *Stilling* (p. 851) unter folgenden Rubriken
zusammen: 1) multipolare Nervenzellen, am auffallendsten in
den grauen Vorderhörnern, 2) oblonge Zellen, deren Gestalt
durch die vorzugsweise nach zwei entgegengesetzen Richtungen
ausgehenden, grossen Fortsätze bedingt wird, am zahlreichsten
in der Substantia gelatinosa, vereinzelt in allen Theilen der
grauen Substanz; 3) kugelförmige Zellen, am häufigsten in
den Dorsalkernen. Ihre Form entsteht dadurch, dass die
Fortsätze nicht durch allmälige Verschmälerung, sondern unmittelbar fein aus ihnen hervorgehn. Die Zahl der Fortsätze
der Nervenzellen steigt beim Menschen bis auf acht; in der
Regel beträgt sie drei bis fünf (bei Vögeln und Reptilien sind
Nervenzellen mit fünf und mehr Fortsätzen selten; bei Fischen
kamen häufig Nervenzellen mit fünf Fortsätzen, bei Petromyzon
sogar Zellen mit neun Fortsätzen vor). Theilung der Fortsätze
in zwei und drei findet sich an verschiedenen Stellen. In
der Richtung der Fortsätze lässt sich ein bestimmtes Gesetz
nicht erkennen. An die mehrkernigen Zellen, welche *Kölliker*
zuerst als Elemente der grauen centralen Substanz und später
als Saftzellen des Bindegewebes des Ependyma beschrieb, glaubt
Stilling nicht und vermuthet, dass wegen der Durchsichtigkeit des Zellenparenchyms Kerne gedrängt liegender Zellen
für Kerne einer einzigen genommen worden seien (p. 863).
Ich verweise zur Widerlegung dieser Vermuthung, wie der
von *Kölliker* jenen mehrkernigen Zellen gegebenen Deutung,
auf meine bereits in einem frühern Berichte mitgetheilte Beobachtung mehrkerniger grosser Ganglienzellen aus dem Ggl.

semilunare trigemini, die ich einzeln sich umherwälzen sah. Selten muss solche Multiplication der Ganglienzellenkerne wohl sein, da mir diese Formen seitdem nicht wieder begegneten. Selbst die Verdopplung des Nucleolus ist *Stilling* zweifelhaft; der angeblich zweite Nucleolus sei immer von etwas anderer Beschaffenheit, vielleicht ein Fetttröpfchen, der Umbeugungswinkel eines Elementarröhrchens u. dgl. Die Zellen, welche *Bidder* und *Kupffer* der geringen Dimensionen wegen von den Nervenzellen unterschieden und als Elemente des Bindegewebes aufgefasst wissen wollen, erklärt *Stilling* (p. 900) für Kerne, deren Zelle, ein lichter Hof von 0,006—0,016''' Durchm., den genannten Beobachtern entgangen sei. Gegen *Bidder* bestreitet *Stilling* auch (p. 942) die Verbindung der Nervenzellen der linken und rechten Rückenmarkshälfte, wogegen ihm der Zusammenhang benachbarter Nervenzellen je Einer Seitenhälfte des Rückenmarks durch ihre Fortsätze als ausgemachte Thatsache gilt. Ebenso bestimmt behauptet er, ebenfalls gegen *Bidder* und *Kupffer*, das Vorkommen gabelförmiger Theilungen an den Fortsätzen der Nervenzellen des Rückenmarks. Zur Nachweisung des Uebergangs der Nervenzellen in Nervenprimitivfasern empfiehlt *St.* (p. 968) den Ursprung des R. electricus N. vagi und des N. trigeminus aus dem Lobus electricus des Zitterrochen. Die sämmtlichen Fasern der Nervenwurzeln senken sich in den Lob. electr. ein und breiten sich in demselben meist fächerförmig aus bis zur äussersten Peripherie, wo sie in die Nervenzellen übergehen. Die Faser ist in der Nähe der Zelle sehr durchsichtig mit einfachem feinem Contur; in einer Entfernung von 0,02—0,03''' von der Zelle wird sie dunkel- und breitrandig. Auch finden sich Nervenzellen, deren Fortsatz, ohne sich zu verdünnen und durchsichtiger zu werden, in eine Primitivnervenfaser übergeht.

Weder für die Fasern, noch für die Zellen erkennt *Stilling* einen Unterschied zwischen den verschiedenen Regionen des centralen, so wie zwischen centralen und peripherischen Theilen des Nervensystems an. Die sogenannten bipolaren Zellen hält er für verstümmelte multipolare; in dem Ganglion semilunare trigem. des Kalbs sah er wiederholt tripolare und quadripolare Nervenzellen.

Die den Körnern der Retina ähnlichen Elemente, die sogenannten Körner des Kleinhirns (s. den vorj. Bericht. p. 69) findet *Gerlach* (p. 5) neben den Nervenröhren in der weissen Substanz der Hirnwindungen. In der Nähe der grauen Substanz werden sie häufiger, in der Zellenschichte dagegen ver-

mindert sich ihre Zahl wieder und sie liegen in Abständen
von 0,006 — 0,018''' von einander entfernt. Unter den grössern Körnern lassen einzelne einen zweiten blassen Contur
erkennen, der das Korn ganz nahe umgiebt; nach Behandlung
mit Natronlösung wird die Anzahl dieser Körner grösser; *Gerlach* hält es daher für wahrscheinlich, dass sie, wie nach *H.
Müller's* und *Kölliker's* Deutung die analogen Gebilde der
Retina, Zellen seien. An den meisten findet man einen oder
zwei, selten drei äusserst feine fadenförmige Anhänge, die mit
Fortsätzen der eigentlichen Nervenzellen und mit markhaltigen
Nervenröhren direct communiciren. Entweder begiebt sich der
aus einer feinern markhaltigen Röhre tretende Achsencylinder
gerade zu dem Korn oder er theilt sich vorher ein- oder mehrmals. Auch kömmt der Achsencylinder, der zu dem Korne
geht, zuweilen seitlich aus einer etwas stärkern, dunkel conturirten Nervenfaser. In seltenen Fällen verbinden sich feine,
dunkelconturirte und stellenweise variköse Nervenröhren direct
mit Körnern; *Gerlach* hält dies letztere Verhältniss für das
regelmässige, welches nur deshalb selten zur Beobachtung
komme, weil die Chromsäure und ihre Salze den Axencylin-
der entblössen. Den Zusammenhang des Achsencylinders oder
der Nervenröhren mit den Körnern findet *G.* so, wie in der
Retina; an jedem Korn muss, seiner Meinung nach, eine zu-
gehende und eine in der entgegengesetzten Richtung abgehende
Faser unterschieden werden, obgleich oft genug nur zutretende
wahrzunehmen sind.

Die Körner werden sehr deutlich durch Anwendung der
von *Gerlach* empfohlenen Färbemethode; sie färben sich intensiv roth, während die markhaltigen Nervenröhren sich
gegen den Farbstoff ganz indifferent verhalten und die freien
Achsencylinder nur schwach gefärbt erscheinen. Von den eigentlichen Nervenzellen färbt sich am schnellsten und intensivsten
(schon nach fünf Minuten) das Kernkörperchen, hierauf der
Kern, der nach einer halben Stunde blassrosa gefärbt erscheint.
Der Zelleninhalt zeigt sich erst nach sechs bis acht Stunden
gefärbt; von der Zelle erstreckt sich die Färbung allmälig
auf die Fortsätze, sie erreicht die feinern und fernern Ramificationen innerhalb zwei bis drei Tagen und mit der Länge
der Zeit nimmt auch die Anzahl der gefärbten feinen und
feinsten Ramificationen zu. Diese Zeitverhältnisse gelten indess nur für Präparate, die drei bis vier Wochen in einer
weingelben Lösung von doppelt chromsaurem Kali gelegen haben; je länger die Hirntheile der Chromlösung ausgesetzt waren, desto später tritt die Färbung ein. Die feinkörnige

Grundmasse der Rinde des Gehirns, so ähnlich sie in allem
Andern dem Zelleninhalte ist, unterscheidet sich von dem
letztern in ihrem Verhalten zum Farbstoff; sie braucht drei
bis vier Tage, um einen matten, kaum merklich rothen Ton
anzunehmen. Der Farbstoff zeigt auch, dass die relative Menge
dieser Grundmasse nicht so bedeutend ist, als es scheint; es
kommen nämlich durch die Färbung eine Menge Fortsätze der
Zellen zum Vorschein, die vorher von der Grundmasse nicht
unterschieden werden konnten und in dieselbe eingerechnet
wurden. Die Bedeutung dieser feinkörnigen Rindenschichte
(Stratum moleculare *Hess*) betreffend, so schliesst sich *R.*
Wagner nunmehr der Ansicht an, welche Ref. von Anfang
an festgehalten hat, dass sie eine zusammengeflossene oder
nicht gesonderte Ganglienzellenmasse darstelle. *Wagner* nennt
sie „centrale Deckplatte.“ Er vergleicht sie der elektrischen
Platte; wie in diese durch feinste Vertheilung die Achsencylinder der elektrischen Nerven übergehn, so hängen mit jener
die feinsten Ausläufer der grossen flaschenförmigen Ganglienzellen zusammen, die in einfacher Schichte an der untern
Grenze der Deckplatte liegen. Von dem einfachen, seltner
doppelten Fortsatz, den diese Ganglienzellen abwärts senden,
lässt *W.* zweifelhaft, ob er in genuine Nervenfasern übergehe
oder mit den Fortsätzen der Körner sich verbinde. *Hess* bestätigt im Wesentlichen die Beschreibung *Gerlach's*; die Körner findet er bei Neugebornen etwas grösser, als bei Erwachsenen; in Kali- oder Natronlösung sieht er sie aufquellen und
erblassen, indess die Nervenfasern deutlich bleiben. Verbindungen der abwärts ragenden Fortsätze der flaschenförmigen
Zellen mit den Körnern konnte er an frischen Präparaten
nicht nachweisen. Die Schichte dieser Zellen fand er bei
neugebornen Hunden minder entwickelt, die feinkörnige Schichte
von relativ geringer Mächtigkeit, dagegen an der Peripherie der
letztern eine zweite Körnerschichte, deren Elemente denen der
centralen Körnerschichte gleichen und wie diese mit feinen
Fortsätzen versehen sind, durch welche die von innen nach
aussen über einander geordneten, nicht aber die neben einander gelegenen Zellen zusammenhängen. Schon nach fünf bis
sechs Wochen ist diese peripherische Körnerschichte verschwunden und zwar nicht durch Auflösung der Körner, sondern dadurch, dass die feinkörnige Masse sich mehrt, sich
zwischen die Körner eindrängt und sie zerstreut.

Die Beobachtungen, welche *Gerlach* an der Rinde des
Kleinhirns machte, hat *Berlin* mittelst der nämlichen Methode
am Grosshirn wiederholt und auch für dieses bestätigt. Von

den Nervenzellen unterscheidet er zwei Hauptformen, pyramidenförmige und spindelförmige. Die erstern haben verschiedene Grösse; sie laufen von der Spitze in einen sehr
langen, von den Seiten der Grundfläche in mehrere feine,
sämmtlich verästelte Fortsätze aus. Die spindelförmigen Zellen gehen an beiden Enden in lange Fortsätze über. Sie kommen in zwei Kalibern vor, kleine von 0,005''' grössere von
0,012''' Länge; von pyramidenförmigen Zellen finden sich
kleinere Exemplare, kaum grösser als die Kerne. Uebergangs-
formen zwischen spindel- und pyramidenförmigen Zellen kommen vor in der Art, dass von der Mitte einer spindelförmigen ein dritter Fortsatz unter fast rechtem Winkel
ausgeht.

Owsjannikow's Berichtigungen der Angaben von *Jacubowitsch* beziehn sich hauptsächlich auf die sympathischen Zellen
des letztern, welche *O.* grösstentheils für sensible hält. Er
glaubt nicht an die Richtigkeit der Beobachtung, die allerdings
überall Erstaunen erregt hat, dass nach narkotischen Vergif-
tungen die Nervenelemente der Centralorgane zertrümmert und
zerstückelt gefunden würden und meint, dass schlecht aufbe-
wahrte Chromsäurepräparate den Irrthum veranlasst hätten.

Billroth beobachtete zahlreiche Nervenplexus und Anastomosen, und zwar der Primitivfasern in der submukösen Schichte
des Intestinaltractus. In der Schlundschleimhaut des Triton
und anderer Reptilien sind die feinsten anastomosirenden Fäden blass, leicht glänzend, an den Knotenpunkten, aber auch
an andern Stellen ihres Verlaufs mit grossen Kernen versehn.
Wie sie aus den stärkern Nervenstämmchen entspringen, darüber gelang es dem Verf. nicht, sich eine Anschauung zu
verschaffen; frei endigende Ausläufer dieser Netze sind ihm
nie begegnet. Beim Frosch finden sich nach *Krause* an den
Stämmchen der Schlundschleimhaut mikroskopische Ganglien.
Am Dünndarm eines Kindes, welcher nach *Meissner's* Methode
in Holzessig macerirt worden war, fand *Billroth* Plexus stärkerer und feinerer, aus einer körnigen, blass glänzenden Substanz bestehender Fasern; die Anschwellungen dieser Plexus
zeigten keine Ganglienzellen und die dicken Stämmchen keine
Theilung in einzelne Primitivfasern. Darnach wird es freilich zweifelhaft, ob der Verf. überhaupt Nervenelemente, un-
entwickelte wie er meint, vor sich gehabt habe und ob der
beschriebene Plexus nicht vielleicht ein Netz elastischer Fasern
war, die in Holzessig ein sehr eigenthümliches, scheinbar kör-
niges Anselin gewinnen.

In der Zahnpulpe enden nach der Beobachtung *Robin's*, welche *Magitot* mittheilt, die Nervenfasern frei, leicht knopfförmig angeschwollen.

Auf die von *L. Krause* entdeckte Endigungsweise der Häut- oder Tastnerven in den von ihm sogenannten Endkolben komme ich im systematischen Theil zurück. Der Kolben und die in dessen Mitte verlaufende und endende Achsenfaser entsprechen der centralen Kapsel und der Achsenfaser der pacinischen Körperchen; der Unterschied zwischen pacinischen Körperchen und Endkolben besteht, abgesehn von der Grösse, in der Anzahl concentrischer Lamellen, die im pacini'schen Körperchen das Centralgebilde umschliessen. Theilungen der Achsenfasern, die beim pacinischen Körperchen verhältnissmässig selten sind, und das Eintreten mehrerer Nervenfibrillen in Ein Körperchen bilden bei den Endkolben und so auch bei den Tastkörperchen die Regel. In jenen Theilungen der Achsenfaser der pacinischen Körperchen sieht *Krause* einen Beweis, dass sie und nicht die ganze centrale Kapsel, wie *Leydig* will, das Nervenende darstellt. In einer andern Weise widerlegt *Keferstein*, in Uebereinstimmung mit *Kölliker*, die *Leydig*'sche Ansicht. Er sieht nämlich, indem er pacinische Körperchen (der Katze) in Wasser beobachtet, etwa nach einer Viertelstunde in dem hellen Raum, den *Kölliker* und ich in unserer ersten Mittheilung centrale Höhle nannten und in welchem *Kölliker* später ein festes Gewebe, das kernhaltige Bindegewebe des innern Neurilems der Faser, erkannte, Längsstreifen auftreten und die Kerne, die man schon im frischen Zustande darin bemerkt, in diesen Längsstreifen liegen. Diese Streifen gehen bis an die Nervenfaser; sie haben ein ganz ähnliches Aussehen wie die Kapsellinien, die so regelmässig die Centralhöhle umgeben, und nach einiger Zeit sieht man den Unterschied zwischen Centralhöhle und Kapselsystemen völlig verwischt und könnte die Grenze zwischen beiden nicht angeben, wenn nicht das System der innern Kapseln durch das Gedrängtsein seiner Kapseln sie noch erkennen liesse, durch deren Fortbestehen zugleich bewiesen ist, dass die inneren Kapseln nicht etwa zusammengefallen sind und auf diese Weise die Centralhöhle mit Kapsellinien ausgefüllt haben. Diese Längsstreifen scheinen aber nicht der Ausdruck von so regelmässigen Kapseln, wie die aussenliegenden sind, zu sein, sondern nur der einer mehr oder weniger regelmässig geschichteten Bindegewebhülle: auch sieht man in sie die Bindegewebhülle des eintretenden Nerven übergehen. Zwischen diesem Bindegewebe ist eine feinkörnige Substanz gelagert, und auf Zusatz von Natron treten in ihr viele dunkle Kerne, vielleicht Fett, auf. Oft findet auch der Uebergang der eintretenden Nervenfaser in die Terminalfaser nicht am Anfang der inneren Hülle Statt, sondern ziemlich weit tritt der Nerv noch doppelconturirt in sie hinein, was auch entschieden dafür spricht, dass die innere Hülle nicht das verbreiterte Nervenende selbst ist.

Die Terminalfaser zeigt nach *Keferstein* in ihrer Mitte oft zwei regelmässige, parallele, mehr oder weniger glänzende Conturen, die bei einer Breite der Terminalfaser von 0,008 Mm. etwa 0,001 Mm. von einander abstehen, zwischen denen die Terminalfaser wieder ihr gewöhnliches blass granulirtes Aussehen hat; oft auch liegen die Körnchen, welche die Terminalfaser anfüllen, in der Mitte nur dichter gedrängt. Der Verf. legt sich die Frage vor, ob diese innersten Conturen einen centralen Kanal andeuten möchten, entsprechend dem centralen Kanal, den *Leydig* innerhalb der breiten Achsenfaser der pacinischen Körperchen der Vögel beobachtete und *Kölliker* bestätigte. Er beantwortet sie verneinend, weil statt der beiden Conturen oft nur eine dunkle Granulation zu sehn ist und weil der Raum zwischen jenen Conturen blass granulirt und nicht glänzend ist, wie er erscheinen müsste, wenn er einen Kanal darstellte. Aber auch für die pacinischen Körperchen der Vögel lässt *Keferstein* die Deutung des centralen Streifens als eines durch die breite Terminalfaser verlaufenden Kanals nicht gelten; er sei deutlich granulirt, nicht immer scharf begrenzt und erscheine nach Natron - oder Essigsäurezusatz als eine dunklere Punktmasse, die unmittelbar aus dem eintretenden Nerven hervorgehe. So erklärt sich auch *Keferstein* für eine Analogie der breiten Terminalfaser der Vögel mit der schmalen der Säugethiere; beide haben in der Achse eine andere Beschaffenheit, als in der Rinde, ähnlich der Scheidung der Nervenfasern in Achsencylinder und Mark. Die von *Kölliker* und mir beschriebene äussere Querfaserschichte der Kapseln der pacini'schen Körperchen, die sich im scheinbaren Durchschnitt als Pünktchenreihe zeigt, fand *Keferstein* minder regelmässig angeordnet, als in unsern Abbildungen. Wo die Kapseln einander nahe liegen, war es nicht zu entscheiden, zu welcher glänzenden Linie die im Zwischenraum liegenden Punkte gehörten, und wo dieselben weiter von einander abstehen, meinte der Verf. sicher zu sehen, dass die Punkte nach innen von der Längsfaserschichte liegen. Dass diese Punkte die scheinbaren Querschnitte von Bindegewebsfasern sind, davon überzeugte *Keferstein* sich dadurch, dass er bei Verstellung des Focus aus den Punkten sich quergestellte Fasern entwickeln sah; er möchte aber dieses Bindegewebe zwischen den Kapselmembranen nicht als eine Schicht der Kapseln auffassen, sondern dasselbe als mehr oder weniger unregelmässig doch im Ganzen in querer Richtung den Zwischenraum zwischen zwei Kapseln durchziehend ansehen.

Die Tastkörperchen der Daumendrüse des Frosches sind nach *W. Krause* knäuelförmig gerollte, äusserst feine Nervenfasern, die immer einzeln in ein Körperchen eintreten. Einmal glaubt *Krause* ein solches in der äusseren Haut des Rumpfs des Frosches gesehen zu haben.

Die Savi'schen Organe des Zitterrochen enthalten, wie *Eckhard* fand, regelmässig sechs grosse, bläschenförmige Körper, deren jeder an einem Nervenzweige wie an einem Stiel hängt. Die Kugeln haben, wie es scheint, jede eine selbstständige Hülle mit einem einfachen, aus blassen Zellen bestehenden Epithelium und einen feinkörnigen Inhalt mit zahlreichen Kernen. Die an die Kugeln herantretenden Nervenfasern setzen sich mit ihrer Scheide in die Hülle der Kugeln, mit ihrem Mark in den Inhalt der letztern fort. Weiter ergiebt die Untersuchung von Chromsäurepräparaten, dass aus dem Nervenmark, sobald die Kugel erreicht ist, ein oder zwei sehr feinkörnige Fäden sich hervorheben, die sich manchfach theilen und deren letzte Enden mit jenen Kernen des Inhaltes der Bläschen zusammenhängen. Demnach erklärt der Verf. die in der Ampulle liegenden sechs Körper für peripherische Ganglien; in jedes begeben sich mehrere Nervenfäden, deren Achsencylinder mit den Kernen des Inhaltes der Ganglienkugeln zusammenhängt. Dass die Differenzirung der Nerven in Mark und Achsencylinder schon während des Lebens bestehe, will *Eckhard* damit nicht behaupten.

Die Endigung der Nerven in den elektrischen Organen betreffend, wurde der wesentliche Inhalt der Untersuchungen von *Kupffer* und *Keferstein* und von *Schultze* schon im vorjährigen Berichte mitgetheilt. *Schultze's* Monographie enthält die ausführliche Darstellung des elektrischen Apparats von Malapterurus und Gymnotus. Die Stelle, wo bei Malapterurus der zur elektrischen Platte tretende Endzweig der elektr. Nervenfaser seine dunkeln Conturen verliert (*Billharz* im vorj. Ber. p. 72) ist nach *Schultze* durch eine spindelförmige Anschwellung des Nerven bezeichnet. Unter einer grössern Zahl fand sich Einmal ein Nervenendzweig, welcher zwei markhaltige Primitivfasern einschloss, die beide neben einander in der spindelförmigen Anschwellung endeten. Von einer Abgrenzung der körnigen Substanz der keulenförmigen Endanschwellung des

Nerven zu einzelnen, die Kerne umschliessenden, ganglien-
kugelartigen Massen, wie *Billharz* sie beschreibt, konnte
Schultze sich nicht überzeugen; ihm scheint vielmehr die
Grundsubstanz des Nervenfädchens von der spindel- bis zur
keulenförmigen Anschwellung durchaus homogen feinkörnig.
Durch diese granulirte Beschaffenheit und durch kleinere, ge-
drängtere Kerne zeichnet sich der Nervenknopf vor der glas-
hellen Platte aus.   Die Zahl der Kerne der elektrischen Platte,
die immer in einfacher Schichte, aber nicht in Einer Horizontal-
ebene ausgebreitet sind, ist in grössern und kleinern Platten
nahezu die gleiche; sie liegen demnach in kleinern Platten
dichter beisammen.

In den Querscheidewänden des elektrischen Organs des
Gymnotus besteht die Fasermembran nach *Schultze* nur aus
Bindegewebe.   Fasern, welche den Lösungsmitteln des Bindegewebes widerstanden (elastische Fasern nach *Kupffer* und
Keferstein), fanden sich nicht.   Jede Querscheidewand grenzt
mit der hintern Fläche an eine dünne, Gefässe enthaltende
Flüssigkeits- oder Gallertschichte mit sternförmigen Zellen;
die vordere Fläche steht an frischen Exemplaren in unmittelbarer Verbindung mit dem Zellenkörper *Pacini's*, dem Analogon
der elektrischen Platte des Malapterurus, einer Platte von
homogen glasartig durchsichtiger Grundsubstanz mit moleculären
Körnchen und runden Kernen. Die letztern fehlen in den mittlern Schichten der Platte; sie finden sich nur in der Nähe
der vordern und hintern Oberfläche in den hier vorhandenen,
durch mehr oder minder tiefe Einschnitte von einander ge-
schiedenen Hökern.   Die Körnchen sind einzeln durch die
Platte zerstreut, an der vordern und hintern Oberfläche etwas
dichter, als in der Mitte.   Chemisch verhält sich die elektr.
Platte wie ein Eiweisskörper.   Die feinen Endfasern der Nerven
liegen, so weit sie an Spiritusexemplaren verfolgt werden
können, alle an der hintern Oberfläche der Platten und müssen
hier ihr Ende finden.   Fädchen von 0,001''' Durchm. schienen
noch markhaltig gewesen zu sein.

Ecker's Nachtrag betrifft zwei früher nicht genau beschriebene Arten von Mormyrus, M. elongatus und labiatus.   Bei
dem erstern liegt, wie bei M. dorsalis und anguilloides, die
elektrische Platte auf der hintern Seite der Bindegewebsplatte,
bei M. labiatus liegt sie, wie bei M. oxyrrhynchus, longipinnis
und cyprinoides, auf deren vorderer Seite.   Dessen ungeachtet
findet eine Durchbohrung der elektrischen Platte Statt.   Die
Löcher sind von einem starken Wall umgeben.   Der Wall ist
in radiärer Richtung quergestreift.   Die Querstreifung verhält

sich wie im Muskelgewebe, und für Muskelgewebe erklärt *Ecker* auch die Substanz des Walls, so dass hier Nervensubstanz (Ganglienzellen-Inhalt), welche den grössten Theil der elektrischen Platte ausmacht, und animale Muskelsubstanz (Primitivbündel-Inhalt), welche aus der Platte an einzelnen Stellen hervorgeht, membranartig ausgebreitet und verbunden wären.

In der Nervenplatte des elektrischen Schwanzorgans der Rajae folgt nach *Schultze* auf das von *Kölliker* beschriebene Nervennetz (vorj. Bericht p. 78) ein anderes, bei weitem feineres, und dies steht zu dem Schwammkörper in innigster Beziehung. Im Gewebe des letztern unterscheidet *Schultze* mit *Leydig* Intercellularsubstanz und kernhaltige Zellen, erklärt sich aber mit *Kölliker* gegen jede Zusammenstellung desselben mit Knorpel oder Bindegewebssubstanz, wogegen entschieden das Verhalten in kochendem Wasser spricht, und stimmt *Robin* bei, der es als ein Gewebe eigenthümlicher Art betrachtet. Die Grundsubstanz desselben ist im hintern Theile feinkörnig, im vordern Theile glasartig durchsichtig, von zahllosen mäandrisch verschlungenen Liniensystemen durchzogen, die, wie auch *Leydig* annimmt, von einem mehr oder minder vollständig lamellösen Bau herrühren. Beide Formen sind chemisch gleich, eiweissartig, und gehn allmälig in einander über.

Die Elemente des peripherischen Nervensystems des Limulus schildert *Gegenbaur* als leicht isolirbare Fasern von 0,005—0,008''' Durchm. Jede besteht aus einer zarten, mit länglichen Kernen bedeckten Scheide, die einen homogenen, hier und da molekulär getrübten Strang umschliesst, der sich leicht aus dem offenen Ende der Scheide hervordrücken lässt. Theilung der Fasern ist dem Verf. nur selten, Einlagerung von Ganglienzellen in dieselben niemals vorgekommen.

III. Compacte Gewebe.

1. Knorpelgewebe.

Aeby, a. a. O.
Baur, a. a. O.
Kölliker, Gewebel.
Freund, Beiträge zur Histologie der Rippenknorpel. Breslau. 4. 3 Taf.
Reichert, Müll. Arch. 1857. Hft. 6. p. 15.
Luschka, Halbgel.
H. Müller, über die Entwicklung der Knochensubstanz nebst Bemerkungen
    über den Bau rhachit. Knochen. Zeitschr. für wissensch. Zool. Bd. IX.
    Hft. 2. p. 175. Fig. 13.
Gegenbaur, a. a. O. p. 12.

Aus *Aeby's* Untersuchungen über die Entwicklung des ächten Knorpels, die nach einer vorläufigen Mittheilung des Verf. schon im vorjährigen Bericht erwähnt wurden, ist noch besonders die Art hervorzuheben, wie die reihenweise Anordnung der Zellen am Verknöcherungsrande des Knorpels der Röhrenknochen zu Stande kömmt. Ursprünglich sind sie gleichmässig und ohne bestimmte Anordnung durch die Grundmasse vertheilt; sodann platten sie sich ab und dabei stellen sie sich stets mit den Flächen parallel dem künftigen Verknöcherungsrande. Demgemäss erscheinen sie auf dem Längsschnitte als Stäbchen, welche oft dadurch, dass sie sich gegen das Eine Ende zuspitzen, eine Keulenform darbieten. Stehen derartige Zellen in Längsreihen über einander, so alterniren sie dergestalt, dass je das spitze Ende einer Zelle zwischen den stumpfen Enden der nächst obern und nächst untern Zelle liegt und umgekehrt. Dies ist so zu erklären, dass die Zellen nach erfolgter Theilung sich in entgegengesetzten Richtungen verlängern und an einander vorüberwachsen: Die Zellen, welche im Moment der Theilung neben einander in derselben Querschnittsebene des Knochens lagen, kommen dadurch über einander in eine Längsreihe zu liegen. Von einer Theilung der Zellen vorzugsweise nach Einer Richtung leitet auch *Baur* die reihenförmige Lage der Knorpelzellen am Verknöcherungsrande ab. Dagegen hält *Freund* (p. 28) die stellenweise Resorption der Intercellularsubstanz für den Grund der Zellengruppirung.

Mit triftigen Gründen erklärt sich *Aeby* gegen die Annahme, dass die Knorpelkapsel ein Secretionsproduct der Knorpelzelle sei und damit auch gegen die Theorie, welche die Kapsel als eigentliche Zelle, die Zelle als Primordialschlauch auffasst. Die Kapsel ist ein glänzend weisser, durchaus homogener, nach aussen diffus umschriebener Ring, der, anfänglich fast nur ein unbestimmter Schimmer, allmälig deutlicher hervortritt. Von der Zelle ist sie durch einen hellen Saum getrennt, den Ausdruck eines Lumens der Höhle, in welcher die Zelle frei liegt, so dass sie aus der angeschnittenen Höhlung von selbst herausfällt. Zeigt nun schon die directe Beobachtung, dass die Kapsel in der Grundsubstanz zuerst angelegt wird, so wäre es schwer zu begreifen, wie eine Zelle, während sie durch Verflüssigung der sie umlagernden Grundsubstanz eine Höhlenbildung veranlasst, zu gleicher Zeit an der Stelle der verdrängten Masse die Ablagerung eines dieser in jeder Beziehung durchaus analogen Stoffs vermitteln sollte. Man dürfe sich aber nur vorstellen, dass die in der

Umgebung der Zelle verflüssigte Masse, statt resorbirt zu werden, aus der Nachbarschaft der Zelle zurückgedrängt und in die noch unversehrten Partien der Grundsubstanz gleichsam eingeschmolzen werde, um eine einfache Erklärung für die Entstehung der Kapsel und ihre fernere Entwicklung zu finden. Giebt man zu, dass die Schmelzkraft der Zellen nicht über eine gewisse Entfernung hinauswirkt, so erklärt sich auch die Entstehung der Scheidewände zwischen den beiden, aus der Theilung Einer Zelle hervorgegangenen secundären Zellen. Sobald diese weit genug aus einander getreten sind, damit Partien des sie einschliessenden Höhlenraums ausserhalb jenes Kreises fallen, bis zu welchem die Schmelzkraft der Zelle sich erstreckt, so wird in jenen Partien die fortwährend durch den Knorpel angestrebte Ablagerung von Grundsubstanz erfolgen können.

Bei Vergleichung älteren hyalinischen Knorpels mit jüngerm fällt das allmälig zunehmende Ueberwiegen der Grundsubstanz auf. Es beruht theils auf einer Vermehrung der letztern, theils auf einem Erlahmen des Theilungsprocesses. Die Zellen sind anfangs in verschiedenen Weisen eckig verzogen, keulen- oder spindelförmig, später mehr rundlich oder oval, leicht granulirt und enthalten meist ein oder zwei grössere oder kleinere, dunkelrandige Kügelchen, vielleicht Fett. Ein Kern lässt sich nur selten deutlich unterscheiden; in der Symphyse des Erwachsenen konnte ihn *Aeby* niemals auffinden. Die Kapsel mit ihren Höhlen und Scheidewänden ist oft so wenig entwickelt, dass sie ganz zu fehlen scheint und die einzelnen Zellen in den dichtgedrängten Haufen nur schwer von einander unterschieden werden. Doch kann die Höhle auch das Volumen der eingeschlossenen Zelle bedeutend, selbst mehrfach übertreffen. Die Kapselwand beginnt von der Zeit an, wo die Zelle zu ihrer ursprünglichen rundlichen Form zurückgekehrt ist, rasch an Schärfe zuzunehmen und grenzt sich nach aussen ab, bis sie endlich mit doppeltem Contur membranartig hervortritt und so für eine Zelle gehalten werden konnte, in der die eigentliche Zelle sich wie ein Kern ausnahm. In Folge ihrer vermehrten Consistenz und Festigkeit widersteht sie dem Lösungsmitteln des Knorpels und lässt sich isolirt erhalten. Umschliesst sie mehrere Zellen, so giebt sie das täuschend ähnliche Bild einer Mutterzelle. Oft compliciren sich die Verhältnisse dieser Kapsel in manchfaltiger Weise: sie kann sich mit gewöhnlicher Grundsubstanz erfüllen, es kann die eingeschlossene Zelle aus dieser Grundsubstanz eine neue Kapselwand erzeugen und, wo solches sich wiederholt, können selbst zwiebelartig schalige Gebilde entstehn, die, wenn die Zelle excentrisch gestellt war, nur den Einen von ihr abgewandten Theil der ursprünglichen Kapsel erfüllen. *Freund* (p. 5), welcher die Kapsel ebenfalls für veränderte und verdichtete Grundsubstanz hält, erklärt doch die Entstehung der concentrischen, die Knorpelzelle umschliessenden Schichten in anderer Weise: er hält nämlich die innere Schicht für die ursprüngliche Kapsel und die nach aussen folgenden Schichten für spätere, auf gleiche Weise aus der Grundsubstanz abgelagerte Wiederholungen der Kapsel, die äusserste für die jüngste; je weiter nach aussen, um so blasser, um so minder resistent, um so ähnlicher der ursprünglichen Grundsubstanz würden die Schichten. Später bildet sich auf dem Ring eine schwache, oft radiäre Streifung. Das Fett, welches sich in ältern Knorpeln, namentlich der Rippe, in so reichlicher Menge findet, liegt nach *Freund* immer ausserhalb der Zelle, zwischen ihr und der Kapsel, durch deren Verdichtung es frei geworden ist. Nach *Reichert* wären alle Angaben über Kapseln der Knorpelkörperchen in normaler Knorpelsubstanz Producte optischer Täuschung; erst im Alter oder in Krankheit würden Kapseln durch eine in der ursprünglich homogenen Substanz eintretende Sonderung producirt.

Luschka (p. 5. 33) scheint noch der ältern Ansicht zugethan, wonach die Knorpelkapsel als die mit der Intercellularsubstanz verschmolzene Membran der Knorpelzelle aufgefasst wurde und führt das zarte Häutchen, welches sich bei Behandlung des Knorpels mit Wasser von der Kapsel ablöst und um den Kern zusammenfaltet, als Beweis an, dass n i c h t a l l e Zellen ihre selbstständige Wand verlieren. Die Schichten der Knorpelkörper des Gallertkerns der Wirbelsynchondrosen betrachtet er indess (p. 47) als Ablagerungen an die A u s s e n fläche der Zellenwand, als Ausscheidungs - oder Secretionsproducte der letztern. Die äusserste Schicht findet er, wie *Freund*, häufig blasser und weicher, als die übrigen; *L.* spricht sich nicht bestimmt darüber aus, ob er sie deshalb für jünger hält, in welchem Falle freilich das Material jeder neuen Schichte die ältern Schichten durchdringen müsste, sogar zweimal durchdringen müsste, da, wie Ref. schon in einem frühern Bericht bemerkte, die Zelle den Stoff zur Ausscheidung doch erst irgendwoher an sich gezogen haben muss. Bald in allen, bald nur in den äussern Verdickungsschichten findet ein fasriger Zerfall in der Weise Statt, dass auch die Fibrillen in concentrisch verlaufenden Schichten angeordnet bleiben. An der Schambeinsynchondrose eines trächtigen Meerschweinchens,

wo viele Formelemente in Theilung begriffen waren, überzeugte sich *Luschka* (p. 111), dass das, was den Kern umgiebt, keine Zellenmembran ist, sondern nur eine ihn umhül-
lende Zwischenmaterie, die er sich angeeignet habe.

Die Processe, welche der Bildung der Knorpelkanäle voran-
gehn, gleichen nach *Aeby* den die Verknöcherung vorbereitenden.
Sie kündet sich an durch Vermehrung der Zellen und reihenförmige Anordnung derselben mit nachfolgender Aufblähung.
Durch Schmelzung der Zwischenwände fliessen die Kapseln
zu Räumen zusammen, in welchen die Knorpelzellen sich wie
in den fötalen Markräumen (s. unten) verwandeln. Auch
Kölliker (p. 249) tritt dieser Ansicht bei und giebt also zu,
dass die Zellen des Knorpelmarks Abkömmlinge der Knorpelzellen seien.

In den Brustbeinsynchondrosen sah *Luschka* (p. 92) an der
Grenze des hyalinischen und Faserknorpels eine eigenthümliche Zerklüftungsweise. Sie macht sich in Gestalt kurzer
oder längerer, dünnerer und dickerer, einfacher und getheilter,
vorwiegend gestreckt verlaufender heller Streifen bemerklich,
welche häufig wie von einer Knorpelhöhle ausstrahlten und
so den Anschein verästelter Knorpelzellen gewährten. Es gelang nicht, eine selbstständige Wandung an denselben nachzuweisen. Gegen *Bruch* welcher ähnliche Spalten beschrieb
und dieselben für Kunstproducte erklärte, ist *Luschka* der
Meinung, dass sie zwar zufällige, aber von der Präparation
unabhängige Bildungen seien.

In den Wirbelsynchondrosen von Rindsembryonen sieht
H. Müller die Knorpelzellen nach mehreren Richtungen strahlig auswachsen, während die Grundsubstanz sich zum Theil
erweicht, zum Theil zerfasert. Die Klümpchen und Zellengruppen im Gallertkern der Wirbelsynchondrosen Neugeborner,
welche *Luschka* und Ref. beschrieben (vgl. diesen Bericht
1856 p. 49) stammen nach *Luschka* (p. 54) und *Kölliker*
(p. 244) von Resten der Chorda dorsalis ab. *Kölliker* erklärt
sie kurz für gewucherte Masse der Chordazellen, die in einer
scharfbegrenzten, rundlichen oder birnförmigen Höhle des
mittlern Theils der Synchondrose eingeschlossen sei. Aber
der ganze Gallertkern des Neugebornen ist von solchen Klümpchen durchzogen. *Luschka* vergleicht sie mit der Zellenmasse,
die er bei einem 10 Wochen alten menschlichen Embryo in
Chordaresten fand. Es bestand nämlich gegen die Mitte der
Synchondrose des 11. und 12. Brustwirbels eine spindelförmige, nach der Seite der Wirbelkörper sich verjüngende Erweiterung der Chorda, die in der Nähe der Ossificationspunkte

bereits verschwunden war. An der Stelle der Scheide erschien
hier und da ein Bruchstück einer von vielen Fettkörnchen
durchsetzten Lamelle. Zwischen den nächst untern Wirbeln
war die, dem Chordenrest entsprechende erweiterte Stelle auf
die Synchondrose beschränkt, von den Wirbelkörpern vollständig abgegrenzt. Sie enthielt innerhalb eines hellen, von
schleimiger Substanz eingenommenen Hofes Zellen, von welchen *Luschka* annimmt, dass sie sich sowohl durch Theilung,
als durch endogene Production vermehren. Die scheinbaren·
Tropfen in jenen Zellenhaufen hält *L.* für wirkliche Zellen.
Sie zeigen meist eine doppelt conturirte Wand und sind zum
Theil so unter einander verbunden, dass das ganze Object wie
das Knäuel eines feinen Netzwerks aussieht, dessen Räume
eine helle und homogene Substanz enthalten. Die meisten
Zellenhaufen haben eine dünnere oder dickere Umhüllung,
welche der Verf. bei den Einen als Ausscheidungsproduct der
Zellen, bei den andern als Wandung der Mutterzelle betrachtet, aus welcher durch endogene Entwicklung die ganze Gruppe
hervorgegangen sein soll.

Luschka (p. 15) hatte Gelegenheit, eine nach Luxation
des Armbeins neugebildete Gelenkpfanne zu untersuchen. Sie
war von einer ungleichförmigen, höchstens 1‴ dicken, crusten-
artigen Schichte faseriger Knorpelsubstanz ausgekleidet, welche
zahlreiche rundliche, theils vereinzelte, theils zu rundlichen
Gruppen geordnete Knorpelzellen enthielt. An der freien
Fläche des neugebildeten Knorpels erhoben sich blattartige
Auswüchse der Grundsubstanz.

Aeby hebt die grosse Widerstandsfähigkeit der jungen
Knorpelzellen gegen nicht allzu concentrirte Mineralsäuren
hervor, in welchen sie selbst nach Stunden nur blass und
durchsichtig geworden waren; durch Zusatz von etwas Wasser
erhielten sie augenblicklich wieder dunklere Umrisse. Sie
lösten sich aber nunmehr leicht in Kali auf, was sie vorher
nicht gethan hatten. Der Kern verschwindet schon nach kurzer Zeit in den genannten Reagentien und lässt sich durch
nichts wieder zum Vorschein bringen. Die Grundsubstanz
wird in starken Mineralsäuren und besonders in Salpetersäure
zuerst weiss und durchscheinend, allmälig morscher und weicher und löst sich schliesslich vollständig. Man hat darin
ein Mittel, die Knorpelzellen zu isoliren; die Kapsel verhält
sich wie die übrige Masse und unterliegt mit ihr der Auflösung. Dies ist eine Bestätigung für die von *Kölliker* (p. 67)
ausgesprochene Vermuthung, dass die dem kochenden Wasser
resistirenden Elemente der Knorpel die eigentlichen Knorpel-

zellen seien und die Kapseln sich mit der Grundsubstanz auflösen. Nur passt zu dieser Vermuthung nicht die Behauptung, die *Kölliker* gerade bei dieser Gelegenheit wiederholt, dass die Kapsel sicherlich zur Zelle gehöre. Feine Schnitte von normalen Rippenknorpeln fand *Freund* (p. 2) nach 14tägiger Behandlung mit Aether auffallend verändert. Im Ganzen war die Masse geschrumpft, die Zwischenräume zwischen den Zellen waren kleiner geworden; die Zellen selbst hatten ebenfalls etwas von ihrem Inhalt abgegeben und Alles war von Fett bedeckt, wovon vorher keine Spur zu sehn gewesen war.

Die Textur des Knorpels des Limulus beschreibt *Gegenbaur* folgendermaassen: Man sieht 0,010—0,065''' grosse, ovale oder runde Kapseln mit verdickten Wänden an einander gedrängt, so jedoch, dass, wo 3 und mehr zusammenstossen, kleine 3—5eckige Räume zwischen ihnen übrig bleiben. Die Dicke der Kapselwände steht in geradem Verhältniss zu deren Grösse; die grössern sind durch Scheidewände in secundäre Räume getheilt. Alle Wände zeigen auf Querschnitten eine Schichtung, aus welcher in Verbindung mit der Anordnung der Hohlräume und der in ihnen enthaltenen Zellen der Verf. den Schluss zieht, dass ein Zellentheilungsprocess sich mit der Bildung von Umhüllungsmembranen, als secundären Ausscheidungen, combinirt habe. Jeder der grossen Kapseln ging, nach seiner Ansicht, eine Zelle voraus, die die äussersten Schichten der Kapselwand absetzte; eine Theilung der Zelle in zwei oder vier, gleiche oder ungleich grosse Zellen gab dann zur Entstehung von Scheidewänden Anlass, die sich auf dieselbe Weise bildeten, wie die äussern Schichten der ersten Kapsel und so schritt der Process weiter, bis die ursprünglich einfache Zelle in eine grosse Zahl von Tochterzellen zerfallen war.

2. Knochengewebe.

C. Rouget, note sur les corpuscules des os et sur le developpement des os secondaires. Journ. de la physiol. Octbre. p. 764. pl. VII.

Budge, über die Ernährung der Knochen. Deutsche Klinik. No. 41.

Aeby, a. a. O.

Baur, a. a. O.

Freund, a. a. O.

H. Müller, Ztschr. für wissensch. Zoologie. a. a. O.

Kölliker, Gewebel. p. 248 ff.

F. v. Recklinghausen, Arbeiten aus dem chem. Laboratorium des pathol. Instituts in Berlin. Archiv für path. Anat. und Physiol. Bd. XIV. Hft. 5. 6. p. 466.

Luschka, Halbgel. p. 98.

Virchow, Cellularpath. p. 391.

R. Hein, über die Regeneration gebrochener und resecirter Knochen. Archiv für pathol. Anat. u. Phys. Bd. XV. Hft. 1. 2. p. 1. Taf. I—III.

zu welchem die Beobachter unabhängig von einander in erfreulicher Uebereinstimmung gelangten und welches auch bereits *Kölliker* adoptirt hat, ist, dass die von dem Letztern nach *Sharpey*'s Vorgang aufgestellte Unterscheidung der Skeletttheile in bindegewebig und knorplig präformirte histologisch nicht haltbar ist. *Reichert* hatte diese Unterscheidung verworfen, indem er die Grundlage der vom Periost her aufgelagerten Knochenschichten für eine Art Knorpel erklärte; sein Widerspruch rechtfertigt sich in anderer Weise, indem es sich zeigt, dass der ächte lamellöse Knochen auch aus dem Knorpel nur durch Vermittlung einer Metamorphose der Grundlage hervorgeht, die die letztere dem sogenannten Bindegewebe der Periostablagerung ähnlich macht. Ob übrigens diese Substanz, die durch Kalkablagerung zu lamellösem Knochen wird, Knorpel oder Bindegewebe heissen solle, darüber wird man nach Belieben streiten können, da sie wirklich zwischen beiden in der Mitte steht, dem Knorpel durch den Mangel der Faserung, dem Bindegewebe durch die chemische Reaction sich anschliesst. Am zweckmässigsten wird man den von *H. Müller* vorgeschlagenen Namen „osteogene Substanz" annehmen. Wenn aber die neuern Untersuchungen den Knochen der knorplig präformirten und der aus dem Periost abgelagerten Skeletttheile, so weit derselbe aus concentrischen Lamellen besteht und strahlige Körperchen einschliesst, auf dieselbe osteogene Substanz zurückführen, so erklären sie zugleich, wie Modificationen des Knochengewebes dadurch zu Stande kommen, dass auch anderes, als osteogenes Gewebe der Verknöcherung fähig ist. Abgesehn von pathologischen Verknöcherungen, die in verschiedenartigen Geweben mit Erhaltung des eigenthümlichen Baues derselben auftreten, so kommen als Grundlage typischer Knochentheile neben der osteogenen Substanz Knorpel und Bindegewebe vor und diesen Grundlagen entsprechen, neben ächtem Knochen, der Knorpelknochen (verkalkter Knorpel *H. Müller*) und der Bindegewebsknochen. Knorpelknochen findet sich im reifen Skelett des Menschen und der Säugethiere nur in sehr beschränkter Ausdehnung, fast nur in unmittelbarer Nähe der knorpligen Ueberzüge der Gelenk- und Synchondrosenflächen (bei den Plagiostomen bildet er die schon von *J. Müller* als kalkhaltigen Knorpel charakterisirte Rinde des Knorpelskelets); Bindegewebsknochen kommt beim Menschen nur pathologisch zu Stande (bei den Vögeln entsteht typisch Knochen durch Kalkablagerung in Sehnen der Unterextremität); es ist daher wohl erklärlich, dass lange Zeit die Schilderungen des Knochengewebes sich allein auf den ächten

Knochen bezogen. Die Arten des Knochengewebes sind vielleicht chemisch verschieden: *H. Müller* (p. 155) und *Baur* vermuthen, dass die Grundlage des Knorpelknochens auch nach der Verknöcherung durch die dem Chondrin eigenthümlichen Reactionen von der leimgebenden Grundlage des ächten und Bindegewebsknochen sich unterscheiden möge, und dass die osteogene Substanz von Anfang an Glutin gebe. Sie vermissen am Knorpel- und Bindegewebsknochen den lamellösen Bau des ächten; das Hauptkennzeichen aber liefern die sogenannten Körperchen; sie sind im Knorpelknochen nach den Kapseln geformt und also ohne Ausläufer, den von *Bruch* beschriebenen Knochenkörperchen des primordialen Skeletts ähnlich; im Bindegewebsknochen sind sie nach *Baur* (p. 49) schmal, in die Länge gezogen, meist ohne Ausläufer; sie gleichen den verlängerten stabförmigen Kernen der Sehnensubstanz. Die an die Körperchen des ächten Knochens erinnernden Strahlen, welche *Virchow* verführten, das verknöcherte Bindegewebe und den ächten Knochen für identische Gewebe zu halten, zeigen sie ohne Zweifel nur auf Schnitten, die die Längsachse der ursprünglichen Bindegewebsbündel senkrecht schneiden.

Für die morphologische Entwicklung des Skeletts ergiebt sich aus den vorliegenden Untersuchungen die Folgerung, dass es knorplig präformirte Skelettstücke giebt, die nach dem provisorischen Stadium durch wahre Knochenmasse ersetzt werden, also gleichsam eine Form bilden, in oder über welche der bleibende Knochen abgelagert wird; teleologisch lässt sich, nach *Aeby*'s Bemerkung, diese Bevorzugung einzelner Knochen erklären, indem sie überall Statt findet, wo auf die Verknöcherungsfläche ein bedeutender Druck ausgeübt wird, unter welchem eine weichere Substanz ihre Gestalt nicht behauptet haben würde. So leidet auch, worauf *H. Müller* aufmerksam macht, die Lehre von den Ossificationspunkten Modificationen, insofern die Knorpelverkalkungen von den Anfängen ächter Knochensubstanz unterschieden werden müssen.

Die Uebereinstimmung der Ansichten erstreckt sich aber nicht über jene allgemeinen Sätze hinaus; in den Einzelheiten gelangen die Verfasser zu abweichenden Schlussfolgerungen. So wird schon die bekannte reihenförmige Anordnung der Knorpelkörperchen, in der Nähe des Verknöcherungsrandes, wie erwähnt, verschiedenartig gedeutet. *Baur* und *Aeby* führen sie zurück auf eine in gleicher Richtung sich mehrmals wiederholende Theilung der Zellen, so dass jede Reihe je eine Generation repräsentirt; *H. Müller* dagegen glaubt noch eine Verschiebung und ein „Sich richten" der Zellen zu Hülfe nehmen zu müssen (p. 156), welches *Freund* (p. 28) aus einem stellenweisen Schwinden der Intercellularsubstanz erklärt.

Die Art, wie die osteogene Substanz an die Stelle des Knorpels tritt, schildert *H. Müller* (p. 157 ff.) nach Präparaten, die durch Chromsäure ihres Kalks beraubt worden waren, folgendermaassen: An Röhrenknochen und Rippen geht das erste Auftreten ächter Knochensubstanz von dem Perichondrium aus. Die Markräume dieser Knochenrinde setzen sich in Verbindung mit den Knorpelhöhlen im Innern, indem sie die unterdess verkalkte Intercellularsubstanz und namentlich die verkalkten Kapseln, in welchen die Zellenreihen oder Gruppen liegen, an den Spitzen durchbrechen. Dazu kommen an Röhrenknochen Durchbrüche der stärkeren Scheidewände zwischen den Reihen, wodurch die anfänglich langgestreckten schmalen Höhlen weit und unregelmässig werden. Wo die Zellen einzeln oder in kleinen Gruppen stehen, fressen die Markräume vom Knochen her nach allen Richtungen in die einzelnen Höhlen, wodurch eine unregelmässigere Gestaltung derselben entsteht und die Verfolgung des Zusammenhanges schwieriger wird. Es können nämlich in einem Schnitt manche Räume rings von einem Contur umzogen und also geschlossen erscheinen, während in der That die Stelle, an welcher sie eröffnet waren, weggeschnitten ist. Anderwärts, z. B. in den Wirbeln, greift die Zerstörung gleich von Anfange an mehr in die Breite, so dass ganze Gruppen von Höhlen zusammenfallen und nur sparsame Bälkchen einstweilen stehen bleiben.

An den Wänden dieser Höhlen, die als Fortsetzungen der Markräume des Knochens ebenfalls Markräume genannt werden dürfen, entsteht nun, und zwar immer erst nach Herstellung der Communication mit den Markräumen des ächten Knochens, die ächte Knochensubstanz in Form einer zarten opalisirenden Lamelle, welche weiter rückwärts an Dicke zunimmt und die charakteristischen strahligen Körperchen einschliesst. Die Ablagerung folgt im Ganzen der Form der durch Schmelzung gebildeten Räume; in langgestreckten Markräumen bildet sie weithin nur eine dünne Auskleidung und erscheint erst weit rückwärts in Form stärkerer Bälkchen; in den Wirbeln sieht man gleich an den Enden der Markräume eine rasch zunehmende Auflagerung, die in sehr kleiner Entfernung bereits einen beträchtlichen Theil der Markräume ausgefüllt und einzelne Bälkchen gebildet hat.

Bleiben schon jetzt von der ursprünglichen Knorpelverkalkung nur verhältnissmässig geringe Reste zwischen den durch osteogene Substanz mehr oder minder ausgefüllten Höhlen oder Markräumen stehen, so mindern sich diese Reste noch und gehen grossentheils völlig verloren dadurch, dass, abgesehen vom Ansatz neuer Knochenmasse vom Knorpel her und der Wiederaufsaugung gegen die Markröhre, im Innern der ächten Knochensubstanz ein Stoffwechsel Statt findet, ältere Partien aufgelöst und neue dafür gebildet werden. Dies erschliesst *H. Müller* aus der Vergleichung der Formation, welche die Bälkchen und Maschen der spongiösen Substanz des wachsenden Knochens dicht am Knorpel und weiter rückwärts zeigen; ebenso aus der mikroskopischen Betrachtung der Züge der Lamellen und Knochenkörperchen, welche häufig der jeweiligen Oberfläche folgen, andere Male allerdings sich nach gewissen Centren (oder Achsen), einem Blutgefäss oder einer Markmasse mit mehreren Blutgefässen richten. Nicht einmal mit der Vollendung des Wachsthums steht die Wiederauflösung der erstgebildeten Knochensubstanz still; ein Längsschliff durch eine Phalanx zeigt, wie die ursprüngliche Substanz fast überall wieder von den Markräumen angefressen ist, um einer regelmässiger lamellösen Platz zu machen, auch da, wo die Epiphyse mit der Diaphyse verwachsen ist. In den Gehörknöchelchen fand *H. Müller* bei Neugebornen noch ziemlich beträchtliche Mengen verkalkter grosszelliger Knorpelsubstanz, daneben aber auch die schon von *Bruch* erwähnten Auflagerungen ächter Knochensubstanz an den Wänden der beträchtlichen Markräume, sowie auch theilweise an der äusseren Oberfläche wohl entwickelt. Bei Erwachsenen dagegen und namentlich älteren Individuen fanden sich im Innern des Hammers wie des Amboses nur einzelne Gruppen jener Reste des ursprünglichen Knorpels. Bei Weitem überwiegend war die ächte Knochensubstanz, welche die Markräume so ausgefüllt hatte, dass die Substanz nun fast überall als compact bezeichnet werden konnte. Die Oberfläche der Knöchelchen war zum Theil mit einer periostalen, lamellösen Rinde versehen, an den meisten Stellen aber fand sich dort eine Schicht unvollkommener Knochensubstanz mit kleinen, etwas zackigen Höhlen, welche wohl der Uebergangsschicht des ursprünglichen Knorpels zu dem Perichondrium entsprach und an manchen Stellen ebenso gut als Knorpelverkalkung angesprochen werden konnte, ein Verhalten der Oberfläche, welches mit dem geringen Wachsthum der Gehörknöchelchen nach der Ossification zusammenhängt.

Im Innern des Knorpels, in Epiphysen und runden Knochen, entsteht die ächte Knochensubstanz ebenfalls durch Verkalkung einer weichen osteogenen Substanz, deren Bildung

von den sogenannten Knorpelkanälen vermittelt wird. Die
ersten ächten, strahligen, wenn auch etwas unregelmässigen
Knochenkörperchen verdanken ihren Ursprung der Verkalkung
der äussersten Schichte des in den Kanälen enthaltenen weichen Knorpelmarks. Ueberall geht der Verknöcherung die
Gefässbildung, das Vordringen der Blutgefässe von dem Perichondrium in die Kanäle voran.

Die von *Baur* vorgetragenen Ansichten über die Entwicklung der ächten Knochensubstanz in Röhrenknochen, welche
schon im vorjährigen Berichte mitgetheilt wurden, stimmen
in der Hauptsache mit *H. Müller's* Darstellung überein, nur
ist bei *Baur* nicht die Rede von einem Zusammenfliessen
der Knorpelhöhlen mit Markkanälchen einer vom Periost aus
abgelagerten Knochenschichte und *Aeby* erklärt sich entschieden dagegen, dass der Umwandlung des Inhaltes der Knorpelkapseln in osteogene Substanz die Eröffnung der Kapseln und
die Blutgefässbildung nothwendig vorangehe (doch ist ihm die
Menge der Blutkörperchen aufgefallen, die sich zuweilen in
den Markräumen lange vor der Gefässbildung finden und
wahrscheinlich von anderwärts eingedrungen sein müssten);
im Gegentheil scheinen ihm jene beiden Momente eine Be-
schränkung der Knochenbildung zu bedingen, indem der Hohlraum, mag er nun aus einer einfachen Kapsel bestehen oder
bereits theilweise verkalkt sein, zu einem wirklichen Markraum geworden ist. Auch die Annahme einer secundär in
den Kapseln oder Knorpelhöhlen auftretenden osteogenen Substanz weist *Aeby* von der Hand, da sich ihm gerade die
Knochenkörperchen als die directen Abkömmlinge der Knorpelkörperchen erwiesen haben. Indessen liegt darin auch gar
kein Grund, sie zu bestreiten, denn auch die Markzellen
sind Abkömmlinge der Knorpelzellen und doch wird man wegen der eigenthümlichen Richtung, in der sie sich entwickeln,
nicht anstehen, sie von den Knorpelzellen zu unterscheiden.
Ueberhaupt aber ist dies mehr ein Streit um Worte; in der
Sache lassen sich *Aeby's* und *Müller's* Resultate wohl mit
einander vereinigen und die Verschiedenheiten aus dem verschiedenen Alter der untersuchten Knochen erklären. *Aeby*
hat seine Beobachtungen nur an Röhrenknochen und zunächst
bei ganz jungen Embryonen angestellt. Er sieht vom ersten
Knochenkern aus die Ablagerung der Kalksalze in den gemeinsamen Kapselwänden allmälig vorschreiten und von da
auf die Intercellularsubstanz sich fortsetzen (Knorpelverkal-
nung). Was den Inhalt der Kapseln betrifft, so macht sich
vorerst in Bezug auf die Scheidewände ein doppeltes Verhal-

ten geltend; sie verkalken entweder in gleicher Weise wie
die Kapsel und dann behält jede Zelle ihr gesondertes Fach,
oder sie werden resorbirt, und dann kommen sämmtliche Zellen einer Kapsel in eine gemeinschaftliche Höhle zu liegen.
Jenes führt, wie *Aeby* sagt, zur Bildung ächter Knochenmasse,
dieses disponirt zu rascher Entstehung von Markräumen. In
beiden Fällen können die Zellen durch Theilung sich vermehren; dies geschehe spärlich in den Fällen, wo die einzelnen
Zellen durch Verknöcherung ihrer Fächer isolirt wurden, so
wie in einem Theile der Kapseln; in den andern gehe die
Theilung mit solcher Energie vor sich, dass diese bald mit
kleinen kugligen oder eckigen Zellen vollgepropft erscheinen.
Die Kapseln der letztern Art insbesondere sind es, von welchen *Aeby* die Markräume ableitet. Während er nun sein
Augenmerk besonders auf die vereinzelt oder zu zweien in je
einer Kapsel eingeschlossenen Zellen richtet und den Process
beschreibt, durch den diese Zellen in strahlige Knochenkörperchen umgewandelt werden, so ist ihm doch die Modification des Vorgangs in den Fällen, „wo die Zellen frei in die
allgemeine Ausfüllungsmasse einer Kapsel eingeschlossen sind,“
nicht entgangen. Und da *H. Müller* nicht bestreitet, dass
ausnahmsweise einzelne, isolirte Kapseln von osteogener Substanz erfüllt werden können (p. 175), so erklärt sich die
Differenz vielleicht daraus, dass die kleinen, eine oder wenige Zellen einschliessenden Kapseln im ersten Anfange der
Verknöcherung verhältnissmässig häufiger sind, als später. In
beiden Fällen, mag eine kuglige oder röhrenförmige Kapsel
verknöchern, folgt die an der inneren Wand der Kapsel auf-
tretende osteogene Substanz dem Contur dieser Kapsel; die
Ausfüllungsmasse selbst nennt *Aeby* hell, ziemlich gleichartig,
höchstens etwas körnig oder streifig; er will nicht entscheiden, ob ihr die Ablagerung eines weichen Blastems voraus-
gehe oder nicht, zweifelt aber nicht, dass die Zellen, die
sich zu Knochenkörperchen gestalten, einfach in dieselbe ein-
gebacken werden. Die Resorption dieser ersten Verknöcherung erfolgt nach *Aeby* von den bereits bestehenden ältern
Markräumen aus; die Wände der Kapseln werden stellenweise
durchbrochen, so dass sie mit einander in offene Verbindung
treten. Sie scheinen länger, als ihr Inhalt, der Zerstörung
Widerstand zu leisten; zuletzt werden auch sie resorbirt und
die Stelle des Knochens nimmt ein mit fötalem Mark gefüll-
ter Hohlraum ein.

Was die Knochenkörperchen betrifft, so nimmt *Baur* die
Ansicht, dass sie verästelten Zellenkernen entsprechen, in

7*

demselben Augenblick wieder auf, wo *H. Müller* sie für eine
definitiv der Geschichte anheimgefallene erklärt. Wie es
Knochenkörperchen giebt, sagt *Baur* (p. 49), die den Kernen
des Bindegewebes gleichen (in den verknöcherten Sehnen), so
giebt es Bindesubstanz, deren Kernbläschen die Gestalt der
strahligen Knochenkörperchen angenommen haben, wenn nämlich in unreifer, zur Verknöcherung tendirender Bindesubstanz
die Verwandlung der Kerne in zackige, verästelte, safterfüllte
Hohlräume der Ablagerung der Kalksalze voraneilt (rhachi-
tische Knochen, Knochengranulationen). Für *H. Müller* sind
die Knochenkörperchen verästelte Zellen, die zum Theil ebenso
wie die Markzellen von den Knorpelzellen abstammen, obschon
viele der letzteren seiner Meinung nach in der verkalkten
Grundsubstanz untergehen, zum Theil aus den Zellen des
weichen Marks hervorgehen. Die Knochenzellen werden allmälig in die sklerosirende Grundsubstanz eingeschlossen. Das
Erste, was man bei Profilansichten von ihnen sehe, sei eine
Kerbung des freien Randes der Knochenlamelle, von welcher
aus feine Streifen in diese hineinziehen; an diesem Rande
sitze die Knochenzelle, die freie Seite mit wenig entwickelten
oder wegen ihrer Zartheit schwer zu beobachtenden Zacken
besetzt, über welche allmälig die Grundsubstanz hinauswächst.
Chromsäure macht meistens die Zellen etwas schrumpfen;
dann zeige sich der Kern im Innern der Zelle und die Zelle
in der Höhle der Knochensubstanz, mit ihren Fortsätzen in
die Kanälchen der Grundsubstanz ragend. Indessen giebt *H.
Müller* zu, dass die Entwicklung der Kanälchen (ob auch der
Zellenfortsätze (?) Ref.) nach Umschliessung der Zellen mit
fester Grundsubstanz noch fortschreite; ihre beträchtliche
Länge und namentlich ihre Anastomosen mit denen benachbarter Höhlen machten es unwahrscheinlich, dass sie völlig
in dieser Form bereits in die Grundsubstanz eingeschlossen
worden seien. Nur scheinen die Reste der ursprünglichen
Knorpelsubstanz dem Eindringen der Kanälchen ein Hinderniss entgegenzusetzen. *Aeby* sieht die Knochenkörperchen
ebenfalls als Zellen an, unterscheidet aber noch bestimmter
zwischen Zellenfortsätzen und Knochenkanälchen, so wie zwischen
den Knochenlücken und den in dieselben eingelagerten Zellen.
Die Bildung der Knochenkanälchen sieht er in etwas abwei-
chender Weise erfolgen, je nachdem die Kapseln eine oder zwei
Zellen oder, nach Zerstörung der Scheidewände, Reihen von
Zellen enthalten. Im ersten Fall entsteht das System radiärer
Kanälchen durch Resorption der anfangs compacten osteogenen
Ablagerung, unabhängig von der Zelle, deren Oberfläche sie

erst mit der allmäligen Ausfüllung des Hohlraums erreichen. Im andern Fall beginnen die Kanälchen dicht an der äussern Zellenwand und verlängern sich peripherisch, bis· die Strahlensysteme der einzelnen Zellen sich erreichen und .mit einander verbinden. Bei der Isolirung der Zelle mit Salpetersäure gehen diese Strahlen stets verloren; sie können deshalb nicht als Fortsätze der kurzen, stummelförmigen Ausläufer betrachtet werden, welche die Zellen vor der Verknöcherung und auch wieder nach ihrer Isolirung zeigen und welchen *Aeby* nur eine untergeordnete Bedeutung zuschreibt, ohne zu bestreiten, dass sie einigermaassen bestimmend auf die Richtung mancher secundären Kanälchen einwirken und wohl einmal eine Strecke in ein solches hineinwachsen. Bei der Resorption des Knochens tritt namentlich im Umkreise einer jeden Knochenzelle ein allmälig sich vergrössernder Hohlraum auf, so dass dieselbe schliesslich durchaus frei in eine Höhle zu liegen kommt, aus der sie sogar häufig herausfällt. Sie besitzt dann genau die Grösse und Gestalt, wie vor ihrer Einschliessung und auch jetzt schickt sie keinerlei Ausläufer in die Knochenkanälchen, die vielmehr sehr deutlich von dem sie umgebenden Hohlraum ausgehen. Die weitere Entwicklung dieser durch Resorption der Kalkerde frei werdenden Zellen verfolgend, kommt *Aeby* zu dem Resultat, dass sie gleich den ursprünglichen Markzellen, sich durch Theilung vermehren, manchfaltige Ausläufer treiben und schliesslich grossentheils zur Gefässbildung, zum Theil auch zur Bildung von Bindegewebe und Fett· verwandt werden. Dass die Knorpelzellen nach Durchlaufung der Mittelphase als Knochenzellen schliesslich wieder in den Markräumen zu Markzellen werden, behauptet auch *Freund* (p. 37 ff.), spricht ihnen dabei aber jede eigene Thätigkeit, auch die Fähigkeit, sich zu vermehren, ab und leitet alle Verschiedenheiten der Gestalt, Helligkeit, Grösse, Vertheilung von den Veränderungen der Grundsubstanz her.

Die Verknöcherung des hyalinischen Knorpels nach der Geburt weicht nach *Aeby* nur in unwesentlichen Punkten von der embryonalen ab. Der Kalkablagerung voraus geht auch hier Aufblähung der Zelle und in noch höherem Maasse des die Zelle enthaltenden Hohlraums. Je nach der mit dem Alter zunehmenden Menge der Grundsubstanz liegen die Zellenhaufen mit ihrer gemeinsamen Kapsel entweder dicht zusammen und der ganze Knorpel stellt ein grob-maschiges Netzwerk dar, oder sie sind grossen, in die Länge gezogenen Mutterzellen ähnlich durch den Knorpel verstreut. Bei der

Ablagerung der Kalksalze schreitet zwar die Verknöcherung der Kapsel in der Regel der der Grundsubstanz nicht voran, unterscheidet sich aber von der letztern durch ein mehr homogenes, daher helleres Ansehen. Die Scheidewände im Innern der gemeinsamen Kapsel werden meistens resorbirt; oft, jedoch nicht regelmässig, wird die Kapsel von einem Markraum des Knochens aus eröffnet. Von den durch Verschwinden der Scheidewände entstandenen Hohlräumen gehen die Einen in Markräume, die andern in Knochen über. Diese sind Anfangs, selbst nach vollständiger Ausfüllung, noch unterscheidbar und selbst durch Säuren isolirbar; allmälig aber verwischen sich ihre Grenzen sowohl gegen die Ausfüllungsmasse, als gegen die Grundsubstanz. Die kugligen oder länglich eckigen, nur mit kurzen Ausläufern versehenen Zellen verhalten sich in der früher beschriebenen Weise: sie regen die Bildung eines Kranzes feiner Kanälchen an, ohne selbst Fortsätze in dieselben zu schicken; eine Communication der Kanälchen mit der Zellenhöhle kann demnach nur durch die Wand der letztern Statt finden und die Kanälchen öffnen sich vielmehr in einen die Zelle umgebenden Hohlraum, der allerdings nur sehr selten wirklich zu unterscheiden ist, aber in rhachitischen oder der Resorption anheimgefallenen Knochen deutlich hervortritt.

In manchen Fällen scheint die Verknöcherung nicht gleichmässig, sondern wie ruckweise vorzuschreiten, indem man sie bisweilen bis dicht an die noch unaufgeblähten Knorpelpartien herangetreten findet, während doch stets schon geraume Zeit vor der Ablagerung der Kalksalze der präparatorische Process der Aufblähung beginnt.

Die Verknöcherung des hyalinischen, namentlich des Synchondrosenknorpels im reifern Alter entspricht nach *Aeby's* Darstellung insofern der Knorpelverkalkung, als die Knorpelzelle ohne Ausläufer bleibt und bei der Ausfüllung der Kapsel nur von kurzen und wenig zahlreichen Strahlen, Porenkanälchen der Ausfüllungsmasse, umgeben wird. Die Kapsel verkalkt zuerst homogen und deshalb hell, während an ihre innere und äussere Fläche dunklere Kalkkrümel sich ablagern, die Anfangs als zwei scharf geschiedene Ringe aus der hellern Umgebung hervortreten, bald aber mit der Kapsel selbst, ihrer Ausfüllungsmasse und der verknöcherten Grundsubstanz zu Einer compacten Knochenmasse verschmelzen. *Müller* (p. 152) warnt vor Verwechslungen der in Knorpelverkalkungen zuweilen vorkommenden feinen Lücken der Grundsubstanz mit Knochenkanälchen. Jene Lücken hätten eine ähnliche Bedeu-

tung, wie die Interglobularräume des Zahnbeins, der verknöcherten Linse u. s. f., sie rühren von mangelhafter Verkalkung, vielleicht auch von Verflüssigung der Grundsubstanz her.

Den lamellösen Bau des ächten Knochens führen *Baur*
p. 50) und *H. Müller* (p. 163), welchen auch *Virchow* bei-
stimmt, auf eine schichtweise Ablagerung der osteogenen
Substanz zurück, während *Aeby* (p. 67) an der verbreitetern
Ansicht festhält, dass die Zerklüftung secundär erfolge; bei
der Ausfüllung der Kapsel durch Ablagerung der Salze war
der Knochen stets homogen und zeigte erst später eine Sonderung in Schichten. Die Ursache der Kalkablagerung in der
verknöchernden Grundlage glaubt *Freund* (p. 32 ff.) als eine
mechanische erweisen zu können. Der Knorpel wird trüb,
granulös, streifig; der ihn durchströmende Saft trifft überall
ein feines Gitter- und Maschenwerk, an dessen Gewebstheil-
chen sich, wie im Grossen an Gradirwerken, die Salztheil-
chen ansetzen und Veranlassung zu neuen Niederschlägen aus
der stets sich erneuenden Flüssigkeit werden. Bei der Resorption und Markraumbildung soll der phosphorsaure Kalk
als solcher, der kohlensaure in Verbindung mit dem freiwer-
denden Fett durch einen Verseifungsprocess entfernt werden.
Eine Kalkseife, die der Verf. durch Zusammenrühren von
Fett und kohlensaurer Kalkerde unter langsamer Erwärmung
gewann, erwies sich nach Einspritzung in die Peritonealhöhle
junger Hähne als resorbirbar. *v. Recklingshausen* vermuthet,
dass der Auflösung der Knochensubstanz bei der Markraumbildung die Ueberführung des dreibasischen phosphorsauren
Kalks in das zweibasische Salz vorangehe. Bei frischen jungen Kalbsknochen beobachtete er einen ziemlich deutlichen
Unterschied der alkalischen Reaction des Knochensaftes in den
verschiedenen Theilen und zwar war dieselbe am stärksten in
den jungen Knochenschichten, während sie sich in den grossen Markräumen und besonders im Mark selbst der neutralen
näherte.

Aus Analysen junger Menschenknochen und deren Vergleichung mit den Analysen der Knochen Erwachsener zieht
v. Recklingehausen den Schluss, dass eine wesentliche Differenz des absoluten Gehalts wie der relativen Mengeverhältnisse
der anorganischen Bestandtheile in der Knochensubstanz alter
und junger Individuen nicht existirt, so wie auch eine er-
hebliche quantitative Differenz in den organischen Bestand-
theilen der alten und der neugebildeten Knochensubstanz ab-
gewiesen werden muss. Die vorliegenden Data widerlegen

Valentin's Ansicht, dass der phosphorsaure Kalk bei der
Verknöcherung nicht unmittelbar abgesetzt, sondern aus koh-
lensauren oder organisch sauern Kalkverbindungen nachträglich
erzeugt werde.   Die Differenzen, welche frühere Beobachter
zwischen compacter und spongiöser Knochensubstanz fanden,
konnte der Verf. nicht bestätigen und leitet sie demnach, wie
Ref. (allg. Anat. p. 822), von einer unvollständigen Entfernung
der accessorischen Theile der spongiösen Substanz her.
    Wenn sich gebrochene oder resecirte Knochen regeneriren,
so entsteht nach *Hein* der erste Callus im Innern der Markhöhle aus Binde- und osteoidem Gewebe, welches aus den
Markzellen durch Vermehrung und Verdichtung ihrer Intercellularsubstanz hervorgeht; der zweite Callus, der äussere,
bildet sich aus rasch verkalkender Knorpelsubstanz von der
Stelle, bis zu der sich die Loslösung des Periost vom Knochen erstreckte, gegen das Bruchende vordringend; der dritte
oder feste, definitive Callus erzeugt sich zuerst als obere
Decke des die Markhöhle verschliessenden innern Callus und
hängt mit den Rändern des Knochenendes unmittelbar zusammen; auf ihm entsteht Knorpelsubstanz, welche mit der
gleichartigen Knorpelsubstanz des äussern Callus verschmilzt
und, wie diese, der Neubildung des porösen Knochens vorangeht.   Bei dem Uebergang des Knorpels in Knochen bleiben einzelne der Zellengruppen frei von Knochensubstanz und
bilden sich direct in Markräume um.   Das Periost hält der
Verf. für wichtig, aber nicht für unentbehrlich zur Regeneration der Knochen: es kann diese Bildung des äussern Callus
auch von dem Bindegewebe ausgehen, welches die dem Knochen anliegenden Weichtheile, besonders die Muskeln, umgiebt.   Die knöcherne Querscheidewand, welche Röhrenknochen an der Bruchstelle durchsetzt und das Mark unterbricht,
soll nach *Virchow* dadurch entstehen, dass sich in der Nachbarschaft der Bruchstelle die geschlossenen Markräume mit
concentrischen Lamellen osteogener Substanz füllen, in derselben Weise, wie bei normaler Knochenentwicklung die ursprünglich porösen Lagen durch Ablagerung concentrischer
Lamellen compact werden.
    In der Beinhaut der hintern Fläche des Brustbeins fand
Luschka dünne Nervenzweige, welche aus dem vorderen Ende
der inneren Aeste der Intercostalnerven hervorgehen und Fädchen in die Knochensubstanz schicken.
    Rainey giebt genauere Anweisungen zur künstlichen Dar-
stellung der concentrisch-strahligen Kalkkugeln, von der im
vorjährigen Bericht p. 92 die Rede war.

3. Zähne.

N. Guillot, recherches sur la genèse et l'évolution des dents et des mâchoires. Ann. des sciences nat. 4. Ser. T. IX. Nr. 5. p. 277. Pl. V—IX.
Magitot, a. a. O.
H. Müller, Zeitschr. für wissensch. Zool. a. a. O. p. 165.

Als Grundlage der Zähne und Kiefer bezeichnet *Guillot* ein Organ, partie génératrice oder odontogène, welches anfangs als eine continuirliche Masse unter der Schleimhaut liegt und aus Kernzellen besteht, die sich allmälig zu Fasern verlängern. Mit der Entwicklung der Kiefer erhält es eine vordere und eine hintere Wand; später, wie sich die Scheidewände der Alveolen erheben, zerfällt es in ebenso viele Abtheilungen, als Zähne gebildet werden sollen. Schon vorher haben sich die ersten Spuren der Zahnkeime aus der Masse abgesondert; es sind kleine kugelförmige Körperchen aus denselben dicht gedrängten Zellen zusammengesetzt, wie das ganze zahnbildende Organ, die sich alsbald in 3 Schichten scheiden: die centrale Abtheilung, die eine Art Kern darstellt, ist die eigentliche Pulpa oder die Grundlage des Zahnbeins; an den Schneidezähnen ist sie einfach und nimmt allmälig die Form der künftigen Zahnkrone an; an der Stelle der Backzähne treten mehrere Kerne von verschiedener Grösse auf, die allmälig mit einander zu der mehrzinkigen Krone verschmelzen. Die mittlere Schichte besteht aus zwei Lamellen, von welchen die Eine auf der Pulpa unmittelbar aufliegt, während die andere mit der äussern Schichte in Verbindung steht. Beide Lamellen sind durch eine einfache Linie von einander geschieden; jede besteht aus regelmässigen länglichen und mit dem längsten Durchmesser senkrecht gegen die Oberfläche der Pulpa gerichteten Körperchen. Später weichen beide Lamellen aus einander und es entsteht zwischen ihnen ein Raum, der sich allmälig vergrössert; die der Pulpa nächste Lamelle wandelt sich in Schmelz um, zur Zeit, wo die Pulpa selbst in Zahnbein überzugehen beginnt; die äussere Lamelle schwindet allmälig in dem Maasse, als der Raum zwischen ihr und der inneren Lamelle sich vergrössert; das Gebilde, welches diesen Raum ausfüllt und polygonale, durch Fortsätze zusammenhängende Zellen enthält, ist das Schmelzorgan der Autoren. Die dritte, äusserste Schichte gleicht, wenn sie sich zuerst von der Substanz des odontogenen Organs scheidet, einem Haufen Moleküle; diese wachsen zu Fasern aus, zur nämlichen Zeit, wo das ganze Organ fibrös und zu einem die Alveolen auskleidenden Periost wird und sie setzen

das Zahnsäckchen zusammen, das demnach erst in einer späten
Periode der Entwicklung auftritt.

Von den bleibenden Zähnen entstehn einige ebenfalls in
dem odontogenen Organ und schon in früher Zeit (im dritten
Monat des Fötuslebens); sie bleiben aber noch lange nach der
Geburt sehr klein. Die Anfänge der bleibenden Schneide- und
Eckzähne fand *Guillot* bei 5 monatl. Embryonen.

Jeder Zahnkeim scheint eine Art Centrum zu sein, um
welches eine mehr oder minder vollständige Knochenkapsel sich
erzeugt. Diese bleibt weit offen über der Krone der Milch-
zähne und der hintersten Backzähne; sie schliesst sich fast
vollständig über den Ersatzzähnen und wird erst vor dem
Durchbruch der letztern wieder resorbirt.

Magitot findet die beiden, das Zahnsäckchen bildenden
Membranen gleich gefässreich, doch ändern sie ihre innere
Beschaffenheit und schwinden zuletzt, sobald die Bildung des
Schmelzes vollendet sei. Der Zahnkeim ist anfangs eine
amorphe, feinkörnige Masse, welche kugel- oder eiförmige
Kerne in grosser Zahl enthält. Im vierten Monat, wenn der
Keim äusserlich die Form der künftigen Krone annimmt, treiben jene Kerne von den spitzen Enden aus und dann auch
nach andern Seiten spitze, zarte Fortsätze, die sich theilen,
anastomosiren und so ein Netz darstellen. Ist dies vollendet,
so schwinden die ursprünglichen Kerne, während zugleich im
Innern des Organs neue Kerne auftreten, um dieselbe Metamorphose durchzumachen. Eine besondre, vom Gewebe des
Zahnbeins trennbare Membran (Membrana praeformativa aut.)
erkennt *M.* nicht an; es entstehe der Anschein einer solchen
dadurch, dass die oberflächlichste Schichte der amorphen
Grundlage des Zahnkeims eine etwas grössere Dichtigkeit be-
sitze; sonst stehe sie mit der übrigen Substanz des Zahnkeims
in einem ganz continuirlichen Zusammenhang. Dass die Elfen-
beinzellen unter ihr entstehen, nimmt *M.* mit den meisten
Beobachtern an; dagegen bestreitet er die von *Tomes*, *Kölliker*
und *Lent* ausgesprochene Ansicht, dass auch die Schmelzzellen
unter dieser Membran, d. h. zwischen ihr und dem Zahnbein
liegen; nach seiner Meinung geht die Membran über den ersten
Lamellen der Elfenbeinsubstanz durch Atrophie zu Grunde.

Zur Zeit des Beginns der Verknöcherung treten in der
Pulpa kugelförmige, wie Fett glänzende Massen auf, bis 0,05
Mm. im Durchm., unlöslich in Alkohol und Aether; in Salzsäure werden sie blass und körnig, woraus der Verf. schliesst,
dass sie aus einer Combination von phosphorsauerm Kalk mit
einer stickstoffhaltigen Materie bestehn. Da die Bildung die-

ser Kugeln mit der völligen Entwicklung des Zahns ihr Ende erreicht, so glaubt der Verf. sie von einer Art Ueberproduction, einer übermässigen Zufuhr der Kalksalze herleiten zu können, mit welcher zugleich eine Blutcongestion verbunden sei, die sich durch amorphe und krystallinische Hämatoidin-Ablagerungen kund gebe. Zum Schmelzkeim rechnet *M.* nicht nur die oberflächliche Lage cylindrischer Zellen, sondern auch die gelatinöse Masse des Schmelzorgans, *Hannover's* Cementkeim nebst dessen Membrana intermedia. Das Gewebe des Schmelzkeims findet er von dem des Zahnkeims nicht wesentlich verschieden; die Kerne des erstern sind etwas grösser und etwas weniger dicht gedrängt und die Fortsätze derselben zahlreicher und mehr verästelt. Capillargefässe fehlen dem Schmelzkeim nicht, doch bilden sie ein minder reiches Netz, als im Zahnkeim.

Die Entwicklung sowohl der Elfenbeinsubstanz als des Schmelzes erfolgt nach *Magitot* auf dem Wege der Autogenie, d. h. aus Elementen, die sich spontan an der Oberfläche des Zahn- und Schmelzkeims, ohne Theilnahme des Gewebes der letztern, deponiren. Die Entwicklung der Elfenbeinsubstanz beschreibt er folgendermaassen: An der Oberfläche des Zahnkeims bilden sich mehrere regelmässige Reihen von Zellen, welche durch gegenseitigen Druck cylindrisch oder prismatisch erscheinen, isolirt eine sphärische, ei- oder birnförmige Gestalt annehmen, von 0,02—0,04 Mm. Länge auf 0,003—0,015 Mm. Breite. Ihr Contur ist ausserordentlich blass, ihr Inhalt körnig und ebenfalls blass. Der Kern, den sie fast alle enthalten, ist dunkel und im Vergleich zur Zelle gross. Oft liegt der Kern in dem Einen und zwar im peripherischen Ende der Zelle; das andere Ende, welches in der Pulpa steckt, ist in eine Spitze und häufig in einen feinen fadenförmigen, zuweilen gablig getheilten Anhang verlängert. Glycerin macht den Kern dieser Zellen blass und löst ihn innerhalb einiger Stunden auf, ohne die Zelle anzugreifen. Die äusserste Zellenreihe zeigt Veränderungen, welche durch das Verschwinden des Kerns eingeleitet werden. Die Zellen verlängern sich und verkalken; sie wandeln sich damit in eine homogene Masse um, unter welcher bereits eine zweite Zellenreihe dieselben Veränderungen einzugehn beginnt. Die Zahnkanälchen bilden sich als Zwischenräume zwischen den Zellen, die sich durch alle Schichten gleichmässig erstrecken (der Verf. spricht ihnen deshalb auch eigene Wandungen ab); die Anastomosen der Kanälchen rühren theilweise von den Furchen her, die die Basis der Zellen anfänglich rings umgeben, theilweise entstehn

sie durch Aufsaugung. Die Zahnröhrchen als Zellenfortsätze
zu beschreiben, dazu seien *Lent* und *Kölliker* durch die fadenförmigen Anhänge der Zellen verführt worden, die aber, wie
erwähnt, nicht nach aussen gegen den fertigen Theil des
Zahnbeins, sondern gegen die Pulpa gerichtet seien. Die bekannten, die Interglobularräume begrenzenden Kugeln des
Zahnbeins leitet *M.* aus denselben Ursachen ab, wie die An-
häufungen von Kalksalzen und Blutkrystallen im Zahnkeim;
wenn nach der Formation einer Zahnbeinschichte der Kalk
fortwährend reichlich zuströme, so bilden sich an der innern
Fläche jener Schichte Vegetationen, welche, da sie in weicher
Substanz entstehn, eine kuglige Form annehmen; sie vergrössern sich, bis eine neue Zahnbeinschichte ihrem Wachsen
Grenzen setzt. Die Zellen des Schmelzkeims sind 0,03—0,05
Mm. lang, aber nur 0,001—0,003 Mm. breit; sie enthalten
blasse Körnchen und einen Kern in der Mitte der Höhe, dessen Durchm. oft um Vieles den Durchm. der Zelle übertrifft
und der demnach eine bauchige Auftreibung der letztern veranlasst. Er wird von Glycerin nicht angegriffen. Unter der
Verkalkung der Schmelzprismen schwindet er allmälig. Auch
bei der Bildung des Schmelzes werden unter den verkalkten
Elementen neue gebildet, welche successiv denselben Process
durchmachen. Auf Schliffflächen des Schmelzes erkennt man
diese Lagen an sehr blassen Streifen, die man, wie die Ab-
satzlinien des Zahnbeins, Conturlinien nennen könnte. Die
Zahl der Schichten ist unveränderlich; auf den Spitzen der
Zähne zählt man 5—6, am Hals des Zahns oft nur Eine.
Nach der Vollendung des Schmelzes atrophirt die gelatinöse
Substanz des Schmelzkeims; doch scheint sich ein Theil der
amorphen Materie an der Oberfläche des Schmelzes in Form
eines zarten Häutchens zu verdichten (*Kölliker's* Schmelz-
cuticula).

Die dunkeln Lücken an der Grenze des Zahnbeins und
Schmelzes (granular layer *Tomes*) hält *Magitot*, obgleich er
die Zahnröhrchen in dieselben einmünden sieht, doch nicht
für Knochenkörperchen, sondern für eine Art Hohlräume der
Elfenbeinsubstanz, durch die die Communication der Zahnröhrchen unter einander begünstigt werden soll.

H. Müller macht auf die Täuschungsquellen aufmerksam,
wodurch im Cement, wie in der Knochensubstanz (s. oben)
der Anschein entstehn könne, als ob die sternförmigen Körperchen mit ihren Ausläufern, je von einem Contur, dem Contur der Zelle, umgeben seien.

IV. Zusammengesetzte Gewebe.

1. Gefässe.

Virchow, Cellularpathologie.
Reichert, Studien. p. 32.
v. Ammon, a. a. O. p. 134.
Weber, Archiv für path. Anat. u. Phys. Bd. XIII. Hft. 1. p. 75.
Billroth, Beitr. p. 127.
G. Eckard, de glandularum lymphaticarum structura. Diss. inaug. Berol.
8. c. tab.

Virchow bildet p. 68 das natürlich injicirte Gefässnetz aus dem Corpus striatum ab.

Reichert äussert wiederholt seine Bedenken gegen die Entwicklung der Capillargefässe aus sternförmigen in einander mündenden Zellen; was man für Capillargefässanlagen gehalten habe, seien theilweis collabirte Capillargefässnetze. Ueberhaupt kommen in den frühesten Stadien Capillargefässe nicht vor; die feinsten, eine Reihe von Blutkörperchen führenden Gefässe seien vielmehr Stämmchen, deren Lumina allmälig weiter, deren Wände dicker werden. Auch an eine Fortbildung und Ausbreitung dieser Gefässe durch eine Art von Knospenbildung glaubt der Verf. nicht, sondern ist der Meinung, dass in den betreffenden Organen, wo die Gefässe liegen, selbstständige solide Anlagen entstehn, die mit den vorhandenen Gefässen, in deren Nähe sie stets auftreten, sich in Verbindung setzen und meist Verbindungsbogen zwischen einer bestehenden Arterie und Vene darstellen, bei deren Ausbildung und Theilnahme am allgemeinen Kreislauf verhandene Verbindungsbogen zu Grunde zu gehn scheinen. Mit diesen Anlagen wäre, wie beim Herzen, zugleich Blut und Gefässrohr gegeben.

Nach *v. Ammon* bilden sich die Blutgefässe an und in dem Auge beim Hühnerembryo am 3.—4. Tage, wie auch bei menschlichen Embryonen, aus runden Zellen, die zu einer Membran verschmelzen, aus welcher sich eine Rinne und zuletzt ein Rohr formt; die Zellen, die innerhalb des so organisirten Gefässrohrs zurückbleiben, wandeln sich in Blutkörperchen um. Durch Ausbiegung der Wand des Rohrs bekomme der Gefässstamm Aeste, welche weiter wachsen und sich theils mit einzelnen isolirt gebliebenen Zellen, theils mit der Wand eines andern Gefässstamms unmittelbar verbinden.

Weber beschreibt die Gefässbildung bei Gelenkentzündung. In dem feinen, vom Rande aus über den Gelenkknorpel sich ausbreitenden gefässhaltigen Saum erfolgt sie nach zwei Typen: Erstens durch Bildung solider, aus gehäuften spindelförmigen Zellen bestehender Kolben, welche, vom Rande einer Capillarschlinge beginnend, neue Sprossen treiben, während der Stamm vom alten Capillargefäss aus allmälig zu einem Hohlcylinder sich umbildet. Die Zapfen und Sprossen folgen den durch Zerfall der Intercellularsubstanz und der Zellen entstandenen Lücken des Knorpels. Solche Zellencylinder wuchern auch von den Capillaren der Markkanälchen in den Knorpel hinein. Zweitens erfolge die Gefässbildung durch Canalisirung sternförmiger Zellen des Bindegewebes, die sich vergrössern, ihre Kerne vermehren und in die erweiterten Ausläufer vorwärts schieben, bis sie endlich durch Oeffnen in ein Capillargefäss dem Blute zugänglich werden.

Virchow, Billroth und *Eckard* handeln vom Bau der Saugaderdrüsen. Nach *Virchow* lägen in den Acini der Drüsen die feinen, zelligen Elemente, die alle Beobachter den Lymphkörperchen vergleichen, ziemlich lose eingeschlossen in ein Netzwerk sternförmiger, oft kernhaltiger Balken; zwischen diesen Elementen dränge sich der Strom der Lymphe ohne bestimmte Bahn durch, nachdem das zuführende Gefäss sich in immer feinere Aeste aufgelöst hat. *Billroth* lässt den Inhalt der zuführenden Lymphgefässe in die Interstitien der lockern Adventitia der die Marksubstanz der Drüse durchziehenden Blutgefässe übergehn. Die Art, wie die Lymphe wieder heraus und in die Vasa efferentia übertritt, ist ihm nicht klar geworden; er hält es für wahrscheinlich, dass die austretenden Gefässe theils direct aus jenen Interstitien, theils aus der Adventitia der Arterien des Hilus entspringen. Zu dieser letztern Vermuthung gelangt der Verf. durch die Wahrnehmung, dass an Lymphdrüsen kleiner Thiere, die man ganz unter das Mikroskop bringen kann, abführende Lymphgefässe nicht zu entdecken sind. *Eckard* nimmt an, dass die Lymphkanäle der Drüse den wandlosen Lücken zwischen den unter einander verbundenen Bindegewebszügen entsprechen. Durch Auswaschen der Lymphkörperchen liess sich ein Netz feinster Bälkchen darstellen, welche überall von gleicher Stärke und selbst an den Vereinigungsstellen mehrerer Bälkchen ohne Anschwellung waren. Jede Masche dieses Netzes enthielt etwa 20—30 Lymphkörperchen, da, nach ungefährer Schätzung, auf Eine Seite etwa 4—6 kamen; durch die kleinern Maschen verläuft meistens Ein Blutgefäss, die grössern werden von mehreren in verschiedenen Richtungen durchsetzt. Die Bälkchen bestehn nur bei Embryonen aus anastomosirenden stern-

förmigen Zellen; beim Erwachsenen sind sie auf dem Querschnitt kleiner, als ein Zellenkern und haben den chemischen
Charakter elastischer Fasern. Sie erweisen sich aber als
Röhren und zwar, wie der Verf. an Präparaten aus ange-
schwollenen menschlichen Bronchialdrüsen besonders deutlich
erkannt zu haben glaubt, als unmittelbare Fortsetzungen der
feinsten Blutgefässcapillarien. Ihr Inhalt ist feinkörnig, den
feinen Fettkörnchen des Chylus ähnlich und so erklärt sie
Eckard als seröse Gefässe im älteren Sinne dieses Wortes,
die einen Nahrungssaft (ohne Körperchen) in den Zwischenräumen der Lymphkörperchen verbreiten.

2. Drüsen.

L. Braun, de hepatis cellulis et commutationibus, quas subeant illae qui-
   dem reagentibus chemicis tractatae. Diss. inaug. Gryph. 8.
Frerichs, a. a. O. p. 288. 298.
Kühne, a. a. O. p. 334.
K. Harpeck, Beitr. zur patholog. Anatomie des Cystosarcoma mammae in
   Reichert's Studien. p. 100. Taf. II.
Friedleben, a. a. O. p. 7.
Kölliker, Gewebelehre. p. 461.

Um die Zeit kennen zu lernen, in welcher eine fettreiche
Nahrung ihren Einfluss auf die Zellen der Leber äussert,
mischte *Frerichs* dem Futter kleiner Hunde täglich eine
halbe bis eine Unze Leberthran bei. Bereits nach 24 Stunden
zeigten die Zellen eine Zunahme des molecularen Gehaltes,
nach 3 Tagen wurden zahlreiche Tröpfchen sichtbar und nach
8 Tagen erschien die Zellenhöhle fast vollkommen mit grössern und kleinern Fetttropfen ausgefüllt. Doch erhalten sie
diese Gestalt erst einige Zeit nach dem Tode, in den frischen
Leberzellen ist das Fett in Form feiner staubförmiger Moleküle enthalten. Die Zellen einer fettreichen Leber maassen
0,022 — 0,036''', die einer normalen desselben Alters 0,015
—0,030'''. *v. Dusch's* Angabe, dass die Leberzellen von
gallensauren Salzen gelöst werden, beruht nach *Kühne* auf
einem Irrthum, daher rührend, dass Leberzellen und Lösungen gallensaurer Salze nahezu das gleiche Lichtbrechungs-
vermögen haben und deshalb die Conturen der ersteren in
den letzteren unsichtbar werden. Eine Ausnahme aber machen die Leberzellen des Frosches, die, im Frühjahr wenigstens, in Lösungen gallensaurer Salze wirklich aufgelöst werden. *Braun* brachte eine grosse Zahl verschiedenartiger Reagentien mit Leberzellen in Berührung. Mineralsäuren und
Jod machen sie mehr oder weniger schrumpfen, Blausäure
löst sie innerhalb 24 Stunden auf (?); in kohlensauern Alka-

lien, Chlornatrium und Chlorbarium, Kalkwasser, Cyaneisenkalium, Alaun u. A. verändern sie sich nicht; ebensowenig in salpetersauerm Silber, Sublimat, schwefelsauerm Kupfer, essigsauerm Blei. Salpetersaures Quecksilber soll den Zelleninhalt zerstören, Hülle und Kern aber unverändert lassen. Weingeist soll in 24 Stunden die Zellen gänzlich zerstören, Milchsäure greife sie ebenfalls an; in Galle werde nach 24 Stunden die Form der Zellen unregelmässig und der Kern fast unsichtbar. Die Untersuchungen scheinen nicht mit der Sorgfalt angestellt zu sein, die zu Schlüssen berechtigte; auch will es der Verf. nicht unternehmen, Folgerungen aus denselben zu ziehen.

In den feinern Gängen der Milchdrüse findet *Harpeck* elastische Längsfasern, wie in den gröbern, nur dass sie nicht bis an die innere Grenze des Substrats reichen. Zwischen dem Epithelium und der elastischen Längsfaserschichte liegt hier eine fein längsstreifige Schichte unreifen (?) Bindegewebes. In den Endläppchen hören diese Schichten auf; die Drüsenkanäle grenzen sich durch einen, obwohl scharfen, doch einfachen Contur ab und scheinen demnach ohne selbstständige Wand in das Stroma eingebettet zu sein.

Die concentrische Streifung der bekannten, sogenannt geschichteten Körper der Thymus hält *Friedleben* für die Folge einer regelmässigen, vielleicht durch die Rotation im Drüsensafte bewirkte Faltung der Hülle. Eine zweckmässige Compression soll die Streifen verschwinden machen.

In der Milzpulpa neugeborner und saugender Thiere findet *Kölliker* neben den bisher beschriebenen Elementen 1) kleine, kernhaltige, in der Färbung den Blutkörperchen ähnliche Zellen, 2) fein granulirte Zellen von 0,01—0,02 Mm. Durchm. mit 4—10 und mehr in einem centralen Haufen beisammen liegenden Kernen, 3) biscuitförmige, d. h. in Theilung begriffene Zellen mit 2 Kernen. Für die beiden letzten, von ihm und *Fahrner* schon früher im Leberblute aufgefundenen Zellenformen erweise sich demnach die Milz als Bildungsstätte und da *K.* die ganze Reihe als Entwicklungsstufen von Blutkörperchen betrachtet, so schreibt er der Milz jetzt die doppelte Function zu, Blutkörperchen zu erzeugen und zu zerstören.

3. Häute.

E. Junge, zur Histologie der Glashäute. Allg. med. Centralzeitg. Nr. 38.

Zu den structurlosen, sogenannten Basalmembranen, welche die Grenze gefässreicher Gewebe gegen das Epithelium bilden, rechnet *Junge* auch die Glashäute des Auges, insbesondere die vordere und hintere Glaslamelle der Hornhaut; er erklärt sie sämmtlich für Schichten der Intercellularsubstanz, die, durch ihre anatomische Lage in ungünstige Ernährungsverhältnisse versetzt, eine Art Sklerose oder Verhornung eingehen und meint, dass die scheinbare Hypertrophie derselben vielmehr eine Atrophie des gefässreichen Substrats bedeute. Der Verf. hat dabei nicht bedacht, dass dergleichen Hypertrophien auch in Form prominirender Warzen und dass sie auf der vordern Wand der Linsenkapsel vorkommen, wo von einem Zurückweichen gefässhaltigen Gewebes nicht die Rede sein kann.

4. Haare.

F. C. Donders, Untersuchungen über die Entwicklung und den Wechsel der Cilien. Archiv für Ophthalmologie Bd. IV. Abtheilung 1. p. 286. Tafel XIII.

A. Spiess, das Verhalten der Centraltheile des Haares im physiolog. und pathol. Zustande. Ztschr. für rationelle Med. 3. R. Bd. V. Heft 1. p. 1. Tafel I. II.

Moleschott, a. a. O. p. 114.

Die Abhandlungen von *Donders* und *Spiess* geben mit einigen Zusätzen die im vorjährigen Berichte erwähnten Dissertationen von *Moll* und *Spiess* wieder. Der Letztere hat die Versuche *Engel's*, die ein Sprossen des Haares von der Spitze aus beweisen sollten (dies. Ber. für 1846. p. 61) mit der vom Ref. vorgeschlagenen Modification wiederholt, dass in gemessener Entfernung von der Spitze des Haars und von der Haut eine Marke am Haarschaft angebracht wurde. Wie vorauszusehn war, änderte sich die Distanz der Marke von der Spitze nicht. Doch schreibt *Spiess* die Veränderung der letztern, die *Engel* als Knospenbildung deutete, nicht einem Absplittern der Oberhaut und Rinde durch äussere Einflüsse, sondern einer Atrophie der innern Theile des Schaftes zu, wonach die unversehrte Oberhaut durch ihren dachziegelförmigen Bau das von *Engel* beschriebene Ansehn gewähre.

Zur Demonstration des Oberhäutchens des Haarschaftes giebt *Moleschott* den Alkalien vor der von *H. Meyer* angewandten Schwefelsäure den Vorzug, weil sie langsamer wirken. Mit 4,6 procentiger Kalilauge hatte sich im Winter nach 40 Stunden die Oberhaut abgelöst. Um die langen schmalen Kerne der Rindensubstanz zu isoliren, empfiehlt *Moleschott* 2—3 stündige Maceration mit 30 procentiger Kalilauge. Die Markzellen will derselbe in blonden und Barthaaren durch 1—2 tägige Maceration mit 3 procentigem Natron dargestellt haben.

Systematische Anatomie.

Handbücher.

H. Gray, anatomy descriptive and surgical. The drawings by *H. V. Carter*. Lond. 8.

G. H. Humphrey, a treatise on the human skeleton including the joints. Cambridge. 8. Mit 60 Steintaf. (durchaus Original-Abbildungen, reich an instructiven Durchschnitten, besonders der Gelenke).

G. F. Malgaigne, traité d'anatomie chirurgicale et de chirurgie expérimentale. 2. édit. Vol. I. II. Paris. 8.

Hülfsmittel.

L. Beale, remarks on injecting healthy and morbid structures. Arch. of medicine. No. I. 1857. p. 18.

M. Guarini, Annali univers. di medicina. 1857. Novbr.

Budge, ein gutes Mittel zur Conservation der Leichen. Archiv für path. Anat. und Physiol. Bd. XV. Hft. 1. 2. p. 172.

G. Lucae, die mattgeschliffene Glastafel zum Zeichnen beim demonstrativen Vortrage. Froriep's Notizen. Bd. II. No. 10.

Die kalte Masse, deren *Guarini* sich zum Injiciren der Gefässe bedient, ist eine Lösung von Colophonium in Weingeist.

Budge's Conservationsmittel besteht in einer Verbindung von Holzessig und schwefels. Zink, von jedem 8—12 Loth auf etwa 7 Pfund Wasser, womit die Arterien der Leiche injicirt werden.

Die von *Lucae* empfohlene Glastafel bietet, ihrer Durchsichtigkeit wegen, hauptsächlich den Vortheil, dass Grundlagen, die zur Ausführung der Zeichnung benutzt werden sollen, z. B. Skelettheile, über welche die Muskeln aufzuzeichnen sind, auf die Rückwand der Tafel entworfen, oder auf Papier untergelegt werden können.

Allgemeiner Theil.

Zeising, über die Metamorphosen in den Verhältnissen der menschlichen Gestalt von der Geburt bis zur Vollendung des Längenwachsthums. Verhandl. d. kais. leopoldinisch-karolin. Academie. Bd. XXVI. Abth. 2.

Humphrey, a. a. O. p. 106.

Der Verf. liefert eine Anzahl von Messungen der einzelnen Knochen von normalen, riesenhaften und Zwergskeletten und gründet darauf eine Proportionslehre.

Knochenlehre.

Humphrey, a. a. O.

Schwegel, die Entwicklungsgeschichte der Knochen des Stammes und der Extremitäten. Wien. 8.

E. Oehl, sulla presenza di un'articulazione costo-xifoidea nello scheletro umano. C. 1. Tav. Aus dem 32. Bande der wiener Sitzungsberichte.

Luschka, Halbgelenke.

Ders., das Nebenthränenbein des Menschen. Müll. Arch. Heft 3. p. 304. Tafel XI.

Lambl, Reiseberichte. Prager Vierteljahrsschr. für praktische Heilk. Bd. III. p. 151.

Hyrtl, über spontane Dehiscenz des Tegmen tympani und der Cellulae mastoideae. A. d. 30. Bd. der wiener Sitzungsber. 1 Taf.

W. Gruber, der Paukendeckenknochen, ossiculum tegmenti tympani, des Menschen. Bulletin de la classe physico-mathemat. de l'académie des sciences de St. Petersbourg. Taf. III. p. 137.

L. Fick, neue Unters. über die Ursachen der Knochenformen. Marb. 1859. 4. 4 Taf.

Schaafhausen, zur Kenntniss der ältesten Racenschädel. Müll. Arch. Hft. 5. p. 453. Taf. XVII.

Voltolini, der Knochenkern in der untern Epiphyse des Femur. Casper's Vierteljahrsschr. 1859. Jan. p. 95.

Voss, proc. supracondyloideus. Norsk magazin. Bd. X. Heft 11.

A. Retzius, Blick auf den gegenwärtigen Standpunkt der Ethnologie in Bezug auf die Gestalt des knöchernen Schädelgerüstes. Müll. Archiv. Hft. 1. p. 106.

v. Baer, Nachrichten über die ethnographisch-craniologische Sammlung d. kais. Akademie zu St. Petersburg.

J. Aitken-Meigs, hints to craniographers upon the importance and feasibility of establishing some uniform system by which the collection and promulgation of craniological statistics may be promoted. From the proceedings of the academy of nat. sciences of Philadelphia. August.

Die aufwärts ragenden, comprimirten Vorsprünge am Seitentheil des obern Randes der Beugewirbel des Halses meint *Luschka* (Halbgel. p. 69) als Köpfchen der mit dem Halswirbel verschmolzenen Rippen deuten zu müssen. Doch führt er selbst dagegen an, dass selbstständige Halsrippen nicht in Gestalt des isolirbaren Vorsprungs, sondern weiter unten an der Seitenfläche des Körpers vorkommen. In einem von *Luschka* beobachteten Falle erstreckte sich der Körper einer solchen Halsrippe (am 7. Halswirbel) bis zur Mitte der ersten Brustrippe. In der Nähe seines vordern Endes besass er eine tiefe Furche für die Aufnahme der Art. subclavia und davor ein Hökerchen für die Insertion des M. scalenus ant. An den Knochen dieser Halsrippe schloss sich nach vorn ein platter, fibröser, fester Strang an, dessen Ende in eine knorplige, mit Knochen-

körnchen durchsetzte Masse überging, die, mit dem Knorpel der
ersten Rippe verschmolzen, sich bis zum Brustbein hart unter
die Incisura clavicularis ausdehnte.   Der knöcherne und fibröse
Theil dieser Rippe begrenzte mit der ersten Brustrippe einen
Intercostalraum, in welchem sich regelmässig gebildete Intercostalmuskeln vorfanden.   Die Lunge erhob sich über den
obern Rand dieser Rippe ebenso, wie sonst über die erste
Brustrippe.   *Humphrey* (p. 127) beschreibt eine Halsrippe,
deren vorderes Ende verdickt und durch Bandmasse mit einem
Auswuchs der ersten Brustrippe verbunden war.

   Der vordere Bogen des Atlas entsteht nach *Humphrey*
(p. 133) zuweilen aus 2 Knochenkernen; die Verknöcherung
desselben ist, wie auch *Schwegel* (p. 9) bemerkt, oft erst im
5. Jahre vollendet, die des letzten Steisswirbels zuweilen
schon im 6—8.   Die Verbindung des Zahns mit dem Körper
des Epistropheus geschieht nach *Luschka* (Halbgel. p. 74)
beim Neugebornen durch eine 2 Mm. hohe Knorpelplatte,
welche gegen das 3. Lebensjahr verschwindet; nicht selten
unterscheidet man 2 Knorpelplatten, die ein faserknorpliges
Gewebe zwischen sich fassen.   Auf dem eigentlichen Zahn,
Os odontoideum, welcher dem Wirbelkörper des Atlas entspricht, sitzt beim Neugebornen ein Processus odontoideus als
ein pyramidales, 5 Mm. hohes Knorpelstück.   Es kann sich
bis zur Mitte des vordern Randes des Hinterhauptlochs erstrecken und so in der Bedeutung einer Wirbelsynchondrose
das Os odontoideum mit dem Körper des untersten Schädel-
wirbels in Verbindung setzen.   Der Fortsatz verknöchert stets
vollständig und im letzteren Falle so, dass ein rüsselförmig
verlängerter Epistropheus-Zahn mit dem Körper des Hinter-
hauptbeins articulirt.   Einen besondern Epiphysenkern auf der
Spitze des Zahns beschreibt auch *Humphrey* (p. 131).

   Luschka wiederholt (Halbgel. p. 36) seinen Widerspruch
gegen die Vergleichung der auf den Endflächen der Wirbel
zur Pubertätszeit sich bildenden Knochenringe oder Scheiben
mit den Epiphysen der Röhrenknochen.   Er scheint Gewicht
darauf zu legen, dass sich die letztern aus Einem Knochenkern, jene aus vielen Knochenkörnchen entwickeln.   Ueber
den Werth dieser Differenz liesse sich streiten.   Dass aber von
menschlichen Wirbeln sich zu einer gewissen Zeit knöcherne
Endplatten ablösen lassen, die mit dem Wirbelkörper durch
eine Knorpelschichte verbunden waren, ist eine Thatsache,
welche *Luschka* mit Unrecht in Abrede stellt.

   Zwischen den Wirbelkörpern des Kreuzbeins findet *Luschka*
(a. a. O. 99) eine in verschiedenem Grad veränderte, trockne, gelb-

liche Knorpelmasse bis in das späteste Lebensalter. Die Verknöcherung betrifft nur die äusserste Schichte und nur ausnahmsweise schreitet eine vollständige Synostose in der Richtung von
unten nach oben fort. Zweimal beobachtete *Luschka* die im vorj.
Bericht (p. 104) erwähnte Anomalie des Kreuzbeins, darin
bestehend, dass der oberste Wirbel desselben mit der Einen
Seitenhälfte einem Bauchwirbel, mit der andern einem Kreuz-
wirbel gleicht.

Eine Verbindung des 8. Rippenpaares mit dem Brustbein
erwähnt *Humphrey* (p. 322). Sie fand in einem von *Luschka*
mitgetheilten Falle in der Weise statt, dass die Sternalenden
beider Rippen vor dem obern Ende des Schwertfortsatzes sowohl unter einander durch ein in der Mittellinie liegendes Gelenk,
als auch jederseits mit dem vordern Ende der •7. Rippe durch
ein Gelenk in Verbindung standen. *Hyrtl* (bei *Oehl* a. a. O.)
hat diese Weise der Verbindung unter 30 und einigen Fällen
3 Mal gesehn, nur bei Frauen, woraus auf einen Einfluss der
Schnürbrust auf die Bildung der Articulationen des Thorax
geschlossen werden soll.

Bei zwei neugebornen Knaben fand *Oehl* den Schwertfortsatz
des Brustbeins, der beide Mal gabelförmig gespalten war, jederseits mit einem kurzen, knorpligen, durch ein vollkommenes
Gelenk gesonderten Anhang von etwa 3''' Länge versehn.
Die von der 8. Rippe entspringenden Bündel des M. obliquus
ext. gingen, die Längsaxe jener Anhänge kreuzend, über dieselben hinweg. Die 7. Rippe articulirte in beiden Fällen auf
die normale Weise mit dem Brustbein und die 8. hing mit
der 7. wie gewöhnlich durch ein Band zusammen. Der Anhang
des Schwertfortsatzes ist als ein mediales Rippenende und demnach als ein Beweis zu betrachten, dass die Rippen sich eben-
sowohl vom Brustbein, wie von der Wirbelsäule aus entwickeln.
Nach der Richtung des Anhanges hält *Oehl* es für wahrscheinlich, dass er das Brustbeinende der 9. Rippe darstelle.

Die Verknöcherung des Brustbeingriffs beginnt nach *Schwegel*
(p. 15) zuweilen erst im 6. Monat nach der Geburt; sie geht,
wie auch *Luschka* (p. 89) bemerkt, öfters von mehreren Kno-
chenpunkten aus.

Am Halse der 6. Rippe beobachtete *Schwegel* (p. 17)
einen mit dem Hals der 7. Rippe articulirenden Gelenkfort-
satz in der Richtung des Lig. colli costae.

Hyrtl studirte an 34 Schädeln und 62 Schläfenbeinen die
abnormen Lücken des Cavum tympani und der Cellulae mastoideae. Löcher im Tegmen tympani kommen von Nadelstich-
bis Hanfkorngrösse, einzeln oder gruppirt oder zu unregel-

mässig buchtigen Lacunae zusammenfliessend vor. Der Durchbohrung scheint eine Resorption der Kalkerde vorauszugehn;
es finden sich nämlich Fälle, wo die Stellen spätern Durch-
bruchs mit einem (Knorpel-) Häutchen verschlossen sind,
welches der Maceration längern Widerstand leistet. Am
häufigsten ereignen sich Perforationen des Tegmen tympani an
der Stelle, welche über und etwas hinter dem Hammer-Am-
bosgelenke liegt, und am hintern Abschnitt, nahe der Sutura
petro-squamosa. Zuweilen greift der Schwund über jene Nath
in den untern hintern Theil der Schläfenbeinschuppe, welcher
dann Zellen führt, die mit den Cellulae mastoideae communiciren. Seltener ist das Tegmen tympani in der Nähe des
Hiatus canalis facialis oder über dem Can. musculo-tubarius
eröffnet. Perforation der Cellulae mastoideae findet sich, ausser
an ihrer obern Wand gegen die Schädelhöhle, noch an folgenden Orten: 1) im Sulcus petros. sup., hinter seiner Kreuzung
mit der Eminentia arcuata; 2) im Sulcus sinus transversi des
Warzentheils; durchscheinende Stellen dieses Sulcus findet
Hyrtl häufig und an einem Schläfenbein vom Erwachsenen
wechselten durchsichtige Stellen und Löcher von Stecknadelkopfgrösse so mit einander ab, dass der Sulcus siebförmig
durchbrochen erschien. 3) und am seltensten erfolgt der Durchbruch der Cellulae mastoideae nach aussen durch die Rinde
des Warzenfortsatzes, immer nur in der Incisura mastoidea
und zwar an der medialen Wand ihrer lateralen Lippe. Die
Mehrzahl der Schädel mit Eröffnung der Paukenhöhle oder
Warzenfortsatzzellen waren ältere, mässig starke, dolichocepha-
lische; unter 34 Schädeln mit Perforation waren 21 weibliche,
und da die auf die Anatomie kommenden weiblichen Leichen
meist Puerperae sind, so vermuthet *Hyrtl*, dass der in der
Schwangerschaft gesteigerte Bedarf an Knochenerde die Perforation begünstige. Einige Schuld meint er auch der Verdichtung der Luft in der Rachen-, Pauken- und Warzenhöhle
beimessen zu können, welche durch kräftiges Schnäuzen her-
vorgebracht wird.

Das keilförmige Stück des Tegmen tympani, das sich nach
meinen Untersuchungen zwischen den Schuppen- und Pauken-
theil des Schläfenbeins einschiebt und die Fissura petro-squamosa und petro-tympanica von einander scheidet (Pars cuneiformis tegmenti tympani *Gruber*), hat *Gruber* als selbstständigen Knochen, Ossiculum tegmenti tympani cuneiforme, am
Schädelgrunde auftreten sehn. Dies Knöchelchen oder der entsprechende Fortsatz wird durch einen plattenartigen Fortsatz
des eigentlichen Tegmen tympani (Process. tegmenti tympani

proprii) vom Antheil an der Bildung der vordern Wand des Canalis musculo-tubarius ausgeschlossen. Im Tegmen tympani selbst bezeichnet *Gruber* eine in alten Schädeln meist unkenntliche Rinne, Fissura tegmenti tympani, welche vor dem Can. musculo-tubarius und der Paukenhöhle abwärts in die Fissura petro-tympanica führt und also nur der Ausgang der letztern in die Schädelhöhle ist. Sonach zerlegt *Gruber* das Tegmen tympani in 2 Theile, einen vorderen kleinern und einen hintern grössern; jenen, der zur Bildung des Can. musculo-tubarius und der Paukenhöhle nichts beiträgt, nennt er Keilstück, Pars cuneiformis, dies dagegen eigentliche Paukendecke, Tegmen tymp. proprium. Die Selbstständigkeit des Keilstücks beobachtete *Gruber* bis jetzt 7 Mal (an 6 Schädeln); die Länge desselben variirte von 8—15 Mm., die grösste Höhe von 3—10 Mm., die Dicke von $1^1/_2$—4 Mm. Die Basis, das breitere Ende, ist median-vorwärts gerichtet und verbindet sich mit der Spina angularis des Wespenbeins durch eine wahre Nath.

Lambl beschreibt aus dem Museum zu Lyon eine Anomalie des Schläfenbeins. Die Schuppe ist sehr niedrig und schmal, in der Höhe des Proc. zygomat. mit dem Temporalflügel des Wespenbeins verschmolzen, weiter aufwärts aber von demselben durch eine weitklaffende zackige Nath getrennt, eine Diastase, die um 4—5''' weiter rückwärts liegt, als die normale Sphenotemporalnath, so dass der Temporalflügel auf Kosten der Schuppe um das Doppelte an Breite (im sagittalen Durchm.) vergrössert ist.

Die von *M. J. Weber* sogenannte Sutura longitudinalis imperfecta des Stirnfortsatzes des Oberkieferbeins ist, wie *Luschka* (*Müll.* Arch.) berichtigt, nicht Rest einer Nath, sondern eine Gefässfurche, die mit dem Alter immer tiefer wird und eine Vene aufnimmt, in welche kleinere, aus der Substanz des Stirnfortsatzes hervortretende Zweige sich einsenken. Die von *Rosenmüller* beschriebene Varietät des Stirnfortsatzes, wo der zur Bildung der Thränengrube beitragende Theil ein besonderes Knöchelchen darstellt, hat *Luschka* mehrmals (unter 60 Schädeln 7 Mal, bei zweien beiderseitig) gesehen und dies Knöchelchen unter dem Namen Nebenthränenbein, Os lacrymale accessorium, beschrieben und abgebildet.

Virchow's allerdings zu einseitig ausgebildete Theorie von der Entstehung der verschiedenen Schädel- (und Gehirn-) formen durch frühzeitige Nathverschmelzung widerlegt *Fick* durch die ebenso einseitige Behauptung, dass das Gehirn seine Kapsel forme. Dass bei aller Tendenz des Gehirns, sich der Norm gemäss zu entwickeln, die Entwicklung unvollkommen bleiben müsse, wenn die Kapsel zu früh ihre Nachgiebigkeit verliert, kann nicht wohl bezweifelt werden und ein solcher Causalnexus erhält Wahrscheinlichkeit, wenn die Synostose der Schädelknochen von Veränderungen begleitet ist, die auf Erkrankung der Knochen deuten. Gegen die von *Virchow* versuchte Ableitung der Kopfformen aus theilweiser Verschmelzung der Nähte und compensirender Ausdehnung des Gehirns nach den noch offenen Seiten wendet aber *Fick* mit Recht ein, dass alle verschiedenen Kopfformen sich mit vollständig erhaltenen Nähten bei Erwachsenen vorfinden, sowie auch, nach des Ref. Erfahrung, gleiche Schädelformen bei sehr verschiedenartigem Verhalten der Nähte vorkommen. Für diesen Satz wird jede grössere Schädelsammlung die Belege bieten; so enthält beispielsweise die hiesige Sammlung eine Reihe der von *Virchow* sogenannten Clinocephali mit Nathverschmelzungen an verschiedenen Stellen und ohne Nathverschmelzung und darunter den übrigens ganz normal gebildeten Schädel eines 7jährigen Kindes, an welchem die Einbiegung des Scheitels hinter der Kronennath so auffallend ist, wie an irgend einem der Schädel von Erwachsenen. Legt man den Untersuchungen Schädel Erwachsener zu Grunde, so wird man kaum irgend einmal nachzuweisen im Stande sein, dass die Synostose der einen oder andern Nath vor vollendeter Reife des Gehirns eingetreten war. Scheint aber die partielle Nathverschmelzung zu erklären, warum das Wachsthum des Gehirns in bestimmter Richtung gehemmt war, so erinnert *Fick*, dass es der Wachsthumsdruck des Gehirns ist, der die Nähte offen erhält, wonach also die Verminderung dieses Drucks in bestimmter Richtung die Schliessung bestimmter Nähte begünstigt. Weiter bemerkt *Fick*, dass bei Vergleichung möglichst ähnlicher Schädel von jüngern und ältern Individuen doch keine Definitivgestalt des Schädels zu finden sei, in welche die fötalen Kopfknochen durch bloses Wachsthum an den Rändern übergegangen sein könnten. Die Formveränderungen sind von der Art, dass sie sich nicht auf die Wirkung einer einzigen, aus der Mitte des Hirnraums auf die Wände concentrisch wirkenden Druckkraft erklären lassen. Im Allgemeinen erleiden Scheitel und Hinterhauptsbein grössere Modificationen, als die Stirnbeine; dabei hat *Fick* die Erfahrung gemacht, dass die innern Schädelcurven eines Horizontalschnittes zwischen Tubera frontalia und Arcus superciliares bei Kinderschädeln von 3—4 Jahren und bei Erwachsenen meistens identisch sind, dass also dieser Theil des Schädelraums vorzugsweise schon häufig in den Kinderjahren die Form erreicht, welche

im Erwachsenen die bleibende Individualform der Stirn darstellt. Damit stimmt die frühe Obliteration der Sutura frontalis, die nach *Fick's* Anschauung ebenso häufig stattfinden
muss, als schon in kindlichen Jahren die Entwicklung der-
jenigen Hirnorgane, deren Vergrösserung die Stirnnaht spannt,
vollendet ist. *Humphrey* (p. 190) macht gegen *Gibson*, der schon
im J. 1813 die Erweiterung der Schädelhöhle auf Ansatz neuer
Knochensubstanz in den Nähten zu reduciren versucht hatte,
ebenfalls geltend, dass manche Formveränderungen der Schädelknochen nicht anders, als durch Resorption der innern Lamellen und Auflagerung auf den äussern verständlich seien,
und dass auf diese Weise auch ein ursprünglich aus Einem
Stück gebildeter Schädel ausdehnungsfähig sei. Er deutet
ferner auf die Schwierigkeiten hin, welche die zackige Form
der Nähte der Vergrösserung der Knochen durch Ablagerung
an den Rändern entgegen setzen muss.

Die Schädeldecken, welche *Schaafhausen* abbildet, zeichnen
sich besonders durch ungewöhnliche Entwicklung der Sinus
frontales und ein dadurch bedingtes Zurückweichen der Stirn-
fläche aus. Der Verf. hält es für wahrscheinlich, dass diese,
Fragmente, von welchen das eine aus dem Neanderthale bei
Hochdal (zwischen Düsseldorf und Elberfeld), das andere aus
Plau im Mecklenburgischen stammt, einer älteren, autochthonen
Race angehörten, die vor den Germanen das nördliche Europa
bewohnte.

Retzius giebt eine Uebersicht der Verbreitung der von ihm
unterschiedenen Schädelformen bei den verschiedenen Völkern,
wodurch seine frühern Angaben theils bestätigt, theils erweitert werden. *v. Baer* macht beherzigenswerthe Vorschläge
zur Einführung gleichförmiger Principien bei der Messung der
Schädel. Er räth, die Unterschiede anschaulicher zu machen,
indem man die Höhe und Breite in Verhältnisszahlen zur
Länge oder zum sagittalen Durchm., den letztern zu 1000 angenommen, ausdrückt. Als mittleres Verhältniss bestimmt er
für die Höhe $^{9b}/_{100}$ und für die Breite $^{80}/_{100}$ der Länge.

An der untern Seite des Schlüsselbeins, 3 Centim. von
dessen Sternalende, beobachtete *Luschka* (Halbgel. p. 12)
einen 7 Mm. langen Knochenauswuchs in Form eines kurzen,
breit gestielten Knopfes. Die Convexität des letztern war von
einem faserknorpligen Gewebe überzogen; eine entsprechende
Pfanne, ebenfalls von faserknorpliger Masse ausgekleidet, sass
an der Grenze des Knochens und Knorpels der ersten Rippe.
Die gefässreiche Kapsel besass ein Epithelium und reichliche
Synovialzotten,

Den Verköcherungspunkt im Olecranon nennt *Schwegel* (p. 30) Diaphyse, weil zwischen ihm und der Ulna vor ihrer knöchernen Vereinigung ein Knochenplättchen (Apophysis conjunctiva s. Metaxyphysis *Schw.*) sich entwickelt, welches später mit der Ulna und dem Knochenkern des Olecranon verwächst. Am Proc. styloideus des Radius so wie der Ulna und an der Tuberositas radii finden sich nach *Schwegel* besondere Epiphysen, welche insgesammt vor dem 8. Jahre verknöchern. Von den Handwurzelknochen verknöchern das Kopf- und Hakenbein im ersten Jahre, das Kahn-, Mond- und Pyramidenbein im zweiten bis achten, das Trapez- und Trapezoidbein im fünften bis neunten, das Erbsenbein im zehnten bis vierzehnten Jahre. An den Mittelhandknochen bemerkte *Schwegel* sowohl obere, als untere Epiphysen; der Unterschied besteht darin, dass die erstern schwächer sind und früher verwachsen, als die letztern. Ebenso wenig fehlen den Phalangen die untern Epiphysen, doch sind sie schwächer und verwachsen früher, als die obern. Dem Mittelhandknochen des Daumens schreibt *Schwegel* eine obere schwächere und eine untere stärkere Epiphyse zu.

Am Hüftbein unterscheidet *Schw.* (p. 21) drei besondere, den 3 Abtheilungen dieses Knochens entsprechende Epiphysen des Pfannenrandes und eine Apophysis tuberculi pubici, welche zwischen dem 6.—14. Jahre entstehn und bis zum 20. Jahre mit den Hauptknochen verschmelzen. An 40 Becken Neugeborner variirte die Länge der Conjugata zwischen 1'' und 1'' 3''', des schiefen und Querdurchmessers zwischen 1'' und 1'' 4'''; es lassen sich allgemein grosse und kleine Becken unterscheiden und 3 Gruppen je nach der Proportion der Durchmesser. Die erste Gruppe umfasst (16) Becken, deren Querdurchmesser die Conjugata nur um 1''' übertrifft, in der zweiten Gruppe (20) bleibt die Conjugata um 2—3''' hinter dem Querdurchmesser zurück, in der dritten Gruppe (4) sind beide Durchmesser gleich. Nach der Terminologie der Schädelformen nennt der Verf. die erste Gruppe Dolichopelyx, die zweite Brachopelyx, die dritte Trochopelyx. Die Differenz der Conjugata und des Querdurchmessers nimmt von der Geburt bis zur Reife zu.

Den Knochenkern in der untern Epiphyse des Oberschenkels, der in forensischer Beziehung Aufmerksamkeit erregt hat (s. d. vorj. Bericht p. 114), sieht *Schw.* zwischen der Geburt und dem 3. Jahre entstehen (p. 34). *Voltolini* berichtet von einem neugebornen Kinde, wo dieser Kern rechts 4½, links 4''' rhein. maass. An der Tibia bestätigt *Schw.*

den Knochenkern der Tuberositas patellaris und des medialen Knöchels, welchen *Sharpey* und *Béclard* erwähnen.

Zwischen dem Sprung- und Fersenbein beobachtete *Schw.*
(p. 35) Einmal ein anomales Knöchelchen von tetraedrischer
Form, 3''' hoch, mit beiden genannten Knochen articulirend
und durch Bänder an dieselben befestigt, von einem Bündel
des Lig. talo-fibulare post. bedeckt. An der Fusswurzel eines
17jährigen Jünglings sah *Luschka* (Halbgel. p. 12) die Tube-
rosität des Schiffbeins beiderseits als selbstständigen länglich-
runden Knochen von Haselnussgrösse. Er sass mit einer pla-
nen überknorpelten Fläche auf einer eben solchen Fläche des
Schiffbeins und trug die Anheftung der Sehne des M. tibia-
lis post.

Die Epiphysen der Mittelfussknochen und Zehen beschreibt
Schwegel in ähnlicher Weise, wie die der Hand.

Bänderlehre.

E. de Bartels, de corporis humani meniscis. Diss. inaug. Kil. 1857. 4.
Luschka, Halbgelenke.
Freund, a. a. O. p. 58.
Aeby, a. a. O.
J. Struthers, demonstration of the use of the round ligament of the hip-
    joint. Edinb. med. Journ. Novbr. p. 434.
Humphrey, a. a. O.
C. Langer, über incongruente Charniergelenke. Wien. 8.
Ders., Das Kniegelenk des Menschen. Ebendas. 8. 2 Taf.
W. Gruber, die Knieschleimbeutel. Eine Monographie. Prag. 1857. 4.
    Mit 3 Taf. p. 17.
Ders., die Bursae mucosae der spatia intermetacarpeo-phalangea und inter-
    tarseo-phalangea. Petersb. 4.

v. Bartels theilt die Bandscheiben in wahre und falsche.
Die letztern, wozu er die Bandscheibe des Sternoclavicular-
und des untern Radioulnargelenks rechnet, haben ihm die Bedeutung von Zwischengelenkbändern; sie unterscheiden sich
von den wahren Bandscheiben (des Kiefer- und Kniegelenks)
dadurch, dass jene mit beiden articulirenden Knochen in
Verbindung stehen und demnach zur Hemmung der Bewegungen dienen, auch ihre Stellung im Gelenk nicht ändern, indess die wahren Bandscheiben mit dem Einen Knochen, an
welchem sie angeheftet sind, auf dem andern gleiten.

Luschka fasst unter dem Namen „Halbgelenke" mit den
Synchondrosen eine Anzahl Amphiarthrosen, wie die Rippen-
brustbeingelenke, das Iliosacralgelenk u. A. zusammen, eine
Verbindung, die mir in zweierlei Beziehungen bedenklich
scheint. Denn für die Synchondrosen erhält dadurch die
Höhle eine grössere Bedeutung, als man ihr nach der Unbe-

ständigkeit ihres Vorkommens zugestehen darf und die Amphiarthrosen werden von den übrigen ächten Gelenken schärfer geschieden, als eine unbefangene Betrachtung rechtfertigt.
Insbesondere vermag ich nicht auf die Synovialmembran und
deren Anwesenheit oder Mangel zur Unterscheidung zwischen
vollständigen und Halbgelenken den Werth zu legen, welchen
Luschka ihr zuschreibt, wenn ich auch nicht in dem Sinne,
wie *Luschka* in Folge eines Missverständnisses mir zutraut,
die Synovialmembran läugne.   Dass diese Membran „zu genau
mit allen Flächen des Gelenks verwachsen sei, um für sich
dargestellt werden zu können," ist nicht meine Behauptung,
sondern die von mir nur citirte Behauptung *Bichat*'s; nicht
gegen die Synovialmembran, sondern gegen die geschlos-
sene Synovialkapsel, die sich über die Knorpel hinweg-
schlagen und nach Art seröser Häute alle das Gelenk durchsetzenden Gebilde mit einem Ueberzug versehen soll, ist
meine Polemik gerichtet.   Vermied ich auch den Namen Synovialhaut, so habe ich doch die innerste, aus feinern und
oft auch durch den Verlauf ausgezeichneten Bündeln gewebte,
gefässreiche Schichte der Kapsel ebenso gesehen, wie *Luschka*
(vgl. meine Bdl. p. 9).   Diese Schichte aber ist in den Amphiarthrosen, welche *Luschka* unter die Halbgelenke aufnimmt,
nicht weniger constant, als in den freieren Gelenken.

Ich sagte, dass in *Luschka*'s Definition der Halbgelenke
die Höhle, die sich in manchen Synchondrosen findet, eine
wesentliche Rolle spielt; so ist es namentlich der Fall in Bezug auf die Wirbelsynchondrosen, deren Faserung *L.* als
Analogon der Kapsel, deren Gallertkern er als eine Masse
von Synovialzotten beschreibt, die mit den überknorpelten
Endflächen der Wirbel nicht zusammenhängen und in eine
Höhle hineinragen soll, welche im hintern Drittel der ganzen Wirbelverbindung ihre Lage habe.   Es ergiebt sich hier-
aus ein Widerspruch mit meinen Beobachtungen, der aber
vielleicht doch nicht ganz unversöhnlich ist.   Denn da ich
das Vorkommen von Lücken im Gallertkern nicht läugne und
da *Luschka* zugiebt, dass der Kern bisweilen, zumal im vor-
gerückteren Lebensalter, als eine wirklich continuirliche
Masse erscheine, indem jene Lappen nicht allein mit ihren
Enden unter sich verwachsen und verfilzt seien, sondern selbst
eine Verlöthung mit den der Gelenkhöhle angehörigen Knorpelplatten erfahren hätten: so beschränkt sich unsere Differenz zunächst darauf, welche der beiden Formen, die wir
beide anerkennen, die häufigere und regelmässigere sei.   Wenn
aber vielleicht der Zufall dem Einen von uns die zerklüfteten,

dem andern die continuirlichen Synchondrosen in überwiegender Zahl zugeführt hat, so hat doch nicht dies allein, sondern auch die Art, wie wir die Entwicklung der Synchondrose beurtheilen, auf unsere Auffassung ihrer Structur Einfluss geübt. Wir sind einig, dass bei dem Neugebornen ein Filz feiner elastischer Fasern die beiden Wirbelplatten mit einander verbindet. Nach *Luschka* (p. 59) träte nun im ersten Lebensjahre zuerst eine Schmelzung und Verflüssigung jenes Gewebes und dann eine Wucherung der innersten Substanz des Faserrings in Fortsätze von allerlei Formen und Grössen ein, welche die durch Schmelzung der ursprünglichen Fasermasse erzeugte Höhlung allmälig ausfüllen und im 7. Jahre schon ihre volle Ausbildung erreicht hätten. Ich sehe noch beim 9jährigen Kinde die elastischen Fäden sich ununterbrochen von einem Wirbel zum andern erstrecken und halte es für wahrscheinlich, dass die synovialzottenähnlichen Lappen, die man bei Erwachsenen darstellen kann, einer unregelmässigen Zerspaltung der anfänglich continuirlichen Masse ihren Ursprung verdanken. Die Entwicklung der Schambeinsynchondrose, auf welche ich sogleich zurückkomme, unterstützt diese Ansicht; sie darf, wie ich glaube, auf die Synovialzotten der eigentlichen Gelenke ausgedehnt und es darf angenommen werden, dass diese nicht sowohl aus den Wänden des Gelenks hervorsprossen, als von einer, die Höhle des Gelenks anfänglich erfüllenden netzförmigen Bindegewebslage zurückbleiben. Die Existenz der strangförmig von einem Knochen zum andern gespannten Synovialfortsätze (meine Bdl. p. 6) erklärt sich einfacher so, als durch die Annahme, dass ein von der Einen Fläche aus sprossender Strang sich in die andere inserire. Da an den Resultaten unserer Untersuchungen auch die Art der Präparation Antheil haben könnte, so füge ich hinzu, dass ich feine Verticalschnitte kindlicher Wirbelsynchondrosen aus Präparaten anfertige, welche mit dem hyalinischen Knorpelüberzug der Endflächen dicht am obern und untern Wirbel abgeschnitten und dann getrocknet sind. Ich brauche die Methode bei dieser Gelegenheit nicht zu vertheidigen: man könnte begreifen, wie der Gallertkern beim Trocknen rissig wird und sich von den Knorpelscheiben löst; stellt er sich in Continuität mit denselben dar, so muss diese wohl während des Lebens bestanden haben.

Von dem Faserring der Wirbelsynchondrosen besitzt nach *Luschka* (p. 41) nur der äussere Theil Blutgefässe. Je mehr sie einwärts gelangen, um so mehr nehmen sie den Schlingentypus an und endigen schliesslich frei mit sehr manchfaltig gestalteten Schlingen an der innern Seite der 5. oder 6. Schichte des Faserrings.

An den Halswirbelkörpern besteht nach *Luschka's* Entdeckung (p. 71) zwischen dem obern überknorpelten, leistenartigen Vorsprung am Seitenrande jedes untern und der untern entsprechenden Facette am Seitenrande jedes obern Wirbels ein wahres Gelenk, Seitengelenk, welches neben synovialer Feuchtigkeit zottenförmige Auswüchse enthält. Die Gelenkknorpel sind unmittelbare Fortsetzungen der Knorpel der Wirbelsynchondrosen, haben aber nur faserige Grundsubstanz. Beim Neugebornen und zuweilen auch beim Erwachsenen ist die Höhle von einem weichen Bindegewebe ausgefüllt.

Mit *Arnold* beschreibt *Luschka* (p. 76) ein Lig. capituli costae posterius, welches mit mehreren platten Bündeln von der Aussenseite der Wurzel des Bogens zur hintern Fläche des Rippenköpfchens verläuft. Ein Lig. colli costae posticum s. jugale L. geht von der hintern Fläche des Rippenhalses über den obern Rand der Wurzel des Wirbelbogens durch das Foramen intervertebrale in den Wirbelkanal, horizontal über die hintere Seite der Synchondrose unter das Lig. vertebrale comm. post. und fliesst hier öfters, wie das von *Mayer* bei Thieren entdeckte Lig. costarum jugale, mit dem gleichnamigen Bande der andern Seite zusammen.

Zur Anatomie des Bandapparats der falschen Wirbel liefert *Luschka* (p. 62. 81) einige Beiträge. Das Lig. sacrococcygeum posticum prof. betrachtet er als Ende der fadenartigen Verlängerung des Sacks der harten Hirnhaut, welche schon im Can. sacralis an ihrer vorderen Seite von Wirbel zu Wirbel ein starkes Bündel abgiebt; dieses verbindet sich mit dem nächst obern und breitet sich, an der Vereinigungsstelle zweier Wirbel in das Periost übergehend, in ähnlicher Weise, wie an den ächten Wirbeln, flügelartig aus. Das Lig. sacro-coccygeum ant. erklärt *L.* für eine selbstständige Formation; vom untern Ende der vorderen Fläche des 5. Kreuzwirbels jederseits entspringend, wendet es sich gegen die Mittellinie des Steissbeins, wo es sich mit dem der andern Seite theilweise kreuzt.

Die Bandscheibe, welche den Körper und Schwertfortsatz des Brustbeins vereinigt, enthält nach *Luschka* (p. 91) zwischen 2 Platten hyalinen Knorpels eine Schichte faserknorpligen Gewebes. Die Articulation des Knorpels der ersten Rippe mit dem Handgriff des Brustbeins beobachtete *Luschka* 4 Mal (p. 103). Einmal (bei einem jüngeren Individuum) besass der Knorpel eine durchaus hyaline Grundsubstanz; in den andern Fällen war sie nur in der Tiefe hyalinisch, gegen die Oberfläche fasrig. Die Articulation zwischen Knochen und Knorpel der ersten Rippe hat *Freund* 5 Mal gesehn; nach seiner Meinung entsteht dies Gelenk durch eine zufällige gewaltsame Trennung und zwar in Folge des Zugs, den die Mm. scaleni auf den Knochen der Rippe üben, wenn der Knorpel derselben durch theilweise, namentlich oberflächliche Verknöcherung unnachgiebig geworden ist. Die Trennung findet in der Substanz des Knorpels Statt, so dass an der Rippe ein Knorpelplättchen bleibt; sie stellt sich als reiner, platter Spalt dar oder als eine gelockerte Stelle, die von vielen die Knorpelenden verbindenden Faserzügen der Grundsubstanz durchzogen wird. Die scheinbare Kapsel wird durch das unverletzte Perichondrium gebildet. Weitere Veränderungen, wodurch die Continuitätstrennung immer gelenkähnlicher wird, erfolgen durch die Reibung wie bei andern Pseudarthrosen.

Im Sternoclaviculargelenk ist nach *Luschka* (p. 10) der Ueberzug des Schlüsselbeins fasrig, der Ueberzug der Incisura clavicularis des Brustbeins dagegen bei jugendlichen Subjecten aus einer tiefern und mächtigern hyalinischen und aus einer oberflächlichen dünnern Faserknorpelschichte zusammengesetzt. Die Fasern, durch welche die Bandscheibe des Sternoclaviculargelenks mit dem Brustbein in Zusammenhang steht, nennt *L.* (p. 99) Lig. sternoclaviculare.

Meiner Angabe, dass das Iliosacralgelenk in den ersten Lebensjahren eine Syndesmose sei, tritt *Luschka* (p. 13. 134) entgegen mit der Behauptung, dass in der überwiegenden Mehrzahl der Fälle das Gelenk beim Neugebornen bereits seine völlige Ausbildung erreicht habe. Ebenso wiederholt er (p. 115) die Meinung, dass nur Ausnahmsfälle *Barkow* und mich verleitet hätten, die Existenz einer Höhle in der Schambeinsynchondrose des Neugebornen zu bestreiten. Was indess die letztere betrifft, so haben auch *Aeby's*, mit genauen Zahlenangaben belegte Untersuchungen unsere Resultate bestätigt. Die Höhle ist erst nach dem 7. Lebensjahre normal, während sie vorher in allen Fällen fehlte. Ich muss auch hier wieder auf die grössere Sicherheit hinweisen, welche in dieser Beziehung aufgeweichte feine Querschnitte getrockneter Präparate vor der gewöhnlichen Untersuchung der frischen gewähren. Die Entstehung der Höhle beruht nach *Aeby* darauf, dass die Knorpelzellen der Zwischensubstanz durch Theilung grosse, von einer verdichteten Schichte der Umgebung membranartig umschlossene Haufen bilden, welche, indem sie fettig zerfallen, grössere und kleinere, allmälig zu einer gemeinschaftlichen Höhle zusammenfliessende Lücken erzeugen. Wegen der mancherfaltigen Varietäten dieser Höhle in Bezug auf Lage, Ausdehnung, Theilung verweise ich auf *Aeby's* Abhandlung p. 15. Immer liegen ihre Wände dicht zusammen, in höherm oder geringerm Grade mit einer schmierigen Lage von freiem Fett und Detritus überdeckt. Von Auskleidung mit Synovialhaut zeigt sich keine Spur. Die Höhlenwände sind in jungen Individuen vollkommen eben und nur von einer dünnen Schichte Faserknorpel überzogen, der aber auf Kosten des hyalinen Knorpels immer mehr zunimmt und später in seinen innersten Partien stets Bildung von Zellenhaufen mit nachfolgendem Zerfall derselben zeigt. In Folge davon wird die innere Oberfläche höckrig; einzelne Partien ragen fast vollständig losgetrennt in Form abenteuerlicher, mancherfaltig verästelter Blätter, Knollen, Keulen etc. in die Höhle. Dies sind die den Synovialzotten verwandten Gebilde, nicht aus der die Höhle begrenzenden Wand hervorgesprosst, sondern übrig geblieben, nachdem ein Theil der Wand durch einen physiologischen Process zerstört worden, der, wie *Aeby* richtig bemerkt, an die von *Ecker* geschilderte pathologische Zerstörung der Gelenkknorpel erinnert. Die Grenze des Knochens gegen den Knorpel der Synchondrose ist, nach *Aeby's* Beobachtung, im frontalen Durchschnitt wellenförmig; dies rührt von einer Reihe von Wülsten her, die auch *Luschka* beschreibt und *Tenon* bereits gekannt hat, Wülste, welche mit grösserer oder geringerer Unterbrechung quer von hinten nach vorn über die Knochenfläche weglaufen und ohne Zweifel für die Festigkeit ihrer Verbindung mit dem Knorpel von Bedeutung sind. Zuweilen fand *Aeby* Knorpelinseln, rings von Knochensubstanz umschlossen oder isolirte Knochenkerne im Knorpel der Symphyse; nicht selten sind beide Knochenränder, im Horizontalschnitt, asymmetrisch nach derselben Seite hin verbogen. *Luschka* beschreibt (p. 123) eine Umwandlung der Synchondrose in ein wahres Gelenk mit gefässreichen Synovialzotten, ausgekleidet von einer Synovialhaut, welche stellenweise einen deutlichen Epitheliumüberzug besass. Das Präparat stammt von einer Frau, die dem normalen Ende der Schwangerschaft nahe war.

Was die Geschlechtsverschiedenheiten der Synchondrose betrifft, so widerlegen *Aeby's* Messungen die mehrfach behauptete grössere Breite derselben beim weiblichen Geschlecht; sie lehren dagegen, dass die Höhle bei Weibern verhältnissmässig seltner fehlt (2 Mal unter 28 Fällen), als bei Männern (10 Mal unter 38 Fällen), dass sie im Allgemeinen bei Weibern umfangreicher ist, als bei Männern und dass die höhern Grade von Theilung oder gelenkartiger Bildung nur bei Weibern beobachtet wurden. Dies Resultat, die Folge einer weiter vorschreitenden Schmelzung des Faserknorpels, leitet *Aeby* von den periodisch im weiblichen Becken eintretenden Congestivzuständen ab, womit die Erscheinung stimmt, dass erst nach der Pubertät ein mit der Zeit immer bedeutender werdender Unterschied sich geltend macht.

Um zu einem entscheidenden Resultat über den Einfluss der Schwangerschaft auf die Synchondrose zu gelangen, reichten die von *Aeby* gesammelten Fälle nicht hin; doch bestätigen seine Erfahrungen, dass Lockerung der Synchondrose nicht zu den regelmässigen, die Schwangerschaft begleitenden und die Geburt vorbereitenden Vorgängen gehört; die extreme Erweiterung der Höhle und Erschlaffung der Bänder, die man nach schweren oder häufig wiederholten Geburten beobachtete, hält *Aeby* eher für die Folge des mechanischen Drucks des Uterus und des Kindes während des Geburtsactes.

Struthers und *Humphrey* (p. 518) haben ohne von einander und von meiner Bänderlehre zu wissen, beide die von mir empfohlene Methode zur Erforschung der Function des Lig. teres in Anwendung gebracht, nämlich die Eröffnung des Gelenks von der Beckenhöhle aus, wodurch, ohne Verletzung der Kapsel, die Lageveränderungen des Lig. teres bemerkbar werden. Auch die Resultate scheinen mir im Wesentlichen mit den meinigen übereinzustimmen, insofern *Struthers* bezeugt, dass, nach Durchschneidung des Ligaments vom Becken aus, keine der Bewegungen des Schenkels an Excursion gewinnt. Wenn dem ungeachtet Beide dem Lig. teres die Wirkung zuschreiben, in Gemeinschaft mit dem Lig. iliofemorale die mit Beugung verbundene Auswärtsrotation des Schenkelbeins zu hemmen, weil es bei dieser Stellung seine grösste Spannung erreicht, so stehn dieser Annahme die Gründe entgegen, womit ich im Allgemeinen die Function des Lig. teres als eines Hemmungsbandes bekämpfte. *Struthers'* Versuche lehren, dass das Lig. iliofemorale für sich allein stark genug ist, und der Unterstützung durch das Lig. teres nicht bedarf. Den Gegenversuch ist *Struthers* schuldig geblieben; er würde ohne Zweifel ergeben haben, dass nach Durchschneidung der Kapsel das gespannte Lig. teres sich mit leichter Mühe noch weiter anspannen lässt.

Langer begreift unter dem Namen Abwicklungscharniere die Gelenke, deren Grundkörper Spiralkegel oder Spiralwalzen sind; ihre typische Form schildert er an den Tarsalgelenken der storchartigen Vögel; an diese schliesst er das menschliche Kniegelenk, welches aber durch seine rotatorische Bewegung von denselben abweiche. Die Gelenkfläche des medialen Condylus des Schenkelbeins betrachtet *Langer* mit *H. Meyer* als Stück eines Kegelmantels, dessen Spitze dem Hintertheile des lateralen Condylus zugewandt ist und auch die Gelenkfläche des letztern vergleicht er einem Kegelsegmente, dessen Achse mit der des medialen Condylus sich kreuzend in den hintern Abschnitt des letztern fallen würde. Die mit einander convergirenden Furchen an der Grenze der Condylen- und der Patellarfläche hält *L.* nicht für blosse Eindrücke der Bandscheiben. *Humphrey* (p. 526) bestätigt die von *H. Meyer* ausgesprochne Behauptung, dass die Tibia zu Ende der Streckung und zu Anfang der Beugung eine geringe Rotation um ihre Längsachse macht, lateralwärts bei der Streckung und medianwärts bei der Beugung.

Gruber zählt die Aussackungen der Kapsel des Kniegelenks auf; sie kommen als Beutel oder schlauchförmige, zuweilen verästelte und rosenkranzförmig eingeschnürte Säcke vor: in der Kniekehle neben dem medialen Ursprung des Gastrocnemius, im Winkel zwischen der Insertionssehne des M. semimembranosus und dem Lig. poplit. obliquum, hinter und vor dem Lig. accessorium laterale, in der Mitte der Kniekehlenfläche, an der lateralen Seite des lateralen Condylus und über dem Epicondylus derselben Seite. Sie finden sich unter 22 Fällen Einmal und meist nur einseitig.

Die Bursae mucosae intermetacarpo-phalangeae fand *Gruber* bei Erwachsenen in $1/3$ der Fälle, vollzählig und zugleich an beiden Händen nur selten; die Bursae mucosae intermetatarsophalangeae sind viel beständiger: unter 360 Füssen war der Schleimbeutel des ersten Spatium interosseum 340 mal, des zweiten 353 mal, des dritten 341 mal, des vierten 72 mal zugegen; in der Regel kommen deren 3 vor, minder häufig 4, selten 2. Bei Individuen vom 15. Lebensjahr aufwärts fanden sich Communicationen mit den Kapseln der Zehentarsalgelenke (unter 150 Fällen 3 Mal) und mit den Schleimbeuteln der Mm. lumbricales und interossei.

Muskellehre.

A. Retzius, some remarks on the proper design of the semilunar lines of Douglas. Edinb. med. Journ. Apr. p. 865.

Hyrtl, Notiz über das Cavum praeperitoneale Retzii in der vordern Bauchwand des Menschen. A. d. 29. Bd. der Wiener Sitzungsberichte. 3 Taf.

Luschka, Halbgel. p. 61.

A. Retzius, Hygiea. Bd. XVIII. p. 649.

Hyrtl, zwei Varianten des M. sternoclavicularis. A. d. 29. Band der Wiener Sitzungsberichte. 1 Taf.

H. Luschka, der M. transversus colli des Menschen. A. d. 33. Bd. der Wiener Sitzungsberichte. 1 Taf.

E. G. Legendre, sur la disposition des aponeuroses du cou. Gaz. méd. No. 14.

J. Srb, ungewöhnliches Vorkommen von Intercostalmuskeln. Wiener med. Wochenschr. 1859. No. 2.

H. J. Halbertsma, Anatomisches und Physiologisches über den M. frontalis. Archiv für die holländ. Beitr. Bd. II. Hft. 1. p. 48.

W. Henke, die Oeffnung und Schliessung der Augenlieder und des Thränensacks. Archiv für Ophthalmologie. Bd. IV. Abth. 2. p. 70.

Gruber, Knieschleimbeutel. p. 11 ff.

Ders., Bursae mucosae etc.

Die Linea oder Plica Douglasii in der hintern Wand der Scheide des Rectus deutet *Retzius* als Rand einer Falte, von welcher anfangen die mit der Aponeurose des M. transversus verschmolzene Fascia transversalis sich nach hinten umschlägt, um das Stück Peritoneum zu bekleiden, welches von der Linea Douglasii bis zur Symphyse der Schambeine herab die hintere Wand der Vagina recti bildet. Es entsteht dadurch ein Raum im untern Bezirk der vordern Bauchwand, Cavum praeperitoneale *Retzius*, in welchen die Harnblase im ausgedehnten Zustande von unten her eindringt. Die hintere Wand dieses Raums, der Theil des fibrösen Blattes, der sich von der Linea Douglasii auf das Peritoneum begeben hat, geht hinter der Blase in die Beckenhöhle hinab, um mit der Beckenfascie zu verschmelzen. Bezüglich des bogenförmigen Verlaufs der Douglas'schen Falten und der dadurch begrenzten Oeffnung, stimmt *Retzius'* Beschreibung mit der meinigen überein. Während aber ich nur die durch die Oeffnung in die Rectus-Scheide eintretenden Vasa epigastrica berücksichtigt hatte, betrachtet sie *Retzius* als ein für den Eintritt der Blase in das Cavum praeperitoneale geöffnetes Thor, dem er den Namen einer Porta vesicae ertheilt. Ist die Blase leer, so liegen die Wände des Cavum praeperitoneale an einander, von einem Bindegewebe zusammengehalten, welches, seiner Dehnbarkeit wegen, dem Steigen des Blasengrundes kein Hinderniss bereitet. Mit diesem Bindegewebe hängt der dünne Bindegewebsstreifen zusammen, auf welchen die Linea alba unterhalb des Nabels sich reducirt, und der nur unvollkommen die Mm. recti von einander trennt.

Luschka sah die mediale Zacke der rechten Vertebralportion des Zwerchfells theilweise vom Körper des 2. Bauchwirbels entspringen.

9*

Den M. supraclavicularis *Luschka's* hat *Retzius* Einmal gesehn. *Hyrtl*, der ihn Sternoclavicularis nennt, sah ihn unter 83 Leichen 6 mal, darunter 4 Mal in der von *L.* angegebnen Form; in einem dieser Fälle, bei beiderseitigem Vorkommen des Muskels, waren Ossa suprasternalia vorhanden, welche aber in keiner Beziehung zur Sehne des Muskels standen. Die zwei übrigen Fälle betrachtet *Hyrtl* als Varietäten des M. supraclavicularis. Im ersten standen die Ursprünge der beiden Pectorales majj. am Brustbeingriff ungewöhnlich weit aus einander; die zwischen ihnen frei bleibende Stelle des Knochens diente einem Sehnenstreifen zum Ursprung, der an der obern Brustbeinsynchondrose aus der Fascie hervorging und 2''' breit zwischen den Sternalköpfen der beiden Mm. sternocleidomastoidei zur Incisura semilunaris sterni aufstieg. Hier theilte er sich in zwei divergirende Schenkel, welche alsbald fleischig wurden und, fast transversal nach beiden Seiten ablenkend, das Sternoclaviculargelenk übersetzten, um hinter dem Clavicularkopf des M. sternocleidomastoideus an der obern Firste des Sternalendes des Schlüsselbeins zu endigen. Die zweite Varietät, M. interclavicularis *Hyrtl*, betraf einen vor dem Lig. interclaviculare über dem obern Rande des Brustbeingriffs gelegenen, flachen und queren Muskelstreifen, welcher die innern Enden beider Schlüsselbeine mit einander verband und an dem Theil der Kapselwand adhärirte, der zwischen Lig. sternoclaviculare und interclaviculare frei liegt. Er mag zur Bewegung der Bandscheibe des Sternoclaviculargelenks beitragen. Morphologisch bedeutend ist er deshalb, weil er sich aus der ersten Varietät durch Wegfall der medianen Sehne ableiten lässt und weil bei Myogale in gleicher Lage ein Muskel constant vorkömmt, der indess ohne Zusammenhang mit den Schlüsselbeinen sich in die obersten Bündel des M. pectoralis maj. fortsetzt.

Der M. sternohyoideus entspringt nach *Luschka* in seltenen Fällen ausschliesslich vom Schlüsselbein. Im Zwischenraume beider Insertionen dieses Muskels fand *L.* an der hintern Seite des Zungenbeins öfters einen erbsengrossen Schleimbeutel. Ein oder das andere Bündel des M. sternothyreoideus sah *L.* im Periost des Brustbeinhandgriffs oder am Lig. interclaviculare enden. Er entdeckte eine Wiederholung des M. transversus abdominis und thoracis am Halse, wo ausnahmsweise zwischen dem untern Ende des M. sternohyoideus und sternothyreoideus bald einseitig bald auf beiden Seiten ein kleiner platter Muskel sich findet, der vom obern Rande des Knorpels der ersten Rippe entspringt und fächerartig in feine, mehrfach gespaltene Sehnenfäden übergeht, die in der Mittellinie theils von beiden Seiten zusammenstossen, theils sich durchkreuzen. Einzelne Sehnenfäden enden meist im Lig. interclaviculare oder in der Kapsel des Sternoclaviculargelenks. In den Fällen, wo der M. transversus colli einseitig vorhanden war, verlor sich sein mediales Ende theils im Lig. interclaviculare, theils in dem Bindegewebe zwischen der obern und mittlern Halsfascie. Einigemal lag er unmittelbar unter dem Sternoclaviculargelenk.

Legendre bezeichnet am Halse mit dem Namen Aponeurose trachélienne, vertebrale und cervicale 3 aponeurotische Kreise, von welchen der erste die Muskeln und Organe in der Umgebung des Larynx und der Trachea, der zweite die Muskeln der Wirbelsäule, der dritte, oberflächliche die ganze Halsgegend umfasst. Die Cervicalaponeurose schliesst die Gefäss- und Nervenstämme und Lymphdrüsen der Halsgegend ein und schlägt sich zwischen der ersten und zweiten nach innen.

In zwei Fällen von Rippenspaltung, wo die beiden Schenkel der gablig getheilten Rippe eine rundliche Lücke umschlossen, fand *Srb* in der Lücke Muskeln von dem Faserverlaufe der innern Intercostalmuskeln und benutzt diese Thatsache zum Beweis, dass den Muskeln, die hier zwischen unbeweglichen Theilen ausgespannt waren, neben ihrer Wirkung als Heber und Senker der Rippen noch eine Function, die von dem Ref. als tonische bezeichnete, obliege.

Halbertsma glaubt eine neue Beschreibung des M. frontalis geben zu müssen, weil, seiner Meinung nach, keiner seiner Vorgänger das wahre Verhalten dieses Muskels beschrieben habe. Seine Angabe stimmt indess vollkommen mit der meinigen überein und diese Uebereinstimmung ist um so werthvoller, weil der Verf. mein Handbuch nicht gekannt hat.

Das Gebiet des M. palpebralis, welcher den Theil der Augenlieder einnimmt, der bei geschlossenem Auge auf den Augapfel zu liegen kömmt, wird von *Henke* weiter in zwei Theile geschieden, denen, seiner Meinung nach, eine Verschiedenheit des Ursprungs der Muskelfasern entspricht. Die Eine Hälfte des Liedes nämlich, und zwar die vom Tarsus gestützte, feste, liegt dem Bulbus immer auf; die andere, am obern Augenlied zwischen dem obern Rande des Tarsus und dem untern des M. orbitalis gelegene, ist dagegen bei völlig geöffneten Augen nach vorn vom Bulbus ab und auf dem Tarsaltheil vorwärts umgeschlagen. Von den über den Tarsaltheil hinlaufenden Fasern nimmt *Henke* mit *Moll* an, dass sie sämmtlich von der Crista lacrymalis post. entspringen; vom Lig. palpebrale mediale dagegen kämen die Fasern, die sich

zwischen dem Tarsus und dem M. orbitalis im Augenlied verbreiten. Die am Lig. palp. mediale entspringenden Fasern, M.
lacrymalis ant. nach *Henke*'s Bezeichnung, inseriren sich am
Lig. palpebrale laterale; die vom Thränenbein entspringenden
Fasern, *Henke*'s M. lacrymalis post., enden lateralwärts nach
und nach in der Dicke der Augenlieder. Nach *Henke* wäre
demnach der Ursprung des M. palpebralis zwischen dem Thränenbein und dem vor dem Thränensack gelegenen Theil des
Lig. palpebrale mediale unterbrochen; auch erklärt er sich
gegen meine Auffassung des Lig. palpebr. med. als eines horizontal von der Crista lacrymalis zum Nasenfortsatz des Ober-
kiefers über den Sulcus lacrymalis gespannten Sehnenbogens.
Das laterale Ende des genannten Bandes erreiche nicht die
Crista lacrymalis, sondern ende stumpf im Winkelpunkt der
Liedspalte, einige feine Fasern lateralwärts gegen die Carun-
cula lacrymalis sendend. Diese senken sich seitlich zwischen
die Fasern des M. lacrymalis post. ein, welcher von hinten
herkommend hier vorbeiziehe und so genöthigt werde, immer
in diesem Winkelpunkt der Liedspalte mit dem Lig. palpebr.
vereinigt zu bleiben, wo auch schon ein Theil seiner Fasern
sich zu inseriren anfange, vielleicht indem jene feinen Fasern,
die vom Ligament ausgehn, sich als Sehnenfasern zu demselben verhalten. Zwischen diesem Punkte, wo der laterale Rand
des Sackes nur durch die feinen ausstrahlenden Fasern von
der Oberfläche des Augenwinkels getrennt ist, und der Crista
lacrym. post. sei demnach der von mir angenommene Sehnen-
bogen unterbrochen und die Schleimhaut des Thränensacks
nur durch ein lockeres Bindegewebe vom M. lacrymalis post.
getrennt. Ich kann, diesen Einwürfen gegenüber, nur wieder-
holen, dass, wenn man wie in Fig. 65 meiner Muskellehre
die Augenlieder vertical halbirt und das obere Augenlied herab-
oder das untere hinaufschlägt, eine continuirliche Reihe von
Muskelursprüngen horizontal hinter einander vom Anheftungs-
punkt des Lig. palpebr. int. der Handbücher quer über
den Thränensack weg bis zu dessen hinterm Rande sich zeigt.
Man könnte die Wand des Thränensacks selbst als die Ur-
sprungsstätte dieser Fasern betrachten; da aber nur ein horizontaler, verhältnissmässig schmaler Streif des Thränensacks
von ihnen eingenommen wird und dieser Streif durch die ein-
gewebten Sehnenfasern wirklich verdickt ist, so schien es mir
naturgemässer, denselben als ein selbstständiges, mit dem
Thränensack verschmolzenes Band zu beschreiben. Mit der
Schleimhaut des Thränensacks steht übrigens kein Theil des
Muskels in Berührung; denn das, was man äussere Wand des

Thränensacks nennt, ist eigentlich eine straff über den Sulcus lacrymalis zwischen den beiden Cristae lacrym. ausgespannte fibröse Lamelle, an deren innere Fläche die Schleimhaut des Thränensacks nur locker angeheftet ist, so dass sie sich von derselben zurückziehen kann und oft in der That zurückgezogen und faltig im Grunde des Sulcus lacr. ruht. *Henke* hält den von ihm sogenannten M. lacrymalis post. für einen Compressor des Thränensacks; die in der Fortsetzung jenes Muskels auf dem Thränensack entspringenden Fasern können aber unmöglich eine andere Bestimmung haben, als den Sack zu erweitern. Zur Compression desselben genügt, wie mir scheint, die Elasticität der erwähnten fibrösen Haut, die sich flach zwischen den Rändern des Sulcus lacrymalis auszuspannen strebt; eine weiter gehende Verengung des Thränensacks, wobei die äussere fibröse Wand eingedrückt und nach innen convex erscheinen müsste, kann in keiner Weise durch Muskeln bewerkstelligt werden, die ihre Lage an der Aussenfläche dieser Wand haben. Den Widerstand der letztern halte ich für die Ursache, dass Inspirationsbewegungen bei geschlossener Mund- und Nasenöffnung die Gegend des Thränensacks nicht einsinken machen und möchte deshalb auch nicht mit *Henke* aus dieser Thatsache den Schluss ziehen, dass der Thränensack ausser der Zeit des Lidschlags ohne Lumen und ohne Inhalt sei.

Die Bursae mucosae interosseae manus sind nach *Gruber* rund oder länglich, comprimirt, zwischen den Sehnen der Mm. interossei und den Fingercarpalgelenken gelegen. Sie kommen unter allen Interossei, aber unbeständig, vor und sind wieder in superficiales und profundae einzutheilen, jene unter der zur Rückenaponeurose gehenden Portion, diese unter der an die Grundphalange sich ansetzenden. Beim Inteross. int. II., III. u. IV. (nach des Ref. Zählung) und beim Int. ext. III. kommt nur die B. m. superficialis vor, weil diese Muskeln in der Regel ganz in die Rückenaponeurose übergehen; beim Inteross. ext. I. ist nur das Vorkommen der B. m. profunda möglich, weil die Portion dieses Muskels zur Rückenaponeurose nur unbedeutend und mit der an die Grundphalange sich ansetzenden fest verwachsen ist.

Gruber's Monographie enthält die ausführliche Beschreibung der schon früher (diesen Bericht. 1856. p. 74) angekündigten Bursa mucosa supracondyloidea (interna). Sie liegt über dem Cond. int. des Schenkelbeins und über der Kapsel des Kniegelenks in einem Blindsack, der von der Fossa supracondyloidea fem. int. (dies. Ber. 1856. p. 66) und der Ursprungssehne des medialen Kopfs des Gastrocnemius gebildet wird. Ihre Gestalt ist die einer dreiseitigen, an der Spitze abgerundeten, an der Basis eingedrückten hohlen Pyramide; sie ist meist einfach, selten fächerig, gewöhnlich 5—6′′′ im verticalen, 7—9′′′ im transversalen, 4—5′′′ im sagittalen Durchm. Durch Oeffnungen an der untern Wand communicirt sie mit der Kapsel des Kniegelenks in weniger als der Hälfte der Fälle (5:3); in etwa einem Drittel der Fälle wird sie durch eine Aussackung der Kniegelenkkapsel vertreten. Aussackungen der Bursa mucosa supracondyloidea, beutel- oder schlauchförmig, kamen unter 350 Leichen 20 Mal meist einseitig vor; sie dringen durch Lücken der Sehne des M. gastrocnemius. Einen kleinern Schleimbeutel, B. m. retroepicondyloidea externa propria s. profunda s. gastrocnemialis externa, fand *Gruber* unter 4—5 Leichen Einmal unterhalb der Ursprungssehne des lateralen Kopfs des Gastrocnemius. Enthält diese Sehne ein sogenanntes Sesambein, so kann in sehr seltenen Fällen zwischen diesem und dem M. biceps femoris oder der Haut ein Schleimbeutel vorkommen, B. m. retro-condyloidea ext. media s. bicipito-gastrocnemialis und superficialis s. subcutanea.

Albin's Bursa bicipitis cruris erklärt *Gruber* für fast constant; sie fehlte im 21.—22. Falle.

Von den Mm. lumbricales pedis sah *Gruber* den Uebergang mit einer Portion in die Sehne des Extensor und die Insertion an die Basis der Grundphalange beim 1. und 2. in $^3/_4$, beim 3. in $^2/_3$, beim 4. in $^1/_7$ der Fälle. Der Uebergang in die Sehne des Extensor allein kam beim 4. Lumbricalis niemals vor, meistens endet er ganz an der Grundphalange. Die Insertionssehnen der Mm. lumbricales pedis, die schon in der Gegend der Ligg. capitulorum plantaria aus den Muskelbäuchen hervortreten, gleiten über Schleimbeuteln, von welchen die Einen, mit Ausnahme des 4., beständig in den Spatia intermetatarseo-phalangea liegen (B. m. mm. lumbricalium s. lumbricales pedis propriae s. vaginulae tendinum mm. lumbricalium pedis synoviales *Gruber*), die andern, unbeständigen, sich unter den Enden der Sehnen an den Grundphalangen befinden (B. m. lumbricales pedis accessoriae *Gruber*).

Bursae muc. interosseae pedis liegen zwischen den Sehnen der Interossei und dem Zehentarsalgelenk, selten an den Mm. interossei ext., häufig an den interni. Unter der Sehne des M. inteross. ext. I. u. IV. traf *Gruber* niemals einen

Schleimbeutel. Communication dieser Schleimbeutel mit den Gelenken ist selten.

Eingeweidelehre.

A. Cutis und deren Fortsetzungen.

Rollett, Structur des Bindegewebes. p. 15.

Gerlach, Studien. p. 39.

W. Krause, Ztschr. f. rat. Med. a. a. O.

H. Luschka, histor. Beiträge zu Dr. W. K r a u s e's Schrift „über Nervenendigungen." Deutsche Klinik. No. 45.

Billroth, Müll. Arch. Hft 2. p. 176.

Ders., Beitr. p. 131.

Beau, note sur les papilles de la langue. Comptes rendus. 18. Oct.

P. Tillaux, note sur la structure de la glande sublinguale. Gaz. méd. No. 37.

J. Czermak, physiol. Untersuchungen mit G a r c i a's Kehlkopfspiegel. Wien. 8. 3 Taf. p. 10.

E. Smith, sur l'occlusion de l'orifice supérieur du larynx et du pharynx. Journ. de la physiol. Juill. p. 518.

Hyrtl, über die Plica nervi laryngei. A. d. 25. Band der Wiener Sitzungsberichte. 1 Taf.

Frerichs, a. a. O. p. 18. 32.

L. Beale, on preparing injected preparations of the liver. Arch. of medecine. No. I. p. 21. T. I. IV.

Ders., Lobules of the liver. Ebendas. p. 26. T. V. VI.

Ders., on the arrangement of the vessels of the gallbladder, transverse fissure and portal canals of the human liver. Ebendas. No. II. p. 116.

H. Oidtmann, die unorganischen Bestandtheile der Leber und Milz. Linnich. 8. p. 52 ff.

H. Luschka, die Drüsen der Gallenblase des Menschen. Zeitschr. für rat. Med. Bd. IV. Hft. 3. p. 189.

Ders., über die Lage des vordern Randes der rechten Lunge. Deutsche Klinik. Nr. 21.

Ders., über den innern vordern Theil des Afterhebers beim Manne. Zeitschrift für rat. Med. Bd. IV. Hft. 2. p. 108. Taf. IX. X.

Ders., über den weiblichen Afterheber. Ebendas. Bd. V. Hft. 2. 3. p. 113. Taf. VIII.

Béraud, du mode de terminaison des fibres longitudinales du rectum. Gaz. méd. No. 13.

C. E. Isaacs, recherches sur la structure et la physiologie du rein. Journ. de la physiol. Juill. p. 577 (Uebersetzung nebst den Originalholzschnitten der im vorj. Bericht erwähnten, im Original schwer zugänglichen Abhandlung).

L. Beale, on some points in the anatomy of the kidney. Arch. of medecine. No. III. p. 225. Tab. XXII.

Kölliker, Gewebel.

H. C. L. Barkow, anatomische Untersuchungen über die Harnblase des Menschen. Breslau. Fol. 13 Taf.

Giraldès, note sur un organe placé dans le cordon spermatique. Proceedings of the royal society of Lond. Vol. IX. No. 31. p. 231. Bulletin de la société anatom. de Paris 1857. Novbre. p. 789.

F. Guyon, études sur les cavités de l'uterus à létat de vacuité. Thèse de Paris.

C. Rouget, recherches sur les organes érectiles de la femme et sur l'appareil musculaire tubo-ovarien. Journ. de la physiol. Juill. p. 479. Octbre. p. 735. pl. II—V.

A. Farre, on exfoliation of the epithelial coat of the vagina, producing casts of that canal. Arch. of medecine. No. II. p. 71. Taf. XII.

K. Harpeck, Reichert's Studien. p. 96. Taf. II. Fig: 1. 2.

Die nach *Rollett's* oben (vgl. Bindegewebe) mitgetheilter Methode untersuchte Cutis zeigt 2 Schichten. In der innern mächtigern, laufen secundäre Bündel von verschiedener Stärke im allgemeinen der Oberfläche parallel und steigen nur in allmäliger Neigung gegen dieselbe auf. Die äussere Schichte besteht aus den Primitivbündeln, in welche jene secundären Bündel zerfahren, indem sich zwischen die von Einem secundären Bündel ausgehenden Faserzüge gleichartige Züge anderer Bündel in den verschiedenartigsten Richtungen hindurchflechten. Der scharfe Rand, den die Oberfläche der Cutis auf verticalen Durchschnitten zeigt, ist selbst wieder aus den scharfen Conturen der oberflächlichst liegenden Bündel zusammengesetzt. Die an frischer Haut linearen Zwischenräume zwischen den Bündeln sind an gegerbter Haut mit einander zu einem Geäder erweitert, das zwischen den Texturelementen hindurchzieht. In den Papillen gegerbter Hautstücke kommen dieselben platten, durch einander geflochtenen Primitivbündel, wie in der Aussenlage der Cutis vor; sie beugen sich aus, um mit ihren Verflechtungen gleichsam einen Mantel für die in den Papillen steckenden Gefässschlingen oder Tastkörper zu bilden, deren geschrumpfte Rudimente der Verf. noch am Leder auf Behandlung mit Essigsäure erkannte. Nirgends sieht man frei auslaufende Fasern, sondern überall Fasersegmente, die, wie sie aus der Tiefe auftauchen, eben dahin wieder verschwinden. Die früher (p. 27) erwähnten Grübchen der Cutis, welche die Zähnelungen der Schleimschichte aufnehmen, liegen nach *Rollett* in den Winkeln feiner, einander durchkreuzender Faserzüge, die in ihrem Verlaufe nicht weiter zu verfolgen sind. Die Papillen der Finger sind nach *Gerlach* in den ersten Lebensjahren nicht viel schmaler, als beim Erwachsenen, haben aber durchschnittlich nur den 3. Theil der Länge der letztern.

In der Behandlung mit Farbstofflösungen, die die Kerne färben, auf dunkelrandige Nervenfasern aber keinen Einfluss üben, glaubt *Gerlach* ein Mittel gefunden zu haben, die Frage nach der Bedeutung der Querstreifen der Tastkörper zu lösen. Die meisten Querstreifen erweisen sich demnach

als Kerne; doch bleiben einzelne, gleichfalls quer oder schief
verlaufende Fasern ungefärbt, die demnach für spiralig um
das Tastkörperchen gewundene Nerven zu halten wären. Die
Spiraltouren liegen in verschiedenen Entfernungen von einander; doch zählte *G.* selbst bei den längsten Tastkörpern selten mehr als 4 Windungen. Theilungen einer Faser unmittelbar an den Tastkörperchen kamen nicht selten vor. Nur
Einmal sah *G.* zwei von verschiedenen Seiten an ein Tastkörperchen tretende Nervenfasern sich schlingenförmig verbinden; die Schlinge schien im Innern des Körperchens zu
liegen. So zeigten auch Querschnitte der Papillen die Ner-
venfaserdurchschnitte theils an der Oberfläche, theils im Innern der Tastkörper. Dass jedoch die Nerven nicht allgemein schlingenförmig enden, dafür führt *G.* den Umstand an,
dass viele Tastkörper, namentlich bei Kindern, nur Eine Nervenfaser erhalten. *Meissner's* Angabe, dass beim Neugebornen die Tastkörper fehlen, bestätigt *Gerlach*; er konnte aber
auch die mattglänzenden Bläschen nicht finden, welche nach
Meissner die Spitze der Papille einnehmen, wogegen *Krause*
versichert, an diesen Bläschen nicht nur beim Neugebornen,
sondern schon beim 7 monatlichen Embryo eine Andeutung
der charakteristischen Querstreifung bemerkt zu haben. Nach
G. hört beim Neugebornen die dunkelrandige Nervenfaser
im obern Drittel der Papille plötzlich, zuweilen leicht angeschwollen auf. Bei einem Kinde von 25 Wochen waren die
Tastkörper 0,006''' lang und 0,0045''' breit. Die querovalen
Kerne fand *G.* bei Kindern überhaupt minder zahlreich, länger und schmaler, als bei Erwachsenen. Die Tastkörper
zeigten sich, von der Substanz der Papille durch eine eigene,
structurlose Haut abgegrenzt, als ovale, eine feinkörnige Substanz einschliessende Kapseln, zu deren unterer Spitze die
Nervenfasern, meist nur Eine zu jedem Körperchen, traten,
ohne Spiraltouren zu bilden.

Krause entdeckte eine weitverbreitete, wenn nicht die
regelmässige Endigung der Tastnervenfasern in eigenthümlichen mikroskopischen Organen, die er mit dem Namen E n d -
k o l b e n, Corpuscula nervorum terminalia bulboidea, belegt.
Die Endkolben bilden eine Art Mittelglied zwischen den Pacinischen und Tastkörperchen oder eher den gemeinschaftlichen
Ausgangspunkt für beide; manche vereinzelte und bestrittene
Angaben über das Vorkommen unvollkommener Formen der
Einen oder andern dieser Körperchen an dieser oder jener
Körperstelle (hieher gehört vielleicht auch eine von dem Verf.
übersehene Beobachtung *Luschka's*, auf die sich dessen Re-

clamation bezieht) kommen durch *Krause's* Darstellung zu ihrem Rechte.

Die Tastkolben bestehen aus einer bindegewebigen Hülle
mit Kernen und einem cylinderförmigen geraden oder gebogenen oder geknickten Strange von weicher, mattglänzender
Substanz, in den das zugespitzte Ende der doppeltconturirten
Nervenfaser eintritt. Die Hülle steht in unmittelbarem Zusammenhang mit dem Neurilem; an den grössten Endkolben
(des Rindes) enthält sie zuweilen feine Blutgefässe; die Nervenfaser durchzieht den Endkolben der Länge nach; sie ist
vom Eintritt an blass, verschmälert, endet aber an dem dem
Eintritt entgegengesetzten Pol des Kolben meist mit einer
leichten Anschwellung, die Endkolben der Conjunctiva mes-
sen beim Kalb durchschnittlich 0,04—0,05''' Länge auf 0,007
—0,013''' Breite, die Nerven vor dem Eintritt 0,0025—
0,0033''', innerhalb des Endkolben 0,0012—0,0016''', an
der Endanschwellung 0,0025'''. Ihre Lage haben die Endkolben der Conjunctiva unmittelbar unter der festern oberflächlichen Bindegewebsschichte, theils horizontal, theils im
Winkel gegen dieselbe. Auf eine Quadratlinie Conjunctiva
sind ungefähr 13 Endkolben zu rechnen. Die Fäulniss macht
sie sehr bald unscheinbar; Natron ist ein geeignetes Mittel,
sie aufzusuchen, obschon es die Axenfaser zerstört.

Die Endkolben der Conjunctiva beim Rind, Schaf, Schwein
verhalten sich, abgesehen von geringen Grössenunterschieden,
wie beim Kalb; die Endkolben der menschlichen Conjunctiva
bulbi sind mehr kugelförmig, 0,014—0,033''' lang, 0,014
—0,016''' breit; sie sitzen zuweilen auch symmetrisch auf
der Nervenfaser, wie auf einem Stiel, öfters aber liegen sie
seitwärts an der gebogenen, geschlängelten oder vielfach ge-
wundenen Nervenfaser. Es kommt vor, dass die beiden
Aeste einer gablig getheilten Nervenfaser neben einander in
denselben Endkolben eintreten und darin theils sofort, theils
nach mehrfachen Verknäuelungen enden. Beim Kinde scheinen Endkolben nicht vorzukommen; an einem 10 monatlichen
fanden sich ovale Körperchen von etwa 0,021''' Länge, 0,011'''
Breite an den Nervenenden.

Ausser in der Conjunctiva, wo die Darstellung der Endkolben am leichtesten ist, gelang es dem Verf. sie beim
Menschen nachzuweisen in den Schleimhautfalten unter der
Zungenspitze, im weichen Gaumen, in den Papillae fungifor-
mes und unter der Basis der Pap. filiformes, in den Papillen
des rothen Lippenrandes und unterhalb derselben, in der
Haut der Glans penis und clitoridis. Bei der Maus sah er

sie auch in der Cutis des Rumpfs, beim Meerschweinchen, in der Volarfläche der Zehen aller Extremitäten. Die End-kolben der Clitoris des Schweines erinnern an Pacinische Körperchen durch ihre dicke, mehrfach geschichtete Binde-gewebshülle, doch haben sie keine eigentlichen Kapseln und der Centralstrang macht den grössten Theil des ganzen Ge-bildes aus.

Beau theilt die Papillen der Zunge in epitheliale oder unorganische (!) und in muköse oder organische; die ersteren, die fadenförmigen Papillen, sollen, wiewohl selbst gefühllos, den Geschmack dadurch unterstützen, dass sie die Flüssigkeiten imbibiren. Auf den Papillen der Froschzunge findet *Billroth* (M. A.) nach Ablösung des Epithelium eine Lage Zellen von länglicher Gestalt, die der Kern fast ganz ausfüllt. Nach der freien Fläche zeigen sie verschiedene Formen, theils ver-ästelte, an den Enden leicht geknöpfte Fäden, theils stäb-chenartige Körper, theils trichterförmige, membranöse Auf-sätze. Nach der Papille haben sie einen Fortsatz, der in ein verästeltes, zaariges, wurzelähnliches Gewebe übergeht, durch welches die Zellen unter sich und mit der Oberfläche der Papillen sehr fest zusammengehalten werden.

Die Ausführungsgänge der Gland. subling. untersucht *Til-laux* an Präparaten, welche in verdünnten Säuren längere Zeit macerirt worden waren, wodurch das Epithelium der Drüsenbläschen und Ausführungsgänge in eine weisse Masse verwandelt, das übrige Gewebe gallertartig und durchsichtig wird. Die Zahl der Ausführungsgänge beträgt 18—30, ihre Länge 1—10 Mm., die Dicke bis zu 0,5 Mm., ihre Form ist meist spindelförmig, ihre Stellung gegen die Schleimhaut gerade oder schräg; die meisten haben eine vor- und median-wärts aufsteigende Richtung. Der Verf. läugnet, dass einer dieser Gänge sich mit dem Duct. Wharton. vereinige; Fäden des R. lingualis, die dicht am Duct. Wharton. anliegen und von da in die Glandula sublingualis übergehen, haben seiner Meinung nach die Täuschung veranlasst. Auch sei der Duct. Bartholinianus nur ein grösserer Ausführungsgang einer grös-sern, an der medialen Ecke der Gruppe gelegenen Drüse. Von den den übrigen Ausführungsgängen entsprechenden Drüs-chen haben die kleinsten kaum Stecknadelkopfgrösse, die grös-ten einen Durchmesser von 5—6 Mm.

Plica nervi laryngei nennt *Hyrtl* eine jederseits neben dem Aditus laryngis gelegene Schleimhautfalte, deren vollkom-mene Entwicklung zu den Seltenheiten gehört (Verf. fand sie unter 152 Leichen 3 Mal), deren Spuren aber häufig vorkommen. Sie gehört dem Theil der Schleimhaut des Schlundes an, der die Bucht zwischen Ring- und Schildknorpel auskleidet und zieht sich schräg lateral aufwärts von der lateralen hintern Ecke der Basis der Cart. arytaenoidea bis in die Nähe der Spitze des grossen Zungenbeinhorns hin. Ihre Länge beträgt 10''', ihre grösste Breite 3'''; ihr concaver Rand sieht rück- und abwärts gegen die hintere Rachenwand. Richtung und Länge der Falte stimmt mit jener des N. laryngeus sup., der $^1/_2$—1''' vom Rande entfernt zwischen beiden Blättern derselben verläuft. Die Art. laryngea sup. liegt, ziemlich weit von Nerven entfernt, im Befestigungsrande der Falte. Kürze des N. laryngeus, welche ihn nicht der krummen Wand der Bucht folgen, sondern sich mehr geradlinig durch dieselbe fortsetzen und dadurch die Schleimhaut vom Boden der Bucht aufraffen macht, hält *Hyrtl* für die Ursache der Faltenbildung. In 5 Fällen kam eine schmalere, aber immer noch auffallende Falte vor; wo sie fehlt oder spurweise vorhanden ist, kann sie durch Anspannung des N. laryngeus sup. deutlicher gemacht werden. An einem der 3 ausgezeichnetsten Fälle war noch eine zweite abnorme Schleimhautfalte vorhanden, welche vom Seitenrande des Kehldeckels quer zum Zungenbein zog (Plica hyo-epiglottica *Hyrtl*); sie kommt auch allein vor, in welchem Falle das Lig. glosso-epiglotticum ungewöhnlich schwach ist. Beim Erbrechen könnte die Plica nervi laryngei klappenartig wirken und da sie nach oben nicht umgeschlagen werden kann, den Uebergang des Erbrochenen in die Mundhöhle erschweren, ja verhindern.

Die Tonsillen des Hundes zeigen nach *Billroth* (Beitr. a. a. O.) mit besonderer Evidenz die Zusammensetzung dieser Drüsen aus geschlossenen Follikeln. Beim Menschen soll die Schleimhaut mit ihrer Papillenschichte nur den kleinern Theil der Oberfläche der Tonsillen überkleiden, der grösste Theil sei nur von dem geschichteten Pflasterepithelium belegt, welches unmittelbar auf der Wand der äussern Follikel aufsitze. Die Follikel kleidet ein feines, netzförmiges Gewebe aus, Träger der Capillargefässe, dessen Maschen von den lymphkörperähnlichen Elementen erfüllt sind; die Maschenräume werden gegen die Peripherie der Follikel immer enger, länglicher und spaltförmig, bis sie in der Kapsel völlig verschwinden, so dass diese nur einem verdichteten Zustande des Netzwerks entspricht.

Nach *Czermak*'s Untersuchungen mit dem Kehlkopfspiegel berührt bei ruhiger Haltung der Mundtheile die Epiglottis mit den obern Partien ihrer Seitenränder die hintere Schlundwand so, dass nur zu beiden Seiten und oben in der Mitte Lücken für die Athmungsluft übrig bleiben. So sehe ich es auch an Mediandurchschnitten gefrorner Köpfe und hier zeigt sich die Spitze der Uvula gleichfalls in genauer Berührung sowohl mit der hintern Wand des Schlundes als mit der Membran der Zungenwurzel. Die Abschliessung der Nasen- und Schlundhöhle gegen die Mundhöhle, die dem Erbrechen, Husten u. s. f. vorangeht, erfolgt nach *Smith* durch ein mit der Erhebung der Zunge gleichzeitig eintretendes Zusammen- rücken der hintern Gaumenbogen, eine Wirkung des mittlern und vielleicht des obern Schlundschnürers.

Frerich's Erfahrungen zufolge kann das Verhältniss des Gewichts der Leber zum Gewicht des ganzen Körpers bei gesunden Individuen von 1 : 17 bis 1 : 50 schwanken; für die mittlere Lebenszeit wechselt es zwischen 1:24 bis 1:40; das absolute Gewicht für diese Periode beträgt 0,82 bis 2,1 Kilogramm. Dass die Nahrungsaufnahme, wie bei Thieren durch Versuche constatirt ist, auch beim Menschen einen Ein- fluss auf das Gewicht der Leber äussere, dafür schienen fol- gende Beobachtungen zu sprechen: bei 2 gesunden, durch Zufall während der Verdauung umgekommenen Individuen von 27 und 36 Jahren ergab sich das relative Gewicht der Leber wie 1 : 26,5 und 1 : 37; ein 25jähriger Mann, welcher in Folge von Trismus nach dreitägiger Abstinenz starb, zeigte das Verhältniss 1:40; eine 33jährige Frau nach 7tägigem Fasten in Folge von Aetzung des Schlundes mit Schwefelsäure 1:50.

In der von der Brustwarze senkrecht nach abwärts gezo- genen Linie (Linea mammalis) liegt die obere Grenze der Leber meistens an der 6. Rippe, in der Linie axillaris an der 8. und neben der Wirbelsäule an der 11. Rippe. Die Höhe des vom Lungensaume überdeckten Theils beträgt 2—5, gewöhnlich 3 Cm., um welche die wahre obere Grenze der Leber höher liegt. Den untern Rand der Leber findet man in der Linea mammalis bald am Rande des Thorax, bald und häufiger 2—4 Cm., ja bis 7 Cm. unterhalb dessel- ben; in der Linea axillaris liegt der untere Rand gewöhnlich im 10. Intercostalraum, kann aber auch hier um 2—4 Cm. und mehr den Rand des Thorax überragen. Bei Frauen ragt wegen der grössern Kürze des Thorax der untere Rand der Leber weiter vor, als bei Männern. *Beale's* Abhandlungen enthalten nur unwesentliche Zusätze zu seinen frühern Arbei- ten. *Oidtmann* theilt quantitative Bestimmungen der Aschen- bestandtheile einiger Lebern mit. Die Hauptbestandtheile

sind Phosphorsäure (im ersten Fall 49% d. Asche), Kali
(25%) und Natron (14%); von Kupferoxyd enthielt die Asche
0,048, von Blei 0,012%.

Die Drüsen der Gallenblase, 6—15 an der Zahl, liegen
nach *Luschka* im submukösen Bindegewebe. Sie sind kaum
1 Mm. im Durchmesser, platt, rundlich, vom Charakter der
acinösen Drüsen, ästige, mit ungleichförmigen Ausbuchtungen
besetzte Schläuche, welche in wandelbarer Zahl zu einem
Ausführungsgang zusammenmünden. Der letztere ist oft sehr
lang, geschlängelt und durchbohrt die Schleimhaut in schie-
fer Richtung. Im Innern der structurlosen Wand der Drüsen-
gänge liegt ein feinkörniger Detritus, in welchem sich grössere Fett- und Gallenpigmentmoleküle bemerklich machen.
Die Drüsen scheinen durch Verstopfung des Ausführungsgangs
in Cysten bis zu Erbsengrösse sich umwandeln zu können.

Unter den Varietäten, welche die Lage des rechten Lun-
genrandes zeigt, kommt nach *Luschka* nicht selten der Fall
vor, dass die Pleura der rechten Seite nicht bis zum Brustbein reicht, sondern in geringer Entfernung von dessen rechtem Rande sich in's Mediastinum zurückschlägt. Bisweilen ist
die vordere Grenze der rechten Lamina mediastini antici vom
Brustbein so weit entfernt, dass die Vasa mammaria von der
zweiten Rippe an mit ihm in gar keine Beziehung kommen.

Aus *Isaac*'s Abhandlung ist nachzutragen, dass derselbe
ein die Glomeruli überziehendes Pflasterepithelium nachweist,
welches von dem Epithelium der innern Oberfläche der Kapsel durch grössere Dimensionen und durch die chemische
Reaction der Zellen sich unterscheidet. Verdünnte Salpetersäure löst nämlich die Zellen der Kapsel, übt aber keinen
Einfluss auf die Zellen des Glomerulus. *Beale* erklärt sich
gegen die Existenz von Faserzellen im Stroma der Nierensub-
stanz; der Anschein einer Faserung desselben entstehe durch
Faltung der Wände der Gefässe und Nierenkanälchen und
schwinde mit der Anfüllung dieser Gänge. Nur geringe
Mengen einer feinkörnigen, mit Kernen durchsäeten Substanz
füllen die Zwischenräume der Niere aus. Gegen *Virchow*'s
Darstellung des Nierenkreislaufs (s. den vorj. Bericht p. 148)
wendet *Kölliker* (p. 502) ein, dass 1) von den an die Marksubstanz grenzenden Glomeruli aus der Uebergang der Vasa
efferentia in die Arteriolae rectae leicht demonstrirbar sei
und 2) Arteriolae rectae von viel geringerm Durchmesser, als
Virchow angiebt, beim Menschen in grosser Zahl vorkommen.
Bei niedern Thieren fliesse unzweifelhaft alles Blut der Nie-
renarterien durch die Glomeruli und auch beim Menschen

spreche die bekannte Thatsache, dass bei Injectionen ganzer Leichen alle Glomeruli injicirt, dagegen die Gefässe der Marksubstanz leer gefunden werden, nicht für einen directen Zutritt des arteriellen Blutes zur letztern.

Den Grund der Harnblase will *Barkow* in den oberhalb der Harnleitermündungen liegenden Obergrund und in den Untergrund oder Trichter, Infundibulum getheilt wissen. Das dem Corpus trigonum (Lieutaudii), Planum elasticum infundibuli *Barkow*, eigenthümliche elastische Gewebe erstreckt sich um den ganzen Umfang des Harnröhreneingangs. Vor dessen vordern Rande hat es gewöhnlich nur 2—3''', aber auch bis 8''' Breite. Der Verf. unterscheidet diese Einfassung der Uretramündung unter dem Namen Planum elasticum circulare ostii uretralis von dem Planum elast. uretericum. Die Entfernung der Mitte des Lig. interuretericum vom hintern Rande des Ostium uretrale betrug in frisch aufgeschnittenen männlichen Blasen 4—11''', die Länge des Lig. interuretericum, entsprechend der Entfernung der Harnleitermündungen von einander 8'''—2''. In aufgeblasenen Harnblasen betrug die letztgenannte Dimension 1'' 7''' — 3'' 9''', meistens zwischen 2'' 2''' und 2'' 11'''; die grösste Breite kam Einmal in einer weiblichen Harnblase vor. *Lieutaud*'s Uvula ist nur Eine und in der Regel allerdings die grösste von 5 Erhabenheiten, welche symmetrisch, 3 hintere und 2 vordere, in der Umgebung der Uretramündung sich finden. Von der Prostata sind sie ganz unabhängig. Die Muskelhaut der Blase zerlegt *Barkow* in 3 Schichten, indem er der äussern, verticalfasrigen (Detrusor urinae) zunächst eine mittlere Schichte kreisförmiger und zu innerst eine Schichte netzförmiger Fasern annimmt. In seine Polemik gegen den Sphincter vesicae folgen wir dem Verf. nicht, da er das einzige zuverlässige Mittel zur Auffindung glatter Muskelfasern, die mikroskopische Untersuchung nämlich, ganz vernachlässigt hat. Die äussere Schichte sondert er in den vordern und hintern Längsmuskel und den schrägen Muskel der rechten und linken Seite (M. obliquus lateralis inf.). Der vordere Längsmuskel umschlingt mit seinen mittleren Fasern den Ursprung des Urachus (Fundus superficialis *B.*); die seitlichen Fasern beider Längsmuskeln biegen seitwärts ab und vereinigen sich, die vordern mit den hintern, an der Seitenwand der Blase. Der M. obliquus lat. inf. entspringt, von den Längsmuskeln durch eine mehr oder minder tiefe Rinne getrennt, vom Seitentheil des obern Randes des Annulus cervicalis elast. und steigt aufwärts, mit spitzwinklig gekreuzten Fasern die Ureterenmündung umfassend. Zur Längsfaserschichte rechnet *B.* noch ein Fascikel blasser Längsfasern in der hintern Wand der Blase, M. deferentio-vesicalis, welches vom Vas deferens auf die Blase übergeht und zum Theil abwärts, zum Theil in quarer Richtung verlaufen soll. Die mittlere Schichte umgiebt nach *B.* mit ununterbrochenen Kreisfasern, die an der hintern Wand etwas stärker sind, den Scheitel, Körper und Obergrund der Blase bis in die Nähe des Lig. interuretericum. Die innerste Schichte zerfällt in den Plexus fascicularis ant. und post., welche beide seitwärts mit der mittlern Schichte zusammenhängen; ihre gemeinsame Ursprungsstelle ist das Planum elast. infundibuli; gewöhnlich ist der vordere Plexus der stärkere und nimmt die ganze Höhe der Blase ein, während der hintere sich nur über die obere Hälfte derselben erstreckt. Die Maschen sind im verticalen Durchmesser verlängert. Die Dimensionen hat *Barkow* an 157 Blasen durch Messung von je 2 verticalen, 3 transversalen und 3 sagittalen Durchmessern des aufgeblasenen Organs bestimmt. Die Capacität, durch Füllung mit Wasser gemessen, betrug bei männlichen Blasen mittlerer Grösse von etwas über ein Pfund bis $2^3/_4$ Pfd. Die weibliche Blase, die in allen oder doch den meisten Durchmessern in der Regel hinter der männlichen zurückbleibt, muss auch eine geringere mittlere Capacität besitzen.

Der Urachus geht unter 6 Fällen Einmal von der Spitze der Blase, in der Regel bekanntlich von der vordern Wand, 2—8''' unter der Spitze, ab. Ein einziges Mal sah ihn *Barkow* von der hintern Wand der Blase, 9''' unter der Scheitelspitze ausgehen. Die seitliche Asymmetrie der Blase ist bei Frauen etwas sehr gewöhnliches: unter 35 Harnblasen erwachsener Frauen fand *Barkow* nur 4 symmetrische, 21 Mal hatte die Asymmetrie einen ansehnlichen Grad erreicht. In der grössern Hälfte der weiblichen Blasen wurde der grösste verticale Durchmesser von einzelnen Querdurchmessern erreicht oder überwogen; unter 71 männlichen Blasen waren nur 2, deren verticaler Durchmesser vom untern transversalen übertroffen wurde. Ob auf die Eigenthümlichkeiten der Form der weiblichen Blase die Schwangerschaft von Einfluss sei, wie seit *Haller* allgemein angenommen wird, ist dem Verf. zweifelhaft geblieben, weil breite, pyramidenförmige Blasen auch bei Männern vorkommen und bei Frauen, die oft geboren haben, hohe eiförmige Blasen gefunden werden. Der Verf. meint, dass vielleicht die ausserhalb der Schwangerschaft Statt findenden Bewegungen der innern Genitalien es seien, durch welche häufige und dauernde Contractionen der Längsmuskeln der Blase, besonders des hintern Längsmuskels hervorgerufen werden, welche die andauernde Verkürzung nach sich ziehen.

Die von *Kobelt* beschriebene Scheidewand des Bulbus der männlichen Uretra ist nach *Barkow* am stärksten, wo die Pars membranacea mit dem Bulbus in Verbindung tritt. Sie senkt sich von oben her in die Mitte zwischen die beiden seitlichen Hälften des Bulbus herab und erreicht die untere Wand des letztern entweder gar nicht oder nur als ein dünnes Blättchen. Nach rechts und links giebt sie 3—4 Ausläufer ab, welche in der Regel ebenfalls die fibröse Hülle des Bulbus nicht erreichen. Das Venengeflecht, welches die Pars membranacea umgiebt, nimmt, je näher dem Bulbus, um so mehr an Stärke zu und ist oberhalb des nach hinten und frei vorspringenden Bulbus ebenfalls durch ein schwaches Septum (Septum corporis spongiosi isthmi) unterhalb der Harnröhre in 2 seitliche Hälften getheilt. Die Länge der weiblichen Harnröhre bestimmt *B.* zu 1″—1″ 3‴. Auseinandergelegt zeigt sie in der Mitte ihrer Länge eine mässige Verengung, der gegen die äussere Oeffnung hin wieder eine Erweiterung folgt. Ein Längswulst, den der Verf. Colliculus cervicalis nennen möchte, verläuft, ½—1‴ breit, in der Mitte der hinteren Wand, nahe unter der Blasenmündung beginnend, bis zur verengten Stelle. Unter diesem Colliculus sollen vorzugsweise die Längsmuskelfasern der Harnröhre (M. collicularis *B.*) angehäuft sein. Die Kreisfasern bezeichnet *B.* als Involucrum elasticum uretrae.

Das Organ, welches *Giraldès* unter dem Namen Corps innominé beschreibt und als Rest des Wolff'schen Körpers ansieht, ist ein kleiner Haufen röhriger und blasenförmiger Körperchen „im Samenstrang, zwischen Tunica vaginalis und Samengefässen, vom Kopf des Nebenhoden bis zu dem Punkte sich erstreckend, wo die Tunica vaginalis sich vom Samenstrang nach vorn umschlägt, zuweilen höher hinauf reichend, andere Male mehr auf die Gegend der Epididymis beschränkt.“ *Kölliker* (p. 526), der dies Organ aus eigener Anschauung kennt und abbildet, charakterisirt dessen Lage etwas deutlicher „am obern Ende der Hodens im Samenstrange und zwar in der Nähe der Samengefässe an der vom Vas deferens abgelegenen Seite.“ Die Röhrchen nennt *Giraldès* kurz, gewunden, mit ungleichen und unregelmässigen varikösen Erweiterungen versehen und zuweilen mit kurzen Zweigen in kuglig aufgetriebene Blindsäcke endend. Die Bläschen sind

kuglig oder elliptisch, meist unregelmässig ausgebuchtet; nach
Kölliker gehen sie durch Abschnürung aus den Röhrchen
hervor.

Die Wände der Bläschen und Röhrchen bestehen aus fibrö-
sem Gewebe und einem Epithelium, dessen Zellen *Kölliker*
beim Erwachsenen fetthaltig sieht. Das Contentum ist eine
helle Flüssigkeit, in welcher Epithelium-Partikeln und durchsichtige Körnchen suspendirt sind. Zur Auffindung des Organs empfiehlt *Giraldès*, den Samenstrang in Säuren durchsichtig zu machen; es kömmt beim Neugebornen vor, erreicht
seine völlige Ausbildung im Alter von 6 bis 10 Jahren und
beginnt dann zu atrophiren, ohne jedoch gänzlich zu schwinden; vielmehr dehnt es sich im höhern Alter mitunter stellenweise zu Cysten aus. *Kölliker* hält es für möglich, dass
das Organ mit dem Nebenhoden zusammenhänge und demnach
nur ein besonders umgewandeltes Vas aberrans sei.

Am untern Rande des Ovarium bildet nach *Rouget* (p. 336)
ein Plexus gewundener Arterien- und Venenäste eine Art
von cavernösem Körper, dessen Länge die Länge des Ovarium
erreicht und selbst übertrifft und mit dessen Füllung das Ovarium sich hebt. Aehnliche cavernöse Körper bilden die Gefässe des Uterus am Körper dieses Organs und besonders an
der obern Ecke desselben, während der Mutterhals und die
Scheide nicht auffallend gefässreich sind. In der Höhe des
Ursprungs der Eileiter sendet die Art. spermatico-uterina
plötzlich 12—18 Arterienbüschel aus, die in spiraligen Windungen dicht auf einander liegend in die Wand des Uterus
eindringen und innerhalb derselben in das Lumen der venösen Lacunen vorspringen, wie die Arterienäste in die venösen
Räume des Corpus cavernosum penis. Auch bewirkt eine vollständige Injection dieser Gefässe eine Art Erection des Uterus, eine Aufrichtung, wodurch die Achse des Körpers der des
Halses parallel und zugleich die Form dergestalt verändert
wird, dass die Seitenränder sich abrunden, der sagittale Durchmesser sich verlängert und die Wände der Uterinhöhle auseinander weichen. Der Eileiter zeigt derartige Veränderungen
nicht; der Verf. schreibt den schon von *Pappenheim* (Müll.
Arch. 1840. p. 348) in der Dicke der Ligg. lata aufgefundenen Zügen glatter Muskelfasern, die er genauer schildert, die
Function zu, Ovarium und Eileiter einander zu nähern. Diese
Fasern, die allerdings während der Schwangerschaft ihre
höchste Ausbildung erreichen, sind schon bei neugebornen
Kindern sichtbar. Ausser der strahlenförmigen Ausbreitung
der Faserung des Lig. teres treten zur Wand des Uterus

Muskelbündel, welche in den Plicae recto-uterinae und im hintern Blatt des Lig. latum liegen und den Uterus mit dem Kreuzbein und der Regio sacro-iliaca verbinden. Muskelbündel, die im Lig. ovarii verlaufen, convergiren gegen dieses Band vorzugsweise von der hintern Fläche des Uterus, breiten sich im Ovarium netzförmig um die Follikel aus und setzen sich zum Theil längs dem untern Rande, in geringerer Zahl längs dem obern Rande des Ovarium bis zum Eileiter und dessen Fimbrien fort. Mit diesen Fasern kreuzen sich andere, welche im hintern Blatt des Lig. latum aufwärts steigen und die Art. spermatica int. begleiten.

Bezüglich der Controverse über die Artt. helicinae der cavernösen Körper erklärt sich *Rouget* sowohl gegen *J. Müller's* Ansicht, als gegen die Modification derselben durch *Kölliker*: wo die Gefässbüschel blind zu enden oder plötzlich verengt schienen, trug eine unvollkommene Injection die Schuld, indem der Strang der Injectionsmasse oft nur einen Theil des Gefässlumens füllt. Aber auch mit *Valentin's* und meinen Angaben stimmen *Rouget's* Beobachtungen nicht ganz überein. Die korkzieherförmigen Gefässe sollen nicht in den Bälkchen des cavernösen Gewebes, sondern frei in den Venenräumen liegen und erst mit feinern Zweigen in die Bälkchen eintreten; auch sollen sie nicht dazu bestimmt sein, sich während der Erection zu strecken, sondern in ganz angefüllten Penis denselben spiraligen Verlauf haben, wie im schlaffen.

Guyon erläutert einige Punkte in der Anatomie des Uterus. Schon *Huschke* lehrte, dass der Stamm der Palmae plicatae des Mutterhalses niemals median, sondern in der hintern Wand nach links, in der vordern Wand nach rechts verrückt ist. *Guyon* zeigt an Horizontalschnitten des Mutterhalses, dass in Folge dieser Anordnung die Hervorragungen beider Wände besonders im obern Theil des Organs so genau in einander greifen, dass kein Lumen bleibt. Die Höhle des Körpers des Uterus trennt *Guyon* in zwei Abtheilungen, eine obere, die er portio ceratina nennt und eine untere, die den Uebergang des Halses zur obern Portion bildet. Die letztere behauptet ihre dreieckige Form auch bei Multiparen und die Seiten des Dreiecks bleiben beständig gegen die Uterinhöhle convex. Nach der Involution hat die Uterinhöhle die Tendenz, sich gegen die Höhle des Mutterhalses abzuschliessen: Unter 20 Uteri von Frauen zwischen 55 und 70 Jahren war bei 13 der innere Muttermund völlig obliterirt, bei 5 ansehnlich verengt. Während der zeugungsfähigen Jahre stellt der innere Muttermund nicht einen Ring, sondern einen Isthmus dar, welcher

bei Frauen die nicht geboren haben, wenigstens 5 Mm. im
verticalen, 4 Mm. im transversalen und 3 Mm. im sagittalen
Durchm. hat. Nach Geburten wird die Höhe geringer, die
beiden andern Durchmesser vergrössern sich.

Farre beobachtete einige Mal vollständige Ablösung der
Epithelialbekleidung der Scheide im Zusammenhang und bestätigt danach die Richtigkeit der Angaben, welche *Kohlrausch*
über die Form und die Dimensionen der Scheide gemacht hat.

Luschka hat bei beiden Geschlechtern den vordern Theil
des M. levator ani näher untersucht, welchen die Autoren
bisher in irgend eine, aber in sehr verschiedene Beziehung
zur Harnröhre gebracht haben. Ein bogenförmiger, platter,
4—5 Mm. dicker, aus den vordersten Bündeln des Schambein-
theils des Levator jederzeit hervorgegangener Faserzug, welcher
vor dem Mastdarm liegt und schleifenförmig den untern Umfang der Prostata umfasst, ist als Adductor prostatae vielfältig
beschrieben und abgebildet. Umgeben von dieser Schleife
und also jedenfalls der Medianebene näher liegt eine zweite
Muskelschlinge, die mit dem Mastdarm in gar keinem Verbande
steht, dagegen das Ende der Pars membranacea der Uretra
so umlagert, dass *L.* die Bezeichnung Pars uretralis wohl gerechtfertigt findet; nur lässt sich fragen, ob man als Theil
des Levator einen Muskel betrachten solle, der durch das
Ligamentum pelvio-prostaticum von den Ursprüngen des Levator geschieden ist und an der Aussenfläche dieses Ligaments
entspringt. Es besteht diese Pars uretralis aus zwei platten,
dünnen, höchstens 5 Mm. breiten Muskelbündeln, welche rechts
und links neben der Harnröhre gegen den Adductor prostatae
verlaufen. An diesem angelangt, werden die Fasern zum Theil
sehnig; die meisten kreuzen sich mit jenen der andern Seite;
an dieser Kreuzung betheiligen sich auch einige Bündel des
M. perinei prof. Einige wenige Bogenfasern ziehn unmittelbar um den untern Rand der Harnröhre herum; die meisten
liegen weiter, durchschnittlich 2 Cm., hinter derselben. Deshalb meint auch *L.* die Wirkung dieses Muskels nicht auf
die Harnröhre beziehen zu können; vielleicht diene er dazu,
das Lig. triangulare rück-abwärts anzuspannen und so den
Venen, die zwischen dem Lig. pelvio-prostaticum und arcua-
tum verlaufen, den Weg freier zu machen.

Vom Levator ani des Weibes gelangen auch einige Bündel
an die vordere Seite des Mastdarms; doch sind dies nicht
die vordersten: die von der Gegend der Schambeinsynchondrose, vom Lig. pubo-vesicale laterale, mitunter auch vom untern
Aste des Schambeins entspringenden Bündel verlaufen seit-

und rückwärts, die nächsten hinter diesen aber, mit ihnen sich kreuzend, medianwärts, um zwischen Mastdarm und Scheide zu gelangen. Die vom Schambein entspringenden ziehen neben der Scheide herab, sind fest an dieselbe angeheftet, ohne jedoch an ihr zu enden. Die an die Vorderfläche des Mastdarms tretende Portion ist schwächer als beim Mann und kreuzt sich nicht mit der der andern Seite. Eine Beziehung des Levator zur Harnröhre besteht demnach beim Weibe nicht; dagegen findet sich hier ein selbstständiger Muskel, welcher seine Wirkung auch auf den untern Theil der Scheide erstreckt, ein Constrictor vestibuli oder Const. cunni prof. Er ist ring-förmig, oben und unten schmaler, an der Seite am breitesten (bis 4 Mm.); er zieht über die obere Wand der Harnröhre und das ganze untere Ende der Scheide, hier meist mit dem vordern Rande des M. transv. perinei prof. zusammenfliessend. Diesen Muskel fand *L.* beim Weibe regelmässig über dem hintern Ende des C. cavernos. uretrae, meist fleischig mit dem der andern Seite verbunden, kleiner als beim Mann.

Die Längsfasern des Rectum theilen sich nach *Béraud* in der Dammgegend in drei Lagen, eine oberflächliche, mitt-lere und tiefe. Von der oberflächlichen befestigen sich die vordersten Bündel mittelst kurzer Sehnenfäden an der Pro-stata (M. recto-prostaticus *B.*) Die seitlichen Bündel verflech-ten sich bekanntermaassen mit den Fasern des M. levator ani, die hintersten treten an die Vorderfläche des Kreuzbeins; der Verf. nennt den (von *Treitz* als Rectococcygeus s. Retractor recti beschriebenen) unpaaren Muskelbauch, zu welchem sie zusammentreten, suspenseur du rectum. Die Fasern der mitt-lern Schichte steigen tiefer herab, durchkreuzen bündelweise den Sphincter und enden mittelst kurzer Sehnenstreifen in der Haut des Afters, im Grunde der radiären Falten dersel-ben. Die Fasern der tiefsten Schichte biegen um die Bündel des Sphinkter nach aufwärts um und inseriren sich, nachdem sie eine kürzere oder längere Strecke weit aufwärts zurück-gekehrt sind, mittelst feiner Sehnen an der äussern Fläche der Schleimhaut des Rectum. Diesen Fasern schreibt *Béraud* es zu, dass im Moment der Defäcation die Schleimhaut herab-gezogen und nach aussen umgestülpt wird.

In den Ausführungsgängen der Mamma beobachtete *Har-peck* longitudinale Leisten (Falten? Ref.), die sich vom Sinus lactiferus an einwärts in die grössern Milchgänge fortsetzen und an Querschnitten (bei 20maliger Vergrösserung) sich durch den zierlich wellenartigen Verlauf der innern Grenzlinie be-merklich machen. Das Substrat der Warze (Bindegewebe Ref.)

enthält in der nächsten Umgebung der Ausführungsgänge eine
grosse Zahl feiner elastischer Längsfasern, die sich an die
gröberen und weniger regelmässig verlaufenden der Umgebung
anschliessen. Das zwischen den Läppchen der Drüse befind-
liche Gewebe, welches der Verf. als embryonales Bindegewebe,
aus hyaliner Grundsubstanz mit kurz spindelförmigen Körperchen charakterisirt, enthält wahrscheinlich glatte Muskelfasern.
Dass die Musculatur der Brustwarze weder zur Haut, noch zu
den Ausführungsgängen in bestimmter Beziehung steht, sondern die Warze nach allen Richtungen durchzieht, darin stimmen *Harpeck's* Angaben mit denen des Ref. (Canst. Jahres-
bericht 1850. p. 41) überein.

B. Blutgefässdrüsen.

Meissner, Zeitschr. für rat. Med. Bd. II. Hft. 3. p. 319.
Frerichs, a. a. O. p. 20.
Oidtmann, a. a. O. p. 74. 83. 93.
Kölliker, Gewebel. p. 489.
Friedleben, a. a. O. p. 2. ff.

Meissner beobachtete musculöse Faserzellen in der Hülle
und den Bälkchen der menschlichen Milz. Einige Messungen
und Wägungen der Milz hat *Frerichs*, Analysen ihrer Aschen-
bestandtheile *Oidtmann* mitgetheilt.

Den Angaben *Jendrassik's* entgegen vertheidigt *Kölliker* die
auf *Simon's* Untersuchungen über die Entwicklungsgeschichte
der Thymusdrüse gegründete Annahme eines centralen Kanals derselben. Auch *Friedleben* erklärt den Bau der Thymus aus ihrer
Entwicklung und im Wesentlichen übereinstimmend mit *Simon*;
doch hält er die ursprüngliche streifenförmige Anlage, aus
welcher die Lappen hervorsprossen, nicht für hohl und nach
der Vollendung der Entwicklung soll jener Streifen einen aus
Binde- und elastischem Gewebe bestehenden Medianstrang darstellen, der dem ganzen weichen Drüsengewebe zur Stütze
diene. In secretreichen Thymusdrüsen beobachtete *F.* öfters
ein eigenthümliches Verhalten der sich berührenden Follikel-
wände: sie fanden sich nämlich bis zu einer gewissen Tiefe
vor, schienen dann wie abgerissen sich zu verlieren und fanden sich dem entsprechend auf der entgegengesetzten Seite
wieder. Nach des Verf. Meinung war dieser Befund Folge
des Berstens eines übermässig gefüllten Follikels. Ereigne sich
dasselbe an einer Reihe grösserer Föllikel, so könne dadurch
das Ansehn einer grössern Höhle im Drüsengewebe entstehn.

Das Secret der Thymus, d. h. der in den Follikeln enthaltene, flüssigere Bestandtheil hat nach *Friedleben* ein specif. Gewicht von 1,052, die Drüse im Ganzen 1,061. Das Secret enthielt 82,523 % Wasser, das ganze Organ, Drüse und Secret, 82,591 % (!).

Aus vergleichenden Gewichts- und Maassbestimmungen der Thymus in verschiedenen Lebensaltern leitet der Verf. folgende Gesetze ihres Wachsthums ab: 1) Die Thymus nimmt bis zum 25. Lebensjahre stetig an Länge zu; nach dem 25. Jahre findet eine Abnahme in der Länge statt, welche (in der Regel) zum vollkommenen Schwunde des Organs führt oder nach der Fettumwandlung desselben durch Anlagerung neuer Fettmassen wieder einer Zunahme weicht. 2) Das absolute Gewicht der Thymus steigt bis zum Ende des zweiten Lebensjahrs; von da nimmt es bis zur Pubertät nur unmerklich ab, merklicher zwischen dem 15. und 25. Jahre. 3) Das specifische Gewicht der Thymus sinkt von der Mitte des Embryolebens bis zur Reife, steigt nach der Geburt bis zum 2. Jahre und nimmt von da an wieder stätig ab. 4) Während des Lebens in utero übertrifft die Zunahme der Thymus die Zunahme des ganzen Körpers um das 4fache; im Knabenalter dagegen bleibt die Gewichtszunahme der Thymus um das 8fache hinter der Gewichtszunahme des Körpers zurück. 5) In Bezug sowohl auf Volumen als Gewicht der Thymus herrschen so grosse individuelle Schwankungen, dass man gültige Maxima nicht einmal für gleich constituirte und unter gleichen Verhältnissen lebende Individuen aufstellen kann. 6) Die Zeit der grössten secretorischen Thätigkeit der Drüse fällt in die zweite Hälfte des ersten Lebensjahrs. 7) Der abnehmenden Menge des Secretes entsprechend vermehrt sich mit dem Wachsthum des Körpers die bindegewebige Grundlage der Thymus.

Den Gewebsveränderungen der Thymus parallel gehn Veränderungen der Gefässe. Die Art. thymica fand *F.* in einem $2\frac{1}{4}$ J. alten Knaben schon sehr dickhäutig, in einem 23jähr. Manne kaum noch wegsam, in einer 37jähr. Frau völlig obliterirt; ein Collateralkreislauf aus sehr feinen Zweigen der Aorta und der Art. mammaria int. führt alsdann das Ernährungsmaterial zu. Die Venen erweitern sich anfänglich (der Durchm. der zweiten Ramification (?) der V. thymica an der hintern Seite der Thymus stieg zwischen der Geburt und dem 37. Lebensjahre von 0,5 auf 3 Mm.), gehn aber später auch durch Obliteration unter. Der Verf. leitet alle diese Erscheinungen regressiver Metamorphose von Entartung der Nerven ab, deren Fasern bei einem 23jährigen Manne meist trübe, mit wolkigem fettigem Inhalt erfüllt und bei dem 37jährigen Individuum kaum noch spurweise aufzufinden gewesen seien. Die Resultate der chemischen Untersuchung möglichst normaler menschlicher Thymusdrüsen stellt *F.* in folgender Tabelle zusammen:

	Auf 100 Theile				
	Wasser.	Album.	Glutin.	Fett.	Salze.
Embryo v. 4—5 M.	92,375	2,242	0,298	3,906	1,179
Neugeborner	82,021	13,023	1,995	1,731	1,230
5 M. alter Knabe	85,591	14,157		1,486	1,766
9 M. altes Mädchen		12,387	1,847		2,500
15 J. alter Knabe	77,823	4,195	8,422	7,628	1,932

Im Alter steigt die Menge des Fettes auf 9—48% der frischen Thymus.

C.   Sinnesorgane.

Löwig, quaest. de oculo physiologicae.

Ders., Beitr. zur Morphologie des Auges in Reichert's Studien d. physiol. Instituts zu Breslau. p. 118. Taf. III und IV.

Rollett, über die Substantia propria corneae a. a. O.

M. J. Chelius, zur Lehre von den Staphylomen des Auges. Heidelberg. 8. 1 Taf.

v. Ammon, a. a. O.

A. Classen, Untersuchungen über die Histologie der Hornhaut. Habilitationsschr. Rostock. 8.

J. Mannhardt, Bemerkungen über den Accommodationsmuskel und die Accommodation. Archiv für Ophthalmologie. Bd. IV. Abth. 1. p. 269.

H. Müller, anatom. Beiträge zur Ophthalmologie. Ebendas. Abth. 2. p. 1.

Ders., einige Bemerkungen über die Binnenmuskeln des Auges. Ebendas. p. 277.

R. Liebreich, histologisch-ophthalmoskopische Notizen. Ebendas. p. 286.

Nunneley, quart. Journ. of microscop. science. April. p. 138.

Ders., on the structure of the retina. Ebendas. July. p. 217. Taf. XXI.

E. Lehmann, experimenta quaedam de nervi optici dissecti ad retinae texturam vi et effectu. Diss. inaug. Dorpat. 1857. 8. c. tab.

H. Müller, über einen glatten Muskel in der Augenhöhle des Menschen und der Säugethiere. Zeitschrift für wissenschaftl. Zoologie. Bd. IX. Hft. 4. p. 541.

Ders., über glatte Muskeln an den Augen der Menschen und Säugethiere. Abdr. aus d. 9. Bande der würzb. Verh.

v. Troeltsch, die Untersuchung des Gehörorgans an der Leiche. Archiv für path. Anat. und Physiol. Bd. XIII. Heft 6. p. 513.

Gerlach, Studien. p. 53.

Luschka, Halbgelenke. p. 18.

M. Claudius, physiolog. Bemerkungen über das Gehörorgan der Cetaceen. Kiel. 8. p. 20.

M. Schultze, Müll. Arch. Heft IV. p. 343. Taf. XIV.

Kölliker, Gewebelehre.

Löwig theilt die Abbildung eines von *Reichert* angefertigten mittlern Sagittaldurchschnittes von einem in Chromsäure erhärteten kindlichen Auge nebst den Nebenorganen mit. Seine Schilderung der Zusammensetzung der Sclerotica aus zwei einander rechtwinklig kreuzenden und durchflechtenden Bindegewebsfasernetzen ist im Allgemeinen genau und, insofern sie aus *Reichert's* Laboratorium hervorgeht, ein doppelt willkommenes Zeugniss für die Richtigkeit unserer Auffassung; jedoch ist übersehn, dass in den äussern Schichten der Sclerotica die meridianartigen, in den innern Schichten die dem Aequator des Bulbus parallelen Fasern vorherrschen; auch bestreitet der Verf. mit Unrecht die Anwesenheit elastischer Fasern in den Zwischenräumen der Bündel. Die Art, wie sich die Sehnenbündel der Augenmuskeln in die Sklerotica-Faserung fortsetzen, die Sehnen der geraden Muskeln in die meridionalen, die Sehnen der schiefen Augenmuskeln in die aequatorialen Bündel, wird genau beschrieben: Den Uebergang der Sclerotica in die Hornhaut stellt sich der Verf. so vor, dass die aequatorialen Bündel der ersteren schwinden und an die Stelle der wellenförmigen Streifen der meridianartig verlaufenden Bündel allmälig die der Cornea eigenthümliche parallele Streifung tritt. Von den Lamellen der Demours'schen Haut sieht der Verf. die vordersten ebenso in die Sklerotica übergehn, wie die Lamellen der Hornhaut, indess die hintersten sich auf die Iris umbiegen und in das sehnige Gewebe des Lig. iridis pectinatum fortsetzen sollen. Dies Ligament soll auch eine Fortsetzung des Epithelium der Demours'schen Haut tragen, dessen Zellen aber kleiner würden und den Kern nicht mehr deutlich erkennen lassen.

Die den venösen Sinus der Cornea auskleidenden Lagen innerer Gefässhaut, welche Ref. im Bericht für 1852 beschrieb, konnte *Löwig* nicht erkennen.

Löwig's Darstellung des Hornhautgewebes (Quaest. p. 17) stimmt mit der meinigen im Wesentlichen überein; mit der Ausnahme, dass er die sternförmigen (Toynbee'schen) Hornhautkörperchen nicht allein zwischen, sondern auch in den Lamellen sieht und der Interlamellarräume nicht gedenkt. Ob die Fasern, die den vordern Theil der Hornhaut durchsetzen und gegen die vordere elastische Lamelle aufsteigen, als elastische aufzufassen seien, kann zweifelhaft bleiben; aber dass es wirkliche Fasern und nicht blos Runzeln der Oberfläche sind, darauf muss ich dem Verf. gegenüber beharren, da sie, wovon man sich mittelst Veränderungen der Focuseinstellung

leicht überzeugt, an einigermaassen mächtigen verticalen Schnittchen ringsum von der Lamellensubstanz eingeschlossen erscheinen. *Chelius* Abhandlung enthält eine von unkenntlichen
Abbildungen begleitete Beschreibung des Hornhautgewebes von
Arnold, wonach dasselbe aus zweierlei netzförmigen Fasern
bestehn soll. Auch *Rollett* kommt zu dem Resultat, dass die
Hornhaut aus platten, einander durchkreuzenden Fasern bestehe, mittelst einer Methode, die für die Isolirung der Bin-
degewebsfaserung brauchbar, auf die Erforschung des zarten
Gewebes der Hornhaut angewandt aber um so sicherer irre
führen musste, da der Verfasser jede Controle unterlassen hat
und in dem Vorurtheil befangen war, dass die Producte mechanischer Zerlegung der Hornhaut Fasern seien. Diese sollten durch Maceration in einer Mischung von übermangan-
sauerm Kali mit Alaun von einander gelöst und durch Hin-
und Herschütteln in einem Reagensgläschen aus einander ge-
waschen werden. Durch die genannte Procedur nahmen Horn-
hautstreifen von etwa 2''' Breite ein lockeres, filziges Ansehn
an; allmälig erschien die Oberfläche von kürzern und längern
Fasern besetzt, die nach fortgesetztem Schütteln meist einzeln
abfielen. Unter dem einfachen Mikroskop erschien das auf-
gelockerte Stückchen wie ein Haufen innig verflochtener Bänder, welche sich theils mit der breiten, theils mit der schmalen
Seite präsentirten und an deren einem oder anderm man eine
der Fläche des Bandes parallele, schwache Längsstreifung
wahrnahm. Es versteht sich, dass diese, bei 20maliger Vergrösserung sichtbare Streifung weder auf die Faser- noch auf
die Lamellengrenzen der bisherigen Beschreibungen zu beziehen
ist. Von dem Verhalten unter dem zusammengesetzten Mikroskop erfahren wir nichts weiter, als dass die Bänder „ganz
ähnliche Charaktere bieten." Nach Behandlung mit Tanninlösung werde die Längsstreifung auf der breiten Seite der
Bänder deutlicher; sie lasse sich bei veränderter Einstellung
des Mikroskops durch die ganze Dicke eines jener bandartigen
Gebilde verfolgen. Da der Verf. keine Maasse, weder von
der Dicke, noch von der Breite seiner bandartigen Fasern,
noch auch nur von dem Verhältniss der einen dieser Dimensionen zur andern giebt und da mir seine Abhandlung zu spät
zukam, um mir Hornhautpräparate nach der von ihm benutzten Methode zu verschaffen, so muss ich mich einer Deutung
der *Rollett*'schen Fasern enthalten und will nur die Vermuthung nicht unterdrücken, dass seine Präparation die Hornhaut in mehr oder minder mächtige Lamellengruppen zerlegte
und dass es die verticalen Durchschnitte dieser Lamellen-

gruppen waren, die ihm den Eindruck paralleler Faserung machten, während die viel durchsichtigern Flächenansichten übersehn wurden.

Es kommt bei dem Studium der Hornhaut sicherlich weniger darauf an, den Verband der Elemente zu lockern, als vielmehr denselben so zu befestigen, dass bei der Darstellung feiner Schnitte für die mikroskopische Untersuchung der natürliche Zusammenhang sich erhält. Dies leistet die Erhärtung durch Trocknen und wer einmal das ungerechtfertigte Misstrauen gegen getrocknete Präparate überwunden hat, wird es unbegreiflich finden, wie man sich gegen die Beweiskraft solcher Bilder, wie aufgeweichte feine Schnitte getrockneter Gewebe sie liefern, verschliessen kann. Dass die Streifen auf Verticalschnitten der Hornhaut Lamellengrenzen sind, wird zu um so grösserer Gewissheit werden, jemehr fasrige Gewebe der verschiedensten Art man im getrockneten Zustande, auf Quer- und Längsschnitten untersucht. Dass eine Membran, deren Verticalschnitte in jeder möglichen Richtung parallele Linien zeigen, lamellös ist, darüber sollte man nicht streiten müssen und höchstens könnte die Frage aufgeworfen werden, ob die Lamellen, in die die Hornhaut zunächst zerfällt, aus feinern, für die unmittelbare Beobachtung nicht wahrnehmbaren Fasern gewebt seien. Auf diesem Wege sucht *Classen* eine Vermittlung der mit einander streitenden Ansichten. Er erkennt auf verticalen Durchschnitten trockner Hornhäute die Lamellen und deren Grenzen und es ist ihm nicht zweifelhaft, dass die von *Kölliker*, *Pilz* und *Leydig* gegebenen Abbildungen der Zellen auf dem verticalen Durchschnitt auf einer Verwechslung mit Interlamellarlücken beruhen, als welche sie sich namentlich auch dadurch erweisen, dass stets die dem einfallenden Lichte zugekehrte Seite beschattet, die andere erhellt ist, was sich umgekehrt verhalten müsste, wenn man es mit Zellen zu thun hätte. An Schnittchen, die Tage lang in Karmin gelegen hatten, erschien das ganze Gewebe leicht röthlich gefärbt, die Körperchen allerdings deutlicher, weil die Grundsubstanz gequollen und ihre Lichtreflexion gedämpft war; die Farbstoffkörnchen aber lagen nur überall an den rauheren Stellen, also an den Schnitträndern, folgten reihenförmig den Spalten der Grundsubstanz und drangen in spindelförmige Lücken verschiedenen Calibers hinein, lagen auch an und auf den sternförmigen Hornhautkörperchen, niemals aber im Innern derselben. Auch die Fettkörnchen des Arcus senilis sah *Classen* immer nur in den Lamellenspalten; die Körperchen waren an diesen Stellen nicht immer deutlich.

Was die Körperchen betrifft, so betrachtet der Verf. das gleich-
mässige Ansehn derselben im frischen und gekochten Zustande,
ihren Glanz, ihr gewölbtes Hervorragen über die durch Säuren
einsinkende Grundsubstanz, endlich die Thatsache, dass die
Durchnitte oder Rissenden der Ausläufer häufig eine gewölbte
Fläche zeigen — Alles dies als Beweise für die Solidität der
Körperchen und ihrer Ausläufer. Von dem Kern, der oft
sehr undeutlich ist, nimmt er an, dass er in vielen Zellen
wirklich atrophirt sei. Die Ausläufer der sternförmigen Körperchen sieht er häufig ohne Anastomosen sich in der Substanz verlieren; oft erscheine als Verschmelzung der Ausläufer
benachbarter Zellen, was nur Kreuzung oder Umschlingung
zweier Fasern sei. *His'* Angabe, dass die Hornhautkörperchen felderweise mit ihren Längsachsen parallel geordnet seien,
berichtigt *Classen* dahin, dass diese parallele Anordnung allen
in Einer Schichte, d. h. zwischen je zwei Lamellen gelegenen
Körperchen zukomme, während dagegen die längsten Achsen
der Körperchen verschiedener Schichten einander in den manch-
faltigsten Richtungen kreuzen. Auf der andern Seite aber
macht *Cl.* es uns zum Vorwurf, keine Rücksicht genommen
zu haben auf die feine den Längsaxen der Körperchen parallele
Streifung dieser Lamellen, die demnach auch in verschiedenen
Lamellen verschiedene Richtung zeigt und auf die Spaltbar-
keit der Lamellen in Bänder von zwar wechselnder Breite aber
parallelen Conturen. Indem er ferner seine Untersuchungen
auf Hornhäute, die in Holzessig gelegen hatten, ausdehnt
und hier die von *His* gewonnenen Bilder, namentlich auch
auf dem verticalen Durchschnitt den Anschein von Längs-
und Querschnitten breiter Bündel erhält, kömmt er zu dem
Resultat, dass die Lamellen ein Product der innern Verschmelzung des Gewebes durch das Trocknen seien. Die eigentlichen Elemente seien Faserbündel, platter, als die der
Sklerotica und nicht, gleich diesen von elastischen Hüllen eingeschlossen, daher optisch schwerer von einander zu sondern
und beim Eintrocknen leichter verschmelzend; die Hornhautkörperchen seien identisch den elastischen (Spiral-)Fasern des
Bindegewebes.

Anlangend die parallele Streifung der Lamellen, so spricht
für meine Deutung derselben als Ausdruck einer Kräuselung
oder Faltenbildung der Lamellen unter andern der Umstand,
dass ganz ähnliche feine Streifen, aber senkrecht gegen die
Oberfläche, auf feinen Verticaldurchschnitten der Hornhaut zu
sehn sind. Der Einwurf, dass Trocknen das Gewebe der Hornhaut alterire, ist nicht neu und wenn eingewandt wird, dass

die Lücken, die ich nachgewiesen, durch Trocknen erzeugte Sprünge seien, so hat dies einen Schein von Berechtigung, weil es Substanzen giebt, die durch Trocknen rissig werden. Dafür aber, dass an sich rissige Substanzen durch Trocknen zu einem homogenen Ganzen zusammenbacken, möchte sich schwerlich im ganzen Reiche der Natur ein Beispiel finden, so wie es auch für den Verstand eine Unbegreiflichkeit bleibt, dass Fasern oder Bündel in dem Maass, wie sie durch Wasserverlust schwinden, die zwischen ihnen befindlichen Spalten kleiner machen sollen. Käme es aber, wie der Verf. meint, auf die elastischen Hüllen an, ob Fasern beim Trocknen verschmelzen oder nicht, so müssten die Fasern des glatten Muskelgewebes, der Bindegewebs- und animalischen Muskelbündel, ja die elastischen Fasern selbst durch Trocknen unsichtbar werden.

In der Hornhaut des Fötus sieht v. *Ammon* (p. 45) vom dritten Monat an Zellen, zwischen welchen sich Fäden hinziehn; die Zellen schienen in früher Zeit kuglig, später mehr in die Länge gezogen. *Classen* meint, dass die vordere elastische Lamelle mit dem Alter an Mächtigkeit zunehme; beim Neugebornen sei sie nur als schmaler Saum angedeutet. Ich habe die vordere elastische Platte an Augen von Neugebornen verhältnissmässig ebenso mächtig und mächtiger gesehen, als beim Erwachsenen.

Nach *Mannhardt*'s Schilderung des M. tensor choroideae des Menschen entspringt derselbe in zwei Schichten, einer äussern aus den äussern elastischen Lamellen, in welche die *Demours*'sche Haut zerfällt, und einer innern, aus elastischen Lamellen der Vorderfläche der Iris. Beide Schichten, die das sogenannte Lig. pectinatum zwischen sich fassen, vereinigen sich zur Längsfaserschichte des Muskels; an diese grenzt nach innen eine Lage von Muskelfasern, welche netzförmig nach allen Richtungen und zum Theil also auch kreisförmig verlaufen. Von den äussersten Längsfasern des Muskels gehn einige schon in der Nähe des Ursprungs an die Sclerotica und in eine derselben anhaftende feine elastische Lamelle über; die übrigen treten an die Choroidea, verlassen sie jedoch zum Theil weiter hinten wieder, um sich an die Sklerotika zu heften. Die Fasern der innern Schichte gehn zum Theil in die äussere über, zum Theil bilden sie elastische, der Chorioidea aufliegende Platten. *H. Müller* bemerkt hierzu, dass ihm eine Theilung der meridionalen Schichte in zwei nahezu gleiche Lager, wie die von *Mannhardt* beschriebenen, von welchen die Eine in die Iris eintritt, niemals vorgekommen sei, auch der Ciliarmuskel seine grösste Dicke nie in so weiter Entfernung vom vordern Rande, wie in *Mannhardt's* Abbildung, gezeigt habe. Beide Einwürfe finde ich nach meinen Erfahrungen durchaus gerechtfertigt.

Die sternförmigen in der Substanz der Choroidea zerstreuten Zellen sind nach *Löwig* (quaest. p. 22) um so ärmer an Pigment und um so zarter und durchsichtiger, je näher der innern (Retina-) Oberfläche der Choroidea sie liegen.

Liebreich erkennt mittelst des Augenspiegels die Zellen des Pigments der Choroidea, namentlich in der Aequatorialgegend, als eine Mosaik kleiner, in gleichmässigen Abständen reihenweis geordneter Pünktchen.

Eine genauere Untersuchung der Eintrittsstelle des Sehnerven, wie sie *H. Müller* (Archiv f. Ophth. Bd. IV. Abth. 2. p. 3) im Interesse der Ophthalmoskopie unternahm, ergab Folgendes: die Lamina cribrosa ist eine vorwärts sehr leicht concave Platte, welche nach hinten bekanntlich mit den Scheidewänden der Sehnervenbündel zusammenhängt, nach vorn in sparsame Bündel übergeht, die mit den innern Lagen der Choroidea in Verbindung stehn und sich noch weiter einwärts erstrecken können. Manchmal sieht man von dem Ring aus, welcher das Ende der Chorio-capillaris und Glaslamelle bildet, noch sehr starke Fortsätze zwischen die Sehnervenfasern hineingehn; in andern Augen hat derselbe einen fast platten Rand. Bevor die Sehnervenfasern in die Lamina cribrosa eintreten, verlieren sie in der Regel die dunkeln Conturen und die ganze Masse wird schmaler; die engste Stelle der Passage liegt im Niveau der Membrana chorio-capillaris. Nach dem Durchtritt durch die äussern Schichten der Retina sich strahlenförmig ausbreitend, bilden die Nervenfasern eine Papille, deren Rand flach hervorragt, weil dort die ganze Masse der Nervenfasern noch vereinigt ist, deren Mitte in der Gegend, wo die Hauptäste der Centralgefässe erscheinen, durch das Auseinanderbiegen des Nervenstamms eine kleine trichterförmige Vertiefung zeigt. Individuelle Verschiedenheiten bestehn, insofern Einmal die äussern Schichten der Retina fast unverändert bis an den Rand der Choroidea gehn und demgemäss die Sehnervenfasern in radiärer und paralleler Richtung zusammengehalten werden; andere Male schwinden die äussern Retina-Schichten schon in einiger Entfernung (0,1—3 Mm.) vom Rand der Choroidea und die Sehnervenfasern divergiren früher und mehr allmälig. Im ersten Falle erhält der grösste Theil der Eintrittsstelle ein hohes Niveau und die Grube ist seicht, im andern Fall ist der Rand der Eintrittsstelle niedri-

ger und die Grube wird an ihrer Basis weiter, während ihre
Spitze tiefer und bis gegen das Niveau der Choroidea eindringt. Die Grube liegt nicht immer in der Mitte der Eintrittsstelle, sondern mehr gegen die Seite der Macula lutea,
während die Gefässstämme an der vom gelben Fleck abgewandten Seite der Grube heraufsteigen; im Zusammenhang
damit ist die über den Rand der Eintrittsstelle weggehende
Nervenmasse in der Richtung des gelben Flecks geringer.
Auch dringen die äussern Retinaschichten öfters auf der Seite
des gelben Flecks weiter gegen den Rand der Choroidea vor,
als auf der andern Seite. In ähnlicher Weise wie das Niveau
der Oberfläche wechselt auch die Anordnung der Centralgefässe. Manchmal gehn ihre Hauptäste sämmtlich ziemlich
nahe der Mitte bis an die Oberfläche, ehe sie umbiegen; in
andern Fällen dringen sie früher seitwärts in die Nervenmasse
ein. Einmal kam auf der Seite des gelben Flecks ein Gefäss
(Arterie oder Vene) von 0,05 Mm. aus der Sclerotica an den
Rand der Choroidea, bog sich dicht um denselben herum und
ging am Ende der äussern Schichten der Retina vorbei in
diese ein.

Löwig bildet einen Durchschnitt durch die Eintrittsstelle
des Sehnerven ab, auf welchem die Choroidea zugeschärft gegen den Nerven herantritt. Die Sclerotica zeigt zu beiden
Seiten der Durchtrittsstelle und oft eine ziemliche Strecke weit
eine Trennung in zwei Schichten, deren äussere ungefähr $2/3$
der ganzen Dicke beträgt. Sie besteht aus Fortsetzungen der
Lamellen und Bündel der Scheide des Opticus, die an der
Grenze des innern Drittels sämmtlich die Umbeugung in die
Sklerotica durchgemacht haben. Der Nerv selbst mit seinem
Neurilem bleibt bis zu dieser Stelle ganz unverändert; dann
aber nimmt er bis zur Insertion in die Retina, sich gleichsam zuspitzend, an Dicke ab, indem gleichen Schrittes mit
dieser Volums-Abnahme einzelne Lamellen und Bündel seines
Stroma sich unter fast rechtem Winkel mit den meridianartig
verlaufenden Fasern des innern Drittels der Sklerotica in Verbindung setzen. Durch diese Richtungsveränderung entsteht
das stumpfe Ende des hellen, zwischen Scheide und Nerven
gelegenen Saumes, welches *Donders* als abgestumpftes Ende
der innern Scheide beschrieb.

Nunneley zählt, von der Choroidea ausgehend, folgende
Schichten der Retina auf: 1) Stäbchenschichte, 2) Schichte der
zapfen- oder kegelförmigen Körper, 3) körnige Schichten,
4) Schichte der kernhaltigen Bläschen, 5) Gefässschichte,
6) Faserschichte, 7) Schichte der Zellen der Glashaut. Seine

Schichte der kolben- oder kegelförmigen Körper aber ist, wie
er weiterhin erläutert, nur um der Bequemlichkeit der Beschreibung willen von der Stäbchenschichte gesondert; in der
That lägen die Zapfen in Einer Ebene mit den innern Enden
der Stäbchen. Ueber beide enthält seine Abhandlung mancher-
lei vergleichend anatomische Details, besonders Grössen-Anga-
ben; doch konnte er sich nur bei Fischen von der Existenz
der Zapfen im frischen Auge überzeugen. Die Elemente der
Körnerschicht erklärt der Verf. für Zellen mit körnigem Inhalte und stark lichtbrechenden, soliden, körnigen Nuclei; die
Trennung derselben in zwei, durch feine Fasern geschiedene
Lagen hält er für eine künstliche, auch die Verbindung der
äussersten Körner mit den Stäbchen scheint ihm keine organische zu sein, da er Körner sich von Einem Stäbchen lösen
und an die Spitzen anderer Stäbchen anhängen sah. *Nunneley's*
vierte Schichte enthält nebst den Ganglienzellen auch die sogenannte Schichte der grauen Hirnsubstanz; Fortsätze der
Ganglienzellen sind ihm in frischen Augen nicht begegnet.
Die siebente Schichte, entsprechend Pacini's Membrana limitans,
besteht nach *Nunneley* aus einer wahrscheinlich einfachen
Lage grosser platter Zellen, die inniger mit der Glashaut, als
mit der Retina vereinigt seien. Die fünfte Schichte ist, wie
man aus der speciellen Beschreibung erfährt, ebenfalls nicht
als gesonderte Lage zu denken, indem die Gefässe theils an
der äussern, theils an der innern Fläche der Nervenfaserschichte sich ausbreiten.

Lehmann machte die Beobachtung, dass zwanzig Tage nach
Durchschneidung des Sehnerven (bei einem Hund) von sämmtlichen Schichten der Retina nur die Nervenfaserschichte atro-
phisch geworden war und schliesst sich demnach der Ansicht *Blessig's* an, dass die übrigen Schichten der Retina
nicht dem Nerven-, sondern dem Bindegewebe zuzuzählen seien,
die Ganglienzellenschichte nicht ausgenommen, da ja sonst
die Verbindung der Sehnervenfasern mit dieser Schichte sie
vor Atrophie geschützt haben würde. Die Gefässe der Retina
waren von Blut erfüllt und da der Zufluss durch den Stamm
der Art. centralis retinae unterbrochen war, so schliesst der
Verf., dass die Zweige dieser Arterie mit Arterien der Nerven-
scheide Anastomosen eingehn, die unter normalen Verhältnissen
wegen ihrer Feinheit übersehn würden, im vorliegenden Falle
aber den Collateralkreislauf eingeleitet hätten.

Nach *v. Ammon* (p. 41) bleibt beim Fötus die Scheide
des Sehnerven an der Vereinigungsstelle mit der Sclerotica
unten offen und zeigt hier einen Spalt, der mitunter noch

beim Neugebornen zu sehn ist. Derselbe Beobachter bemerkt
(p. 75. 90) in der Hyaloidea des Fötus mit blossem Auge und
besser noch mit der Lupe Querstreifen, die er für Balken
eines Maschengerüstes hält, in welchem die gallertartige Masse
enthalten sei und die ich, nach der Abbildung zu schliessen,
nur für Gefässe halten kann.

Nunneley bestimmt nach Messungen an 8 Augen Erwachsener den Durchmesser der Linse im Mittel auf 0,35″ engl.,
ihre Achse auf 0,20″, den Radius der hintern Krümmung
auf 0,1906″, der vordern auf 0,2551″. Das specifische Gewicht betrug im Mittel (4 Wägungen) 1,1121.

Nach vorläufigen Mittheilungen *H. Müller's* ist beim Menschen die Fissura orbitalis inf. von einer grauröthlichen Masse
verschlossen, welche aus Bündeln glatter Muskelfasern mit
elastischen Sehnen besteht. Es ist ein Analogon der bei Säugethieren vorkommenden Membrana orbitalis (Musc. orbitalis),
einer mit elastischen Platten zusammenhängenden, ebenfalls
aus glatten Muskelfasern zusammengesetzten Fleischhaut. Der
M. orbitalis bewirkt als Antagonist des M. retractor und orbicularis oculi das auf Reizung des Sympathicus am Halse bei
Thieren (kürzlich von *R. Wagner* auch an einer Hingerich-
teten) beobachtete Hervortreten des Bulbus. Seine Nerven,
zum Theil vom Ganglion sphenopalatinum stammend, haben
fast durchaus feine oder marklose Fasern. Auch an den Augenlidern kommen beim Menschen und bei vielen Säugethieren
nicht unbeträchtliche glatte Muskeln vor. Am untern Lid
geht eine viel Fett einschliessende glatte Muskelschicht ziemlich nahe unter der Conjunctiva nach vorn bis ganz nahe an
den untern Rand des Tarsus inferior. Dieselbe ist an ihrem
vorderen und hinteren Ende, z. B. bei der Katze, mit einer
schönen elastischen Sehne versehen. Am obern Lid liegt der
entsprechende Muskel unter dem vorderen Ende des quergestreiften Levator palpebrae, derselbe hängt rückwärts mit diesem zusammen, und geht vorn bis ganz nahe an den oberen
Rand des Tarsus, beim Menschen ebenfalls von viel Fett
durchsetzt. Der obere Muskel, welcher ebenfalls nahe unter
der Conjunctiva liegt, hat wie der untere bei netzförmiger
Anordnung einen im Ganzen longitudinalen Verlauf. Die Wirkung dieser glatten Lidmuskeln scheint der Wirkung der Muskeln, die den Bulbus bewegen, associirt zu sein. (Der Name
palpebralis sup. und inf., womit der Verf. diese Muskeln bezeichnet, dürfte wohl mit einem andern vertauscht werden,
weil er seit längster Zeit an die in den Augenlidern verlaufende Partie des M. orbicularis oculi vergeben ist).

Ein Analogon der Nickhautmuskeln der Säugethiere findet
H. Müller in schwachen Bündelchen, welche beim Menschen
gegen die Plica semilunaris verlaufen.

Bis in die Nähe des Trommelfells erhalten sich im äussern
Gehörgang, nach *Gerlach's* Beschreibung, Härchen und nie-
dere Papillen, deren jede ihre Capillarschlinge besitzt. Die
Papillen stehn auf Leistchen, welche parallel der Längsachse
des Gehörgangs verlaufen. Als Fortsetzung der Cutis auf das
Trommelfell betrachtet *Gerlach* eine spärliche Bindegewebslage
zunächst unter der äussern Epidermis, in welcher Nerven und
zahlreiche Gefässe liegen. Die fibröse Schichte oder Membrana propria des Trommelfells besteht aus zwei leicht trenn-
baren Lagen, einer äussern radiären und einer innern circu-
lären. Die radiären Fasern entspringen grösstentheils vom
ringförmigen Wulst des Trommelfells, zum kleinern Theil vom
Periost des äussern Gehörgangs; den centralen Ansatzpunkt
für die untere Hälfte der radialen Fasern bildet das Ende des
Manubrium des Hammers, für die obere Hälfte das Manubrium
selbst. Die Dicke dieser Lage nimmt gegen das Centrum des
Trommelfells etwas zu und beträgt in der Nähe des Manubrium
0,018'''. Die kreisförmige Faserlage beginnt erst in einiger
Entfernung vom knöchernen Falz, nimmt rasch an Mächtigkeit
zu, so dass sie die radiäre Lage um das Doppelte übertrifft
und verdünnt sich wieder gegen das Centrum, an welchem
nur Andeutungen circulärer Fasern erscheinen. Die Schleimhaut der Trommelhöhle wird beim Uebergang auf das Trommelfell sehr dünn; im äussern Drittel der untern und in den
beiden äussern Dritteln der obern Trommelfellshälfte trägt sie
Hervorragungen von kugelförmiger oder fingerförmiger Gestalt,
die erstern von etwa 0,1''' Durchm., die andern 0,10—0,12'''
lang und 0,06—0,08''' breit. Der centrale Theil dieser Hervorragungen besteht aus Bindegewebe, in dem eine oder mehrere Capillarschlingen verlaufen; diese gehören dem feinen
innern Capillarnetz des Trommelfells an, welches von dem
äussern vollständig durch die gefässlose fibröse Schichte getrennt ist und nur an der Peripherie mit demselben communicirt.

Die Gelenkflächen des Hammers und Amboses sind von
einem hyalinen Knorpel bekleidet, dessen Mächtigkeit *Luschka*
auf 0,04 Mm. bestimmt.

Während der Rauminhalt des Labyrinths eine veränder-
liche Grösse hat, findet *Claudius* das Verhältniss des Raum-
inhalts der Schnecke zu dem Vorhof mit den Bogengängen
ziemlich beständig. Beim Menschen verhält sich die Schnecke

zum Vorhof wie 1:1,47. Der Rauminhalt des ganzen Labyrinths betrug in drei Fällen 245, 182 und 206 Cub. Mm.

M. Schultze untersuchte die Endigungsweise des Hörnerven
in den Ampullen und Otolithensäcken der Fische. Die Ausbreitung der Nervenfasern beschränkt sich in den Ampullen
auf das quere Septum, Crista acustica *Schultze*; und gehört
vorzugsweise den knopfförmigen Anschwellungen an, in welche
dasselbe jederseits endet; in den Otolithensäcken trägt eine
ähnliche breitere und niedrigere Leiste die Nervenverbreitung.
In der Crista acustica der Ampullen laufen die Fasern gestreckt, zum Theil durch Theilung verschmälert, bis unter den
Epithelialüberzug. Noch innerhalb der homogenen, knorpel-
harten Bindegewebslage verlieren sie Hülle und Mark und
dringen als nackte Achsencylinder in das Epithelium ein,
welches an dieser Stelle sehr mächtig ist. In feinere und
feinste Fädchen getheilt, verschwinden sie zwischen den Epithelialzellen. Diese zeichnen sich auf der Crista acustica durch
ihre Höhe, ihre gelbliche Färbung und mehrfache Schichtung
aus; sie sind cylindrisch, mit abgestutztem oder zugespitztem
untern Ende; den Zellen des Epithelium sind Elemente bei-
gemischt, die denen der Regio olfactoria gleichen und die
der Verf. demnach als nervöse anspricht. Das Epithelium ist
überragt von colossalen Wimpern, wie *Leydig* sie nennt,
einem Wald feiner, langer (bis 0,04‴ beim Rochen), steifer,
brüchiger Härchen, die sich von den Härchen der Riech-
schleimhaut, welchen sie in der Form gleichen, durch ihre
chemischen Eigenschaften unterscheiden. Sie schmelzen in
verdünnter Essigsäure und Natronlauge augenblicklich, zeigen
sich dagegen ziemlich resistent gegen gewisse Lösungen von
Chromsäure oder doppelt chromsauerm Kali und auch gegen
Wasser. Bei längerer Berührung mit Wasser kömmt an der
Basis einzelner Haare ein vorher unsichtbar zwischen den
übrigen Epithelial-Elementen eingebetteter, stark lichtbrechen-
der, wurstförmiger, später birnförmiger Körper zum Vorschein,
welcher vorn rasch zugespitzt in das Haar übergeht, hinten
abgestutzt oder in einen dünnen Stiel zu enden scheint, dessen
weiteres Verhalten innerhalb des Epithelium sich nicht ermitteln liess. Den an Zahl überwiegenden Bestandtheil des Epithelium der Crista acustica bilden Zellen, ähnlich den Riech-
zellen, deren kleiner runder oder ovaler Körper in zwei lange
Fortsätze ausläuft, von denen der eine der freien Oberfläche,
der andere feinere, der bindegewebigen Unterlage zugewandt
ist. Die Körper dieser Zellen, welche der Verf. Fadenzellen nennt, liegen dichtgedrängt in verschiedenen Höhen

und die Länge ihrer Fortsätze variirt nach der Verschiedenheit der Lage. Dass die Fadenzellen durch ihren centralen
Ausläufer mit den Nervenfasern in Verbindung stehen, ist
dem Verf. nach Analogie des Geruchsorgans wahrscheinlich,
hat sich aber nicht durch directe Beobachtung bestätigen lassen. Endlich kommen noch Zellen vor, welche mit abge-
stutzter Basis auf dem Bindegewebe der Crista ruhen und
nach der Peripherie zugespitzt zwischen den übrigen Elementen enden (Basalzellen *Schultze*). In den Otolithensäcken
fehlen die Härchen (Hecht) oder sie sind auf wenige Stellen
beschränkt (Rochen); zu beiden Seiten des Nervenvorsprungs
findet sich eine Zone, welche ausser Pflasterzellen die oben
beschriebenen cannelirten Cylinderzellen trägt, die auf der
Crista acustica in die Basalzellen überzugehen scheinen. Der
Otolith trägt an seiner convexen Fläche eine zur Aufnahme
der Crista acustica dienende Furche, die aber beim Hecht zu
tief ist, um von der Nervenleiste ausgefüllt zu werden. Zur
Befestigung des harten Gehörsteins der Knochenfische in seiner Lage dient nur die gallertartig schleimige Beschaffenheit
des Inhaltes der Otolithensäckchen; die weiche Otolithenmasse
der Haifische liegt zwar auch unmittelbar an der Crista acustica, besitzt aber weder eine Furche zur Aufnahme der letztern, noch schmiegt sie sich überhaupt den Reliefverhältnis-
sen der innern Oberfläche des Säckchens so genau an, wie
bei den Knochenfischen.

Die Darstellung, welche *Reich* (s. den vorj. Bericht) von
dem Gehörorgan des Petromyzon gab, bedarf nach *Schultze*
sowohl in Betreff der Nervenendfädchen, als auch des Epi-
thels wesentlicher Berichtigungen. Im Hinblick auf *Steifen-
sand*'s und *Leydig*'s Angaben hält *Schultze* es für unzweifelhaft,
dass die von ihm für die Fische erwiesene Endigungsweise
die den Wirbelthieren gemeinsame sei. Im Vestibulum des
Hundes und der Katze sah er die Nervenendstellen von Härchen überragt, die aber viel kürzer sind, als die der Ampullen. *Kölliker* (p. 563) bildet vom Ochsen die in das Epithelium der Crista acustica der Ampulle eindringenden Nervenenden ab; ferner, aus Chromsäurepräparaten, Zellen, die
den *Schultze*'schen Fadenzellen gleichen und andere, den gewöhnlichen Epithelzellen ähnliche Gebilde, die aber ebenfalls
zwei Fortsätze, von denen der innere varikös, zeigen. In Einem
Fall war die Nervenregion der Ampullen und Säckchen mit
steifen, dicken, kegelförmigen Borsten, vielleicht Büscheln
von Haaren besetzt.

Kölliker hatte in der mikroskopischen Anatomie (Bd. II.

p. 758) auf faserartige Bildungen aufmerksam gemacht, welche
von den Corti'schen Fasern der Schnecke aus- und in eine
regelmässige netzförmige Membran übergehen. *Schultze* rechnet diese Gebilde dem Corti'schen Organ zu, mit dessen Elementen sie gleiche chemische Beschaffenheit haben. Von den
äussern Enden der Stäbchen erster Ordnung des Corti'schen
Organs und diesen an Zahl entsprechend ragen platte Stücke,
etwa von der Länge der verbundenen Gelenkenden der Stäbchen erster und zweiter Ordnung, schräg abwärts in den
freien, von dem Corti'schen Organ und der Membrana basilaris umschlossenen Raum, in welchem sie alle in gleicher
Länge gerade abgestutzt enden. An der obern Fläche der Gelenkenden der Stäbchen zweiter Ordnung sitzen in gleicher
Zahl, wie diese, kürzere und zartere, hier und da brücken-
förmig verbundene Faserstückchen; sie gehen in derselben
Ebene, wie die Gelenkenden, nach aussen und enden löffel-
artig ausgebreitet. In der neuen Bearbeitung seines Handbuchs (p. 668) beschreibt *Kölliker* diesen Apparat unter dem
Namen der Lamina reticularis cochleae. Die ihn zusammen-
setzenden Theile sind: 1) eine kürzere helle Platte mit zart
begrenzten Abtheilungen, deren Zahl den Stäbchen zweiter
Ordnung entspricht. Sie sitzt an der Grenze der Stäbchen
erster und zweiter Ordnung (der innern und äussern Corti'schen
Fasern), hängt mit denselben innig zusammen und ist auch
mit dem folgenden Gebilde verbunden oder wenigstens dicht
an dasselbe gefügt. 2) Eine netzförmige Lamelle im engern
Sinne, bestehend aus 4 Reihen von Gliedern, die in den 3
ersten Reihen stäbchenförmig, in der letzten kuglig oder
rechteckig sind mit fadenförmigen Fortsätzen. Von den Stäbchen der 2. und 3. Reihe ist jedes mit der Basis zwischen
die Spitzen je zweier Glieder der vorhergehenden Reihe ein-
geklemmt; die Endglieder sitzen auf den Spitzen der Glieder
der 3. Reihe und berühren einander mit den Seitenrändern.
Dadurch entstehen 3 Reihen alternirender Löcher, die dritte Reihe
in Einer Linie mit den äussern Enden der äussern Corti'schen
Fasern. Durch die Löcher treten von den sogleich zu erwäh-
nenden Acousticusfasern aus Fäden zu den 3 gestielten Zellen
Corti's, welche in 3, wie es schien, ebenfalls alternirenden
Reihen, über den Löchern der Membrana reticularis liegen.

In Bezug auf die Lage, Zahl, Verbindung und Endigung
der Corti'schen Stäbchen oder Fasern schliessen sich *Schultze*
und *Kölliker*, wie früher *Böttcher*, der Beschreibung von
Claudius an. Nur bestreitet *Kölliker*, dass der Raum zwischen der Membrana basilaris *Claud.* und der Corti'schen

Membran, für welchen er den Namen Scala media vorschlägt, von Zellen erfüllt sei; er enthalte Flüssigkeit und sei stellenweise von einem Pflasterepithelium ausgekleidet, namentlich im Sulcus spiralis und über der Zona pectinata vom Ansatze der Corti'schen Fasern an. Diesen Ansatz hält *Kölliker* mit *Claudius*, gegen *Böttcher*, für eine blose Aneinanderlagerung, nicht für eine Verschmelzung. Sie besitzen beim Ochsen kernhaltige Anschwellungen, die aber wie *K.* meint, auch von unter dem Corti'schen Organ gelegenen Epithelzellen herrühren könnten. Die Corti'sche Membran zerlegt er in eine streifige Schichte, ein Epithel und eine zarte Bindegewebslage. Epithel und Bindegewebe schienen ihm als Fortsetzung der Auskleidung der Scala vestibuli vom Lig. spirale aus auf die Zähne der ersten Reihe und die Zona ossea überzugehen und darunter erst, gegen die Scala media zu, die streifige Lamelle zu liegen, die in der Hälfte ihrer Breite (beim Ochsen) bis 0,02''' mächtig ist, während der andere Theil dünn ausläuft. Die gestreifte Lamelle scheint ebenfalls aus Bindegewebe zu bestehen; sie ist fasrig, der dünnere Theil der Quere nach, der dickere Theil parallel der Längsaxe der Schnecke. Die Eine Fläche zeigt zarte, rippenartige Hervorragungen, das Eine abgerundete Ende öfters einen Canal, der vielleicht ein Blutgefäss enthält. Keines von beiden Enden trägt sichere Spuren einer Verbindung mit andern Theilen.

Die Bedeutung der Corti'schen Fasern betreffend, so erklärt sich auch *Schultze*, wie alle übrigen Beobachter, gegen *Kölliker*'s Ansicht, der sie bekanntlich als Fortsetzungen der Acusticusfasern ansieht. *Schultze* findet sie nicht so zart und leicht zerstörbar und überhaupt in chemischer Beziehung den Nervenfasern nicht so ähnlich, wie *Kölliker* angiebt; mit Wasser ausgewaschen erhielten sie sich in verdünnter Salz- oder Essigsäure Stunden lang fast unverändert und zeigten weder Varicositäten, wie *Kölliker*, noch das Austreten einer körnigen Masse, wie *Claudius* bemerkt hatte. *Kölliker*'s Angabe, dass die Fasern des Acusticus am Anfange der häutigen Lamina spiralis ihre Markscheide verlieren und aus dem knöchernen Kanal auf die der Scala vestibuli zugewandte obere Seite der Membrana basilaris treten, bestätigt *Schultze*; aber er bestreitet, dass diese marklosen Fasern sich mit den Corti'schen in Verbindung setzen. Vielmehr entdeckte er nach dem Abheben oder Abspülen des Corti'schen Organs unter demselben ein reiches Lager von Nervenfasern, welche der Membrana basilaris unmittelbar aufliegen. Sie verlaufen parallel der Grenze zwischen Lamina spiralis ossea und membranacea, sind an Chromsäurepräparaten, gleich den Fasern des Opticus, dicht von kleinen spindelförmigen Varicositäten unterbrochen und stehen mit zahlreichen kleinen Zellen, die einen grossen Kern führen, in Verbindung. Die Zone, in der sie liegen, ist breiter, als der Raum, den das Corti'sche Organ einnimmt. Sie beschränken sich aber nicht auf den Raum unterhalb desselben, sondern erheben sich zwischen die Faserstücke und flechten sich zwischen diese ein. Auch hier stehen sie mit kleinen Zellen in Verbindung, welche zum Theil eine regelmässige Lage haben. Zu diesen gehören, nach *Schultze's* Ansicht, die kleinen Zellen unter dem Anfange der innern Fasern des Corti'schen Organs, welche für Kerne in demselben genommen wurden, ferner Zellen, welche in gleich regelmässiger Entfernung von einander unter den Gelenkenden der äussern Fasern sich befinden, vielleicht auch die von *Corti* beschriebenen 3 Cylinderzellen auf den Spitzen der Stäbchen zweiter Ordnung, von welchen die äussersten je in ein ansehnliches frei hervorragendes Haar enden. Auch *Kölliker,* der das Corti'sche Organ nicht mehr für nervös ansprechen will, hält eine Verbindung der gestielten Zellen des Corti'schen Organs mit Nervenfädchen für wahrscheinlich (p. 672). Diese Nervenfädchen beschreibt er als feine, blasse, variköse Fortsetzungen der Fasern des N. cochleae, welche unter den innern Corti'schen Zähnen im geraden Verlauf zu kleinen spindel- und sternförmigen Zellen treten, von denen dann ähnliche Fädchen nach vorn abgehen. Die von *Schultze* beschriebenen Nervenfasern aber will er nicht als solche gelten lassen. Sie lägen in der Scala tympani an der untern Seite der Membrana basilaris und gehörten einem System von Saftzellen mit varikösen Ausläufern an, dergleichen auch im Periost des Schneckenkanals sich fänden.

Schultze's Angaben über die Endigungsweise des Geruchsnerven werden von *Kölliker* in allen Punkten bestätigt.

Gefässlehre.

Joseph, a. a. O.

F. Kornitzer, anatomisch-physiolog. Bemerkungen zur Theorie des Herzschlags. Wien. p. 9.

H. Luschka, die fibrösen Bänder des Herzbeutels. Zeitschr. für rat. Med. Bd. IV. Hft. L. 2. p. 102.

J. Hamernik, das Herz und seine Bewegung. Prag. 8. p. 1 ff.

Lotzbeck, zur Lageveränderung des Herzens. D. Klinik. Nr. 45.

v. Wittich, über die Verschliessbarkeit der Oeffnungen der Kranzarterie durch die Seminularklappen. Med. Centralzeitg. 1857. No. 5.

Panas, anomalies de l'aorte et de ses branches. Bulletin de la Société anat. 1857. Décbr. p. 381.

F. Oehl, sulla persistenza dell' aorta destra nell' uomo. A. d. Wiener
    Sitzungsberichten. Bd. 33. p. 264. 1 Taf.
J. Fischer, Verlauf der Art. subclavia in einem Fall von deutlich ent-
    wickelten Halsrippen. Wiener med. Wochenschr. No. 30.
C. Robin, sur la rétraction des vaisseaux ombilicaux et sur le système li-
    gamenteux, qui leur succède. Gaz. méd. No. 46.
A. Beale, on the lymphatics of the liver. Arch. of med. No. II. p. 113.
    Taf. XIV.

Das Gewebe der arteriösen und venösen Ringe des Herzens, so wie des grössten Theils der Klappen und der Sehnen der Papillarmuskeln nennt *Joseph* elastisch-faserknorplig,
obschon die mikroskopische Untersuchung neben den elastischen Fasern und einer streifigen Grundsubstanz keine Zellen,
sondern nur die in die Länge gezogenen Kerne des Bindegewebes nachwies. Die Faserringe liegen, mit Ausnahme des
Faserrings der Art. pulmonalis, dicht zusammen und sind an
einem Theil ihres Umfanges mit einander verschmolzen, aber
nicht unterbrochen. In den venösen Klappen erkannte der
Verf. eine Muskulatur, welche von der innersten Muskelschichte
der Vorhöfe eine Strecke weit in längs- und querlaufende
Fasern zungenförmig, etwa bis auf ein Drittel der Länge der
Klappe vordringt. Sie liegt an der dem Atrium zugekehrten
Fläche. Der Endocardiumüberzug der Klappen ist an den
venösen Klappen am mächtigsten auf der dem Vorhof zuge-
kekrten Fläche; die arteriellen Ringe, an welchen die Semi-
lunarklappen befestigt sind, entsprechen nach *Joseph* nicht
den angehefteten Rändern der Klappen, sondern sind gleich-
mässige Reifen von der Höhe der Klappen.

Joseph findet das linke venöse Ostium kreisrund, das
rechte elliptisch; nach *Kornitzer* sind alle Ostien, wenn sie
gleichmässig gespannt werden, kreisförmig. In jeder Kammer ist das venöse gegen das arterielle Ostium in einem gegen die Kammerhöhle offenen Winkel von etwa 135° geneigt.
Errichtet man senkrechte Linien auf die Mittelpunkte der
Ostien, so gehen die auf die venösen Ostien gezogenen auf
die Spitze ihrer Kammer, die auf die arteriellen Ostien gezogenen gegen den Rand der Kammer. Aorta und Lungenar-
terie sind, indem sie von der Basis des Herzens aufsteigen,
abgesehen von ihren Krümmungen nach rechts und links, die
erste rückwärts, die andere vorwärts gekrümmt. Eine zweite
Nebenkrümmung der Aorta, die die Convexität nach links
und vorn kehrt, umfasst mit ihrer Concavität die Ursprungsstelle des linken Bronchus aus der Luftröhre. Aorta und Art.
pulmon. umfassen sich mit ihren Krümmungen so, dass sie,
beide spiralig um einander gerollt, ein von der Herzbasis

senkrecht aufsteigendes Bündel bilden. Die Spirale ist eine
im aufsteigenden Sinne links gewundene und ihre Länge eine
halbe Windung.

Mit *Lieutaud* betrachtet *Luschka* die fibröse Platte des
Herzbeutels als Ausstrahlung des Zwerchfelltheils der Fascia
endothoracica, welche, wo sie am Zwerchfellsrande des Herzbeutels angekommen ist, sich in zwei Blätter spaltet, von denen sich das eine über, das andere unter den Herzbeutel
begiebt. Im Umkreise der Spaltung findet eine sehr feste,
die Ablösung des Pericardium besonders erschwerende Anheftung statt, indem eine Anzahl von Sehnenbündelchen des
Zwerchfelles, anstatt in dessen Centrum tendineum überzugehen, sich mit dem über das Pericardium hinwegtretenden
fibrösen Gewebe in mehrfacher Weise vereinigt. Sobald dieser, den Umkreis der angewachsenen Partie des Herzbeutels
betreffende, innige Verband überwunden ist, lässt sich dann
die weitere Ablösung desselben auch beim Erwachsenen leicht
ausführen. Im ersten Kindesalter, wenn die Fascia endothoracica noch eine weiche Bindegewebsschichte darstellt, erfolgt
sie auch ohne jene vorgängige Operation mit leichter Mühe.
Beim Uebergang des Herzbeutels auf das Herz setzt sich das
sehnige Gewebe des ersteren in die Tunica adventitia der
grossen Gefässtämme, besonders der Aorta fort. Vom Ster-
num aus mischen sich dem Herzbeutel fibröse Stränge, Ligg.
sterno-pericardiaca bei, welche von drei Stellen ihren Ausgang
nehmen. Am beständigsten ist ein plattes Ligament, welches
2,5 Cm. lang, 4 Mm. breit, von der hintern Seite der Basis des Schwertfortsatzes abgeht und sich von der untern
Anheftung des Herzbeutels an aufwärts ausbreitet. Minder
regelmässig kommt ein zweites Band in der Höhe der Sternalenden des dritten Rippenpaars vor, welches an die Mitte der
Vorderfläche des Herzbeutels tritt. Ein drittes geht vom
obern Ende des Handgriffs zur Mitte des obern Drittels des
Herzbeutels herab. Ausserdem kommen im vordern Mediastinum sehnenartige Streifen vor, welche sich vom fibrösen
Blatte des Herzbeutels zu einer der Laminae mediastini verfolgen lassen.

Nach *Hamernik* wäre das Herz ursprünglich mit dem
scharfen Rande der rechten Kammer in den Winkel, welchen
die vordere Brustwand mit dem Zwerchfell bildet, gleichsam
eingefalzt und die convexe Wand der Kammern an die vordere Brustwand angelehnt. *Hamernik* nennt diese Lage des
Herzens die oberflächliche oder primäre; im höhern Alter
wandle sie sich, indem der Brustkasten sich erweitert und

das Zwerchfell tiefer zu stehen kömmt, in eine tiefe oder
secundäre um, in welcher die convexe Kammerwand von der
vordern Brustwand zurückweicht. Jn der primären oder oberflächlichen Lage soll das Herz unverrückbar fest, wie einge-
keilt, ruhen. Diese Ansicht, die sich schon anatomisch leicht
dadurch widerlegt, dass der Herzbeutel in den Winkel zwischen Brustwand und Zwerchfell nicht hinabreicht, bekämpft
Lotzbeck durch Untersuchung der Lageveränderungen des
Herzens in verschiedenen Körperstellungen bei einer Person
mit widernatürlichem After, bei welcher sich durch die Fi-
stel der Finger in die Bauchhöhle und bis zur untern Fläche
des Zwerchfells einbringen liess.

Die Lage des Mediastinum anticum betreffend, so behauptet *Hammernik* (p. 11) gegen *Luschka*, dass die linke und
rechte Platte desselben sich an der Abgangsstelle vom linken
Sternalrande ganz gleich verhalten, dass sie bis zum sechsten
Rippenknorpel in naher Berührung mit einander verlaufen
und den seitlichen wie den vordern Umfang des Herzbeutels
bedecken. Nach des Ref. Erfahrungen kommt sowohl diese
Anordnung, als die von *Luschka* beschriebene vor, wonach
die linke Pleura von der vierten Rippe an im Bogen seitwärts vom Brustbein zurückweicht und ein Theil der Vorderfläche des Herzbeutels in den von schlaffem Bindegewebe erfüllten Raum des vordern Mediastinum sieht.

v. Wittich fand unter einer sehr grossen Zahl von Herzen
nur ein einziges, dessen Eine Art. coronaria oberhalb des
Sinus Valsalvae entsprang.

Bei einem 35jährigen, im Uebrigen normal beschaffenen
Manne ging in dem von *Panas* beobachteten, in seiner
Art einzigen Falle der Aortenbogen über den rechten Bronchus und an der rechten Seite der Wirbelsäule hinab; aus
ihm entsprangen nur zwei Stämme, die Carotis und Subclavia
dextra. Die gleichnamigen Gefässe der linken Seite nahmen
ihren Ursprung aus einem Stamm, der in der Höhe der sechsten Rippe aus der Aorta thoracica hervorging, in den Fo-
ramina costotransversaria bis zur zweiten Rippe aufstieg, dann
in die Brusthöhle zurückkehrte. *Oehl* bildet das Herz eines
am 21. Tage nach der Geburt verstorbenen Kindes ab, dessen
Aorta mit zwei Wurzeln entspringt, indem der Ductus Botalli
mit dem eigentlichen, die Gefässstämme der obern Körperhälfte abgebenden Aortenbogen gleichen Durchmesser hat.

In einem von *Fischer* beschriebenen Fall, wo beiderseits
eine 5 Cm. lange Halsrippe beobachtet wurde, verlief die
Art. subclavia über den Rand des überzähligen M. intercosta-

lis, der die Halsrippe mit der ersten Brustrippe in Verbindung setzte.

Robin handelt von der Retraction der Nabelgefässe und des Urachus nach der Ablösung des Nabelstrangrestes. Diese Retraction ist so ansehnlich, dass das Ende der Arterien, von dem es heisst, dass es am Nabel angeheftet bleibe, sich später in einer mit dem Alter zunehmenden Entfernung von 5—14 Cm. unterhalb des Nabels zur Seite der Blase findet. Das peripherische Ende der Nabelvene liegt beim Erwachsenen im Lig. suspensorium, 3—10 Cm. hinter dem Nabel. Die Zurückziehung beginnt 5—10, oft erst 20 Tage nach der Ablösung des Nabelstranges und pflegt vor dem Ende des ersten Lebensjahres still zu stehen. Sie nimmt ihren Anfang noch vor der Obliteration der Gefässe. Die Vernarbung des Endes der Vene ist 3—4 Wochen nach der Geburt vollendet; die Vernarbung der Arterienenden 10—15 Tage später. So lange diese Enden offen stehen, besitzt die Adventitia der Gefässe, aus der sich die übrigen Häute zurückgezogen haben, noch ein Lumen und einen Inhalt von geronnenem Blut. Erst nach der Vernarbung der Gefässe wird das Nabelende der Stränge allmälig konisch, endlich spitz. Im reifern Alter erkennt man noch die zurückgezogene mittlere Haut der Arterie als einen festen, gelben Streifen von elastischem Gewebe in der Achse des Ligaments. Die Art der Anheftung der letzteren an den Nabel ist sehr mannichfaltig. Als den gewöhnlichsten Fall betrachtet *Robin* die Verbindung der Arterien oder vielmehr der Ligg. vesicae lateralia su einem medianen Strang, der sich ganz oder mit einzelnen Bündeln durch den Nabelring zur Cutis begiebt; am seltensten erhält sich jede Arterie gesondert bis zum Nabel. Das Lig. vesicae med. (Urachus) verliert sich zuweilen auf der hintern Fläche der Linea alba, zuweilen verbindet es sich mit dem aus der Vereinigung der Nabelarterien hervorgehenden Strang oder mit Einer von beiden. Das Lig. teres fliesst häufiger mit dem Lig. vesicae med. als mit den Ligg. ves. lateralia zusammen.

Von den Saugadern, die das Netz auf der Oberfläche der Leber bilden, haben nach *Beale* die feinsten einen Durchmesser von 0,006'''. Ob aus diesem Netz Gefässe in's Innere der Leber dringen, blieb zweifelhaft.

Nervenlehre.

Kölliker, Gewebelehre.
Stilling, a. a. O.
J. von Lenhossék, Beitr. sur Erörter. d. histolog. Verhältnisse des centralen Nervensystems. A. d. wiener Sitzungsber. Bd. 30. p. 34. 1 Taf.

L. Clarke, on the anatomy of the spinal chord. Archives of medicine.
  No. III. p. 200. Taf. 20. 21.
Ders., researches on the intimate structure of the brain. Proceedings of
  the royal society. Vol. VIII. No. 27. p. 577.
J. Budge, sur un second centre spinal. Comptes rendus. 11. Octbre.
C. Both, sur gröbern Morphologie des Filum terminale. Inaug. Diss.
  Cassel 1857. 8 (Compilation).
J. L. C. Schröder van der Kolk, over het fijnere samenstel en de werking
  van het verlengde ruggemerg. Amsterdam. 4. 3 Taf.
Gerlach, Studien p. 4 ff.
R. Berlin, a. a. O.
N. Jacubowitsch, rech. comparatives sur le système nerveux. Compt. rendus.
  30. Août.
Hess, a. a. O. p. 26.
Béraud, existence d'un filet se rendant à la glande lacrymale. Gaz. méd.
  No. 36.
E. Curie, sur un filet moteur affecté à la glande lacrymale. Moniteur des
  hôpitaux. Juill. p. 670.
J. G. Davey, the ganglionic nervous system, its structure, functions and
  disease. Lond. 8.

Stilling liefert (p. 836. 845) genaue Maassbestimmungen
der Nervenfasern in den verschiedenen Strängen des Rückenmarks. *Kölliker* (p. 295) hat sich jetzt von der Existenz
stärkerer Fasern (bis zu 0,006 und 0,007''') überzeugt, findet
aber die Zahl derselben nur gering.

Clarke's neuere Mittheilungen über den Bau des Rückenmarks weichen in manchen Beziehungen von den frühern
(1851) ab. In der weissen, wie in der grauen Substanz erkennt er ausser den Nervenfasern und Zellen ein Bindegewebe,
bestehend aus einem feinen Netzwerk von Fasern, welche von
zahlreichen kleinen Zellen oder Kernen ausgehn. Die Fasern
der weissen Stränge theilt er in quere, schräge und longitudinale. Die queren gehn aus der grauen Substanz aus, innerhalb welcher sie mit den Nervenwurzeln, mit Zellenfortsätzen
und mit der vordern und hintern Commissur zusammenhängen;
sie bilden Plexus zwischen den Längsfasern und setzen sich
zum Theil in diese fort, zum Theil reichen sie bis an die
Oberfläche des Rückenmarks. Die schrägen Fasern erstrecken
sich von der grauen Substanz aus ab- und aufwärts; sie bilden
die tiefe Lage der weissen Stränge und biegen nach längerm
oder kürzerm Verlauf ebenfalls in Längsfasern um. Die Längsfasern sind die oberflächlichsten und bilden die Hauptmasse
der weissen Stränge. Die Nervenfasern der grauen Substanz
erklärt der Verf. sämmtlich für röhrige, die in den verschiedensten Richtungen einander kreuzen; die Fortsätze der Nervenzellen verfolgt er in die Längsbündel, in die Commissuren
und in die Nervenwurzeln. Jedes hintere Horn der grauen Sub-

stanz soll gesondert werden in Kopf und Hals (Caput und
Cervix); Kopf nennt *Cl.* das breitere Ende des Horns, Hals
den vordern, schmälern Theil. Die Unterscheidung gründet
sich darauf, dass der sogenannte Kopf eine vom Hals verschiedene Structur hat, in der Medulla oblongata sich wirklich
von dem Halse trennt und, nachdem er successiv von den
Wurzeln des N. vagus und glossopharyngeus durchsetzt worden,
zum Hauptkern des Trigeminus wird. Das Caput cornu posterioris besteht aus einer äussern gelatinösen und einer innern
opaken Schichte. Jene enthält sehr zahlreiche Nervenzellen
von verschiedener Form und Grösse und meist feine Nervenfasern, die sich in die hintern Wurzeln fortsetzen; die opake
Schichte enthält verhältnissmässig wenig und meist kleine
Nervenzellen, aber viele starke Bündel longitudinaler und
schräger Fasern. Der Cervix cornu posterioris besteht in
seiner innern Hälfte aus den, mit den hintern Nervenwurzeln
in Verbindung stehenden Zellenreihen, die der Verf. unter dem
Namen der Columnae vesiculares postt. beschrieb. Die äussere
Hälfte des Cervix enthält dicht gedrängte Zellen von wechselnder Grösse und Form, zwischen welchen sich ebenfalls
Fasern der hintern Wurzeln hinziehn, mit denen sie zum
Theil in Verbindung stehn. An der Vereinigungsstelle mit
dem Kopf ist der Hals von einer grössern oder geringern
Zahl longitudinaler Bündel mit eingeschlossenen Zellen durchzogen, die ihn zuweilen ganz oder theilweise umfassen. Sie
sind am reichlichsten im obern Theil der Cervicalgegend und
am untern Ende des Conus medullaris. Aehnliche Fasern
ziehen sich an denselben Stellen auch durch den vordern
Theil des grauen Vorderhorns. Die Bündel der hintern Nervenwurzeln sind von dreierlei Art, ausgezeichnet theils durch
den Verlauf, theils durch die Stärke der Fasern. Die kleinen,
die unterhalb der Cervical-Anschwellung nicht mehr deutlich
unterschieden werden, ziehen compact horizontal durch die verticalen Fasern des Hinterstrangs bis tief in die graue Substanz, biegen dann unter rechtem Winkel abwärts um und
senden in kurzen Abständen Fasern vorwärts in die vordere
graue Substanz. In ihrem verticalen Verlauf nehmen sie Fasern von oben und unten her auf, mit welchen sie einen continuirlichen Streifen bilden. Die Fasern, die von diesem
Streifen abgehn, scheinen theilweise in der grauen Substanz
Schlingen zu bilden, theilweise erstrecken sie sich in die Sei-
ten- und die weissen Vorderstränge und indem sie hier auf
oder abwärts umbiegen, kehren sie entweder in die graue
Substanz zurück oder verlieren sich in der weissen. Die Bündel

der zweiten Art gehn quer und mit einander verflochten bis
fast zur medianen Furche; sie setzen sich in die Commissuren
fort oder hängen mit den Zellen der Columnae vesicul. post.
zusammen oder kehren zu den Seiten- und Hintersträngen zurück oder endlich sie bilden Plexus zwischen den Zellen der
grauen Vorderhörner. Die Bündel der dritten Art begeben sich
ebenfalls in querer Richtung in die weissen Stränge; einige
Fasern derselben halten sich dicht unter der Oberfläche und
treten mit nächst höhern oder tiefern Wurzeln wieder aus; die
übrigen gehn meist schräg aufwärts, nur wenige abwärts; ob
sie die graue Substanz erreichen oder in der weissen zum
Gehirn aufsteigen, liess sich nicht ermitteln. Die vordern
Wurzeln verflechten sich nicht, bevor sie die graue Substanz
erreicht haben; hier lösen sie sich in feinere Bündel und
selbst in vereinzelte Fasern auf, die einander durchkreuzen,
in die Seiten- und Vorderstränge ausstrahlen und in den letztern mit den entsprechenden Fasern der entgegengesetzten
Seite sich verflechten. Einige biegen auf- oder abwärts um,
nur wenige erreichen die Zellen, indess andere zwischen den
letztern in die hintere Commissur übergehn. Einen direct
zum Gehirn aufsteigenden Verlauf haben demnach nur allenfalls Fasern der hintern Wurzeln und auch von diesen sicherlich nur eine sehr geringe Zahl.

v. Lenhossék betrachtet die Längsfasern der grauen Substanz als Bindegewebe und eigentliche Grundlage des centralen
Rückenmarkskanals. Die Fortsätze der Nervenzellen der grauen
Substanz dienen nach seiner Ansicht zur Verbindung dieser
Zellen; die Fasern der Nervenwurzeln sollen frei zwischen
dem Zellennetz auftreten, anfangs fein, allmälig an Kaliber
zunehmend und zu dichten Zügen zusammentretend, die durch
die Längsfasern der weissen Substanz hindurchtreten, indem
sie sie aus einander drängen.

Nach erneuten Untersuchungen giebt *Kölliker* zu (p. 287 ff),
dass vielleicht der grössere Theil der Fasern der vordern Wurzeln an der Kreuzung derselben in der Commissura ant. nicht
Theil nehmen. Neben den früher von ihm beschriebenen, in
den Strängen derselben Seite und also ohne Kreuzung aufwärts laufenden Fasern unterscheidet er rückwärts gewandte,
die in die graue Substanz eintraten (mittlere Wurzelfasern
der vordern Hörner) und gegen die Hinterhörner verlaufende.
Auch bezüglich der hintern Nervenwurzeln nähert sich *Kölliker* der Ansicht von *Stilling*; indem er die Existenz sowohl
abwärts umbiegender, als in die Vorderstränge eintretender
Fasern der hintern Wurzeln anerkennt.

Die Versuche *Brown-Séquard's*, welche eine Kreuzung der sensibeln Fasern schon innerhalb des Rückenmarks beweisen, veranlassen *Schröder v. d. Kolk* (p. 29) anzunehmen, dass aus den Ganglienzellen der hintern Hörner, in welche die sensibeln Fasern eintreten, zugleich nach oben Fasern abgehn, die in den Commissuren einander kreuzen.

Budge's Centrum genitospinale ist (bei Kaninchen) eine im 4. Bauchwirbel gelegene Gegend des Rückenmarks, die einzige, deren Reizung Contraction der Samenblasen hervorruft; an derselben Stelle, aber in etwas grösserer Ausdehnung findet sich das Centralorgan der motorischen Nerven der Blase und des Mastdarms.

Zu den Gebilden, welche in der Medulla oblongata an die aus dem Rückenmark sich fortsetzenden sich anschliessen und die Dickenzunahme der Medulla oblongata veranlassen, hatte *Stilling* auch die Pyramiden gerechnet. *Schröder v. d. Kolk* (p. 9) nimmt sich der hergebrachten Meinung an, dass die Pyramiden Fortsetzungen der vorderen Rückenmarksstränge, namentlich der Nerven der Extremitäten seien, giebt indess zu, dass die Fasern derselben gegen den Pons an Zahl zunehmen. Dagegen stimmt er *Stilling* bei, dass die Corpp. restiformia (mit den Keil- und zarten Strängen) aus Fasern bestehn, die vom Kleinhirn absteigen und in der M. oblongata enden, indem sie grösstentheils in die der letztern eigenthümlichen queren Fasern umbiegen. Da *Stilling* die Pyramiden für eigenthümliche Bildungen der Medulla oblongata erklärte, so musste er die Fortsetzung der vordern Rückenmarksstränge anderwärts suchen und verlegte sie hinter die Pyramiden. Die hinter den Pyramiden gelegenen Fasern aber, die keine Kreuzung eingehn, hält *Schröder v. d. K.* für ein neues, der Medulla oblong. eigenes System und zwar für Fasern, welche aus den Corpp. striata, thalami und crura cerebri herabgehn und in den verschiedenen Kernen und Gangliengruppen enden, aus welchen die Nerven der Med. oblong. ihren Ursprung nehmen. Es sind die Bahnen, auf welchen, nach des Verf. Ansicht, der Impuls des Willens zu diesen Kernen und zu andern, in der Med. oblong. eingeschlossenen Organen, namentlich auch zu den Oliven gelangt. Von den Seiten- und hintern Strängen nimmt der Verf. an, dass sie in die Medulla oblongata eintreten, aber auch gröstentheils in derselben enden. Die in den Seitensträngen enthaltenen Fasern betrachtet er mit *Schiff* als die Bewegungsnerven der Rumpf- und insbesondere der Athemmuskeln; ihr Ende legt sich wahrscheinlich an den Vagus und dessen Kern an. Reizung des Vagus er-

zeugt daher durch Reflex Bewegung der Rumpfmuskeln mit
Anschluss der Muskeln der Extremitäten, so wie andererseits
bei Hemiplegie die Athemmuskeln intact bleiben.   Da die
Athembewegungen durch Zerstörung des Gehirns nicht aufge-
hoben würden, so müsste die Medulla oblong. der Sammelplatz
jener Nerven sein; zugleich aber müssten von dem Centralorgan der Respiration neue Fasern in's Gehirn aufsteigen, um
dasselbe mit dem Sensorium in Verbindung zu setzen.   Aus
ähnlichen physiologischen Gründen nimmt *Schröder v. d. K.*
eine Endigung der sensibeln Fasern der Hinterstränge in der
Medulla oblongata und eine Verbindung des betreffenden Cen-
tralorgans mit dem Gehirn durch neue Fasern an.   Das System
der queren Fasern der Med. oblongata, wozu auch das Stratum
zonale gehört, leitet der Verf., ausser den Corpp. restiformia,
von den Kernen des Facialis, Trigeminus, Accessorius, Vagus,
Glossopharyngeus und Acusticus ab; ein Theil der Querfasern
verbindet die Corpp. olivaria.   Alle die genannten Nerven
treten mit allen Fasern in den Kern ihrer Seite ein; eine
Kreuzung derselben findet aber in der Weise statt, dass aus
dem Kern Fasern hervorgehn, die sich zur Raphe und weiter
zur entgegengesetzten Seitenhälfte der Med. oblongata begeben,
in welcher sie nach vorn umbeugen.

Den Ursprung des Facialis in der Med. oblongata betreffend, bestätgt *Schröder v. d. K.* im Wesentlichen *Stilling's*
Beschreibung, doch glaubt er beim Pferd und Esel zahlreiche
Fasern am Facialiskern vorüber unmittelbar zur Raphe verfolgt zu haben. Beim Esel dringt der Stamm des Facialis
mitten durch die grosse Wurzel des Trigeminus, ohne weitere
Verbindungen mit ihr einzugehn. Der N. acust. hat von allen
Nerven in seinem Centralkern die grössten Ganglienzellen,
deren Zusammenhang unter einander und mit Nervenfasern
leicht zu sehn ist. Aus diesem Centralkern strahlen Fasern
aus zum Kern des Facialis, vielleicht um Reflexwirkungen auf
den M. stapedius und tensor tympani zu vermitteln. Der
Acusticuskern steht auch in genauem Verband mit der sensibeln Wurzel des Trigeminus und durch viele von hier ausgehende Fibrae arciformes sind die beiden Kerne des Acusticus
unter einander vereinigt. Die sogenannten Wurzeln des Acusticus in der 4. Hirnhöhle (Striae medullares) hält der Verf.
für Reflexfasern, die nur durch Vermittlung von Ganglienzellen
mit dem Hörnerven zusammenhängen; er leitet von ihnen
die allgemeinen Bewegungen her (Zusammenfahren u. dergl.),
welche überraschenden Gehöreindrücken folgen. Der N. abducens zeichnet sich vor den übrigen Nerven der Med. oblon-

gata dadurch aus, dass seine Wurzel sich, statt nach der
Raphe, vielmehr seitwärts umbiegt. Auf diesem Wege durchsetzt er die Bündel des N. facialis und erreicht den Facialis-
Kern; doch endet er nicht in diesem, wie *Stilling* angiebt,
sondern tritt hindurch, um am Boden der 4. Hirnhöhle zu
verschwinden. Die motorische Wurzel des N. trigeminus hat
ihren Kern in der Nähe der Raphe, die sensible Wurzel berührt in ihrem Verlauf bis zur untern Grenze des C. olivare
alle übrigen Nerven des verlängerten Marks, mit Ausnahme
des Abducens, und deren Kerne, und giebt an jeden, so wie
auch an die Corpp. olivaria Fasern ab, an deren Abgangsstelle Gruppen von Ganglienzellen eingelagert sind. So werden die sensibeln Fasern des Trigeminus zu Reflexerregern
für alle jene Bewegungsnerven. Der N. glossopharyngeus hat
die Eigenthümlichkeit, dass er mitten durch die sensible
Wurzel des Trigeminus dringt.

Die Corpp. olivaria betrachtet der Verf. als Bei- oder Hilfsganglien, insonderheit des N. hypoglossus; er weist durch
pathologische und vergleichend anatomische Thatsachen nach,
dass ihre Enwicklung mit dem Gebrauch der Zunge als Arti-
culationsorgan in einem geraden Verhältnisse steht. Ein grosser
Theil der Nervenfasern, die mit der Olive zusammenhängen,
nehmen ihren Ursprung aus den Ganglienzellen derselben;
andere und namentlich die Fibrae arciformes scheinen freilich
nur an ihnen vorüber zu gehn. Die aus dem Hilus hervorgehenden Fasern treten nur zum Theil an die Raphe, um die
gegenseitige Verbindung beider Corpp. olivaria zu vermitteln;
ganze Bündel, welche zusammengefasst dem Hypoglossus an
Stärke kaum etwas nachgeben, legen sich an die Wurzel des
Hypoglossus an, um mit ihm im Kern dieses Nerven zu enden.
Bei den Affen sind die Corpp. olivaria denen des Menschen ähnlich, aber kleiner; bei den tiefer stehenden Säugethieren zerfallen die Oliven, indem die Medulla oblongata sich verlängert,
in zwei Ganglien, ein oberes, laterales, in der Höhe des Facialis-
Kerns und innig mit demselben verbunden, und ein tieferes,
der Raphe näheres, welches sich mit dem Hypoglossus-Kern
vereinigt. Das tiefere Ganglion betrachtet *Schröder v. d. K.*
als Centralorgan der Schlingbewegungen, das obere als Centralorgan der mimischen Bewegungen des Facialis; es ist am
grössten bei den Carnivoren, kleiner bei den Nagern, noch
kleiner bei den Herbivoren und besonders klein beim Esel.
Aehnliche Hilfsganglien, welche vielleicht die Nickbewegungen
der Augenlider leiten, erkennt der Verf. in einer Gruppe
grösserer Zellen, die in der Höhe des Kerns des Facialis lie-

gen und einerseits mit diesem, andererseits mit der Wurzel
des Trigeminus innig verbunden sind.

Nach *Clarke* bestehen die Pyramiden der Hauptmasse nach
aus gekreuzten Fasern von den Seitensträngen; dazu kämen,
namentlich im obern Theil, gekreuzte Fasern von den hintern
weissen und grauen Strängen, ferner gekreuzte Fasern aus
den vordern grauen Strängen und nicht gekreuzte Fasern von
den weissen Vordersträngen. Die Oliven seien durch eine
breite Commissur verbunden; ihre Längsfasern stammen von
den vordern und Seitensträngen. Von einem Zusammenhang
dieser Fasern mit den Zellen der Olive hat auch *Clarke* sich
überzeugt. Wie sich die Zellengruppe, die er an der lateralen
Seite der Olive bei Säugethieren entdeckte, zu dem von
Schröder v. d. Kolk beschriebenen untern Hypoglossus-Kern
verhält, wird sich erst nach dem Erscheinen der ausführlichen
Abhandlung ermessen lassen; bis dahin halten wir auch das
Urtheil über des Verf. Ganglia postpyramidalia, restiformia und
acustica zurück, die den runden Strängen anzugehören scheinen. Den N. abducens leitet der Verfasser vom Facialis-
Kern ab.

Die Gestalt des Aquaeductus Sylvii ist nach *Gerlach* (p. 21)
in verschiedenen Regionen verschieden; unter der hintern
Commissur dreiseitig mit abwärts gerichteter Spitze, nach hinten sich allmälig verjüngend; unter dem vordern Vierhügel-
paar zuerst spaltförmig, comprimirt, mit oberem und unterem
spitzen Winkel, dann wieder dreiseitig, mit abwärts gewölb-
ter oberer Seite, *Krause*'s Carina. Unter der Mitte der vordern Vierhügel wird der Querschnitt des Kanals kartenherz-
förmig, weiter rückwärts nimmt er im transversalen Durchmesser zu und seine obere Begrenzung wölbt sich aufwärts.
Aus der Kreisform mit unterer Spitze geht er durch Abnahme
des transversalen Durchmessers in die elliptische, dann wieder
in die Spaltform über. Unter den hintern Vierhügeln zieht
sich der untere Winkel immer mehr aus; gegen das Ende
dieser Ganglien nimmt die Höhe des Kanals wieder ab; noch
etwas weiter nach hinten erscheint der Querschnitt des Kanals,
unter raschem Wachsen des transversalen Durchmessers, als
ein Dreieck, dem ein Kreissegment aufsitzt. Während dieses
sich abflacht, die Seitenwinkel sich abwärts krümmen und
der untere Winkel sich mehr und mehr abstumpft, erweitert
sich der Aquaeductus zum vierten Ventrikel. Die Wandungen des Aquaeductus sind in hohem Grade sinuös faltig; sie
werden von grauer Substanz gebildet, deren Nervenzellen durchschnittlich auf 0,1''' Entfernung von der Oberfläche aufhören;

die jenseits dieser Grenze, näher dem Lumen in der feinkörnigen Substanz eingebetteten Körperchen von 0,003—0,004'''
Dm. hält *Gerlach* nämlich für Bindegewebskörperchen. In
einer Entfernung von 0,03''' von der freien Oberfläche des
Aquaeductus wird die Grundsubstanz dunkler, grobkörnig; durch
Zerzupfen derselben gewann der Verf. sehr feine Fasern und
kleine Zellen mit feinen Ausläufern, die er ebenfalls für
Bindegewebs-Elemente zu halten geneigt ist. Auf der freien
Fläche der grobkörnigen Grundsubstanz sind die Epithelial-
zellen ausgebreitet.

Den Durchmesser der Fasern, welche in der weissen Substanz des Kleinhirns zur Rinde aufsteigen, bestimmt *Gerlach*
(p. 4) zu 0,001—0,004''', abnehmend gegen die graue Substanz; er schliesst daraus auf Theilungen, deren Nachweis
ihm auch an fein zerfaserten Präparaten gelang. Von den Körnern der Rindenschichte und ihrem Zusammenhang mit den
Fasern war im allgemeinen Theil die Rede. Die Schichte derselben, *Gerlach's* Körnerschichte, ist mächtiger auf der Höhe
der Windungen, während dagegen in den Furchen die äussere
oder Zellenschichte die relativ mächtigere ist. Die Körnerschichte hat auf der Höhe der Windungen 0,2''', in den Furchen 0,05''' Dm. Die Stärke der Zellenschichte beträgt auf
der Höhe der Windungen 0,2''', in den Furchen 0,25'''. In
der Körnerschichte kommen ausser den Körnern und den zu-
gehörigen Fasern auch kleinere, evidente Zellen mit Fortsätzen
vor, die aber immer kurz abgebrochen enden. Die Zellenschichte enthält Zellen, Körner, Fasern und die zwischen diese
Elemente eingelagerte feinkörnige Grundsubstanz. Die Zellen
liegen, wie erwähnt, in einfacher Lage und in Abständen von
durchschnittlich 0,02—0,08''' von einander entfernt; sie sind
oval, mit dem längsten Durchmesser senkrecht gegen die Oberfläche, 0,018''' lang und 0,012''' breit. Ihre abwärts gerichteten, meist einfachen Fortsätze theilen sich selten, werden
aber doch mit der Entfernung von der Zelle feiner; gegen die
Peripherie strahlen die bekannten Ramificationen aus, die indess meist aus einem einzigen, seltner aus zwei Fortsätzen
hervorgehn. Ausser diesen grossen Nervenzellen kommen,
jedoch nur ausnahmsweise, mehr nach aussen gegen die Mitte
der Zellenschichte kleinere Nervenzellen von 0,005—0,006'''
Durchm. mit meist abgerissenen, unverzweigten Fortsätzen vor.
An frischen Gehirnen beobachtete *Gerlach* auch dunkelrandige
Nervenfasern von kaum mehr als 0,0005''' Durchm., die in
geringer Zahl aus der Körnerschichte kamen und nur kurze
Strecken weit nach aussen verfolgt werden konnten; er ver-

muthet, dass sie in Körner übergehn. Die Verbindung der
Körner mit den feinen Fortsätzen der Nervenzellen war an
Präparaten, welche einige Wochen lang in sehr verdünnter
Lösung von doppelt chromsauerm Kali gelegen hatten, durch
Zerzupfen und Isoliren dieser Elemente nachweisbar. Von den
nach aussen tretenden Fortsätzen sind es meist kurze, 0,001'''
breite Abzweigungen, die mit den Körnern sich verbinden;
sie scheinen meist in den Körnern zu enden, gehn aber zuweilen auch eine kurze Strecke über dieselben hinaus. Die
nach innen gehenden Fortsätze verbinden sich entweder geradezu oder nach vorgängiger Theilung ebenfalls mit Körnern.
Ob die von verschiedenen Zellen stammenden Fortsätze mit
einander anastomosiren, blieb zweifelhaft. *Kölliker* (p. 307)
konnte sich von der Theilung der Nervenfasern und ihrem
Zusammenhang mit den Körnern nicht überzeugen. Vielmehr
scheinen ihm die Körner in den Lücken eines von den Nervenfasern erzeugten Plexus zu liegen. Die grösste Zahl dieser
Fasern gehn, immer noch dunkelrandig, in die Zellenschichte
über und enden, ohne Vermittlung von Körnern, in den Ausläufern der Zellen, jede Nervenfaser an je Einem Zellenfort-
satz und zwar sowohl an innern, als äussern. Die Körner
deutet *Kölliker* ebenso, wie *Virchow* und früher *Wagner* die
feinkörnige Grundsubstanz, als eine Art Ausfüllungsmasse.

In der weissen Substanz der Grosshirnhemisphären beobachtete *Berlin* zwischen den aufsteigenden Fasern einzelne, gegen
die Peripherie an Menge zunehmende feinere Fasern, die der
Oberfläche parallel streichen. Gabelförmige Theilungen kamen
auch hier vor. Eine Körnerschichte und den Zusammenhang
derselben mit den Nervenfasern beschreibt *Berlin* vom grossen
Gehirn ebenso, wie *Gerlach* vom kleinen. Die Färbung mit
Karmin zeigte in der Rindensubstanz sechs, durch Intensität
der Farbe verschiedene Schichten, die der Verf. von innen
nach aussen zählt. Die erste Schichte ist intensiv gefärbt und
geht ohne scharfe Grenze in die zweite blassere über; die
Mächtigkeit beider beträgt etwa $\frac{1}{3}$ der ganzen Dicke der
Rindensubstanz; die dritte Schichte ist sehr dunkel, aber
schmaler, als die vorhergehenden, die vierte heller und fast
so stark, wie die drei vorhergehenden zusammen; die fünfte
Schichte ist dunkel, von der Dicke der ersten; die sechste
ein schmaler, heller Saum. Die Nervenbündel lassen sich,
häufig getheilt und gegen die Oberfläche divergirend, bis in
die Mitte der fünften Schichte verfolgen; wenige isolirte Fasern treten in die sechste Schichte ein und scheinen hier der
Oberfläche parallel zu verlaufen; Fasern von diesem Verlauf

finden sich auch in den tiefern Schichten, die aufsteigenden
kreuzend; sie scheinen von der genannten Region der weissen
Substanz an bis zur Mitte der grauen stetig an Masse zu-,
dann wieder abzunehmen. In dem Geflecht, welches die
einander kreuzenden Fasern bilden, liegen die eigenthümlichen
Elemente der grauen Substanz, die feinkörnige Masse, die
Körner und die oben (p. 80) beschriebenen Zellen, deren Fortsätze theils mit Körnern, theils mit dunkelrandigen Nervenfasern zusammenhängen. In der fünften Schichte sind die
Nervenzellen sehr dicht gestellt, in der sechsten aber liegen
nur wenig zellige Elemente. In der Mitte der grauen Substanz sind die pyramidenförmigen Zellen immer mit der Spitze
gegen die Peripherie gerichtet; in der fünften Schichte liegen
sie in verschiedenen Richtungen, zum Theil schief, zum Theil
mit dem langen Fortsatz nach unten. Die helle Färbung der
sechsten Schichte entspricht dem Mangel der Zellen, die Intensität der Farbe der ersten und fünften Schichte stimmt mit
ihrem Reichthum an Zellen. In der ersten und dritten Schichte
sind die Zellen fast sämmtlich von mittlerer Grösse, spindel-
und pyramidenförmig; einzelne schicken seitlich Fortsätze ab.
In der zweiten und vierten Schichte findet sich das Nerven-
gerüste mit den Körnern; Zellen scheinen in geringerer Zahl
und vorzugsweise grosse vorhanden zu sein.

Jacubowitsch findet Zellen mit je zwei Kernen und isolirte
Kerne in der Rindenschichte des grossen und kleinen Gehirns,
in der grauen Substanz der Ammonshörner, der Vierhügel,
der Wände des Aquaeductus Sylvii, in den Corpp. striata und
an der ganzen Basis des Gehirns und schliesst daraus, dass
an allen diesen Orten eine Vermehrung der Zellen Statt finde.

Stilling (p. 1003) bestreitet die Existenz eines sogenannt
parietalen, die freie Fläche der Dura mater bekleidenden
Blattes der Arachnoidea. *Hess* leitet ein eigenthümlich strei-
figes Ansehn der Oberfläche der Rindensubstanz des Gehirns
von ihrer Verbindung mit der Pia mater ab. Diese sende
in kurzen Intervallen zarte und allmälig verjüngte, fadenförmige Fortsätze in die graue Substanz, die sich 0,016—0,047'''
weit und weiter verfolgen lassen. Zuweilen geht von der
Pia mater eine dünne Lamelle nach innen, an welcher jene
Fortsätze, öfters mit doppelten Wurzeln entspringen. Zwischen
den Ursprüngen der Fortsätze liegt eine Reihe von Körnchen
von 0,002—0,003''' Durchm. Jene Fortsätze scheinen identisch mit den von *Bergmann* beschriebenen (vorj. Ber. p. 70);
jedoch konnte *Hess* die structurlose Lamelle an der innern

Oberfläche der Pia mater, deren *Bergmann* gedenkt, nicht finden.

Béraud verfolgte zur Thränendrüse ein die Art. lacrymalis begleitendes Nervenfädchen aus dem Ganglion ciliare. Nach *Curie* hängt der N. trochlearis beständig mit dem ersten Ast des Trigeminus an der Stelle zusammen, wo der N. lacrymalis abgeht und sendet der Thränendrüse ein Aestchen zu. Auch soll der N. trochlearis über den M. obliquus oculi sup. hinweg ein Fädchen zum N. nasociliaris geben.
